Marie Perret

Spontane Kreativität

Die transformative Kraft des schöpferischen Ausdrucks

DRACHENVERLAG

Library of Healing Arts
Bibliothek der Heilenden Künste
herausgegeben von Johannes Heimrath
Band 4

Europäische Akademie
der Heilenden Künste
European Academy
of Healing Arts
www.eaha.org

Marie Perret – Spontane Kreativität.
Die transformative Kraft des schöpferischen Ausdrucks.

Übersetzung aus dem Englischen: Matthias Fersterer

Umschlaggestaltung: Nele Hybsier
Fotos: Daniel Perret (Titelseite, Rückseite)
Layout, Satz und Herstellung: www.humantouch.de
Druck und Bindung: Finidr, s.r.o., Český Těšín
Printed in Czech Rebublic

ISBN 978-3927369-21-4

Inhalt

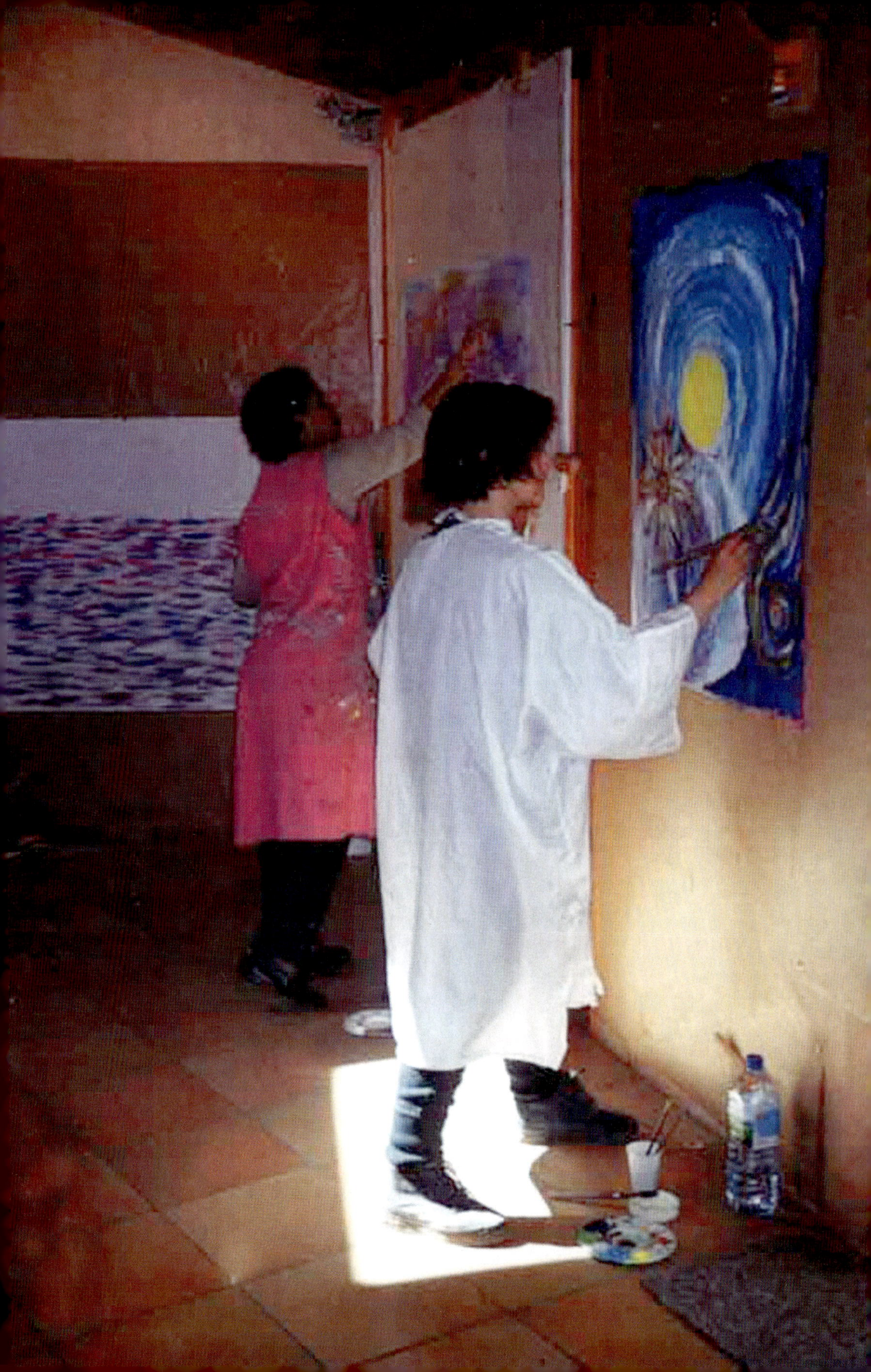

Lied der Meerjungfrau

Ich singe ein Lied aus Rosa und Gold,
von tanzenden Fischen, gischtenden Wellen,
durchscheinenden Perlen und türkisen, schillernden Wassern,
auf dass die weichen Farben nach außen pulsieren,
hinauf in die Atmosphäre, hinunter in die Ozeane,
hinaus zu den leidgeprüften Orten der Erde,
auf dass sie die Herzen der anderen Meeresbewohner erreichen,
die nach wahrem Frieden und Harmonie dürsten.
Mein perlendes Lied aus Rosa, Gold und tanzenden Fischen
soll sie ermutigen, tief nach innen zu tauchen,
sich in die eigene Tiefe zu senken und
ihre Farben, ihre Heilgesänge empor zu bringen,
auf dass wir einander stärken
mit unseren leuchtend bunten Schätzen der See.

◂ **Innere Visionen**

Dem Text dieses Buchs füge ich eine Auswahl an Abbildungen spontaner Bilder und Tonskulpturen sowie einige Gedichte bei. Im Voraus weiß ich nie, was ich malen oder modellieren werde – die Bilder und Skulpturen stellen sich von selbst ein, so als führten sie ein Eigenleben. Jedes Bild und jede Skulptur war wichtig für mich, da sie alle einen weiteren Schritt in einem Verstehensprozess darstellten. Wenn nicht anders angegeben, beträgt die Größe der Bilder 1 m × 70 cm. Beim oder nach dem Malen oder Modellieren schreibe ich Gedichte oder spontane Texte. Das Bild links ist ein Schnappschuss aus dem Malstudio.

Einführung

WÄHREND DES VERGANGENEN JAHRZEHNTS hat das Interesse an Kreativität als Form der Persönlichkeitsentwicklung zugenommen. Diese kreative Welle ist ein wichtiger Schritt in unserem Entwicklungsprozess, denn durch Ausdruck in Verbindung mit Gefühl können wir lernen, ein Gleichgewicht zwischen der linken und der rechten Gehirnhälfte herzustellen und uns auf natürliche Weise von Blockaden zu befreien. So treten wir in unserem Inneren zunehmend in Kontakt mit unserer Individualität und Gefühlen von Freude und Frieden. Unsere Welt bedarf der Erneuerung durch Menschen, die eine kreative Lösung für die vielen existierenden Probleme finden. Ich habe erfahren, dass wir Ängste und das Gefühl des Steckengebliebenseins hinter uns lassen und inneren Frieden finden können, indem wir künstlerische Materialien einsetzen, um uns eine neue mentale Gewohnheit anzueignen – nämlich tief in unser Inneres zu gehen und in der Gegenwart unsere Gefühle nach außen zu tragen und zum Ausdruck zu bringen. Anders ausgedrückt, geht es darum, »zu tun, was wir fühlen, und zu fühlen, was wir tun«. Wir wollen lernen, ganz im Hier und Jetzt zu leben.

Der spontane kreative Ausdruck ist insbesondere hilfreich, wenn es gilt, Kontakt mit den eigenen Gefühlen aufzunehmen, Emotionen zu transformieren und unser kollektives Erbe zu heilen: das Ungleichgewicht in der Beziehung zu äußeren Autoritäten und somit die Vernachlässigung und Minderbewertung der Intuition sowie ihrer Bedeutung für Gesundheit und Wohlergehen der Persönlichkeit. Über Jahrhunderte hinweg wurden Menschen durch wechselnde Autoritäten unterdrückt und oftmals manipuliert, indem diese sich zwischen Gefühl und Handlung einer Person stellten und so im Inneren des Individuums eine Spaltung herbeiführten. Dies werde ich in Kapitel 2 ausführlich untersuchen. Ein offensichtliches Beispiel ist die Einberufung von Soldaten in den Krieg. Sie werden weder vor eine Wahl gestellt, noch aufgefordert, eine Gewissensentscheidung zu treffen, ob sie dies für richtig oder falsch halten. In einer solchen Situation sind die Gefühle eines Individuums von seinen Handlungen getrennt – also das genaue Gegenteil dessen, was wir mit dem spontanen kreativen Ausdruck beabsichtigen, nämlich Gefühl und Ausdruck miteinander zu verbinden.

In diesem Buch teile ich mit der Leserin und dem Leser meine Erkenntnisse über den kreativen Prozess, die ich durch die persönliche und berufliche Beschäftigung mit spontanem Malen, Modellieren mit Ton, intuitivem Gesang, Heilkunst und Meditation gesammelt habe. Der spontane kreative Ausdruck, z. B. im freien Malen, ist eine Form der »gelebten Meditation«, die uns ein Mittel bietet, in der Gegenwart in den Fluss unserer eigenen Lebendigkeit zu treten. Er führt uns weiter in die Harmonie und Freiheit und gibt uns zugleich ein Werkzeug an die Hand, innere Hindernisse, die unseren Ausdruck beschränkt haben, zu transformieren, ohne uns in ihnen zu verfangen. Die psychoenergetische Therapie, wie wir diesen Ansatz nennen, ist eine transpersonelle Methode zur persönlichen Entwicklung, die ein Verständnis von Körper, Gefühl, Bewusstsein und Geist (*Spirit*) auf der Grundlage von Erkenntnissen über die menschlichen Energiefelder umfasst. Diese Arbeitsweise konzentriert sich auf die spirituellen Qualitäten einer Person. Die Stärke dieses Ansatzes ist, dass er Menschen durch Meditationen, Übungen zum bewussten Umgang mit Energie sowie spontanen künstlerischen Ausdruck eine effektive Transformation der Energie der drei unteren Chakren ermöglicht.

Die regelmäßige Arbeit mit der spontanen Kreativität ist eine natürliche Methode zur »Reinigung des Geistes«, so dass dieser sein wahres Potenzial entfalten kann. Dies wird unseren Kontakt mit unserem wahren Wesen verstärken, das bei vielen unter Ängsten und Konditionierungen begraben ist. Es bringt unbekannte Dimensionen unseres Selbsts zum Vorschein, hilft uns, unabhängiger zu werden und Vertrauen in unsere Gefühle und Entscheidungen zu legen, und ermutigt uns, unser Leben aus der Passivität hin zu mehr Aktivität und Verantwortung zu lenken und uns auf natürliche Weise Ausdruck zu verleihen. Der Ansatz, den ich beschreibe, ist ermächtigend, da er uns aus der Abhängigkeit von äußeren Autoritäten führt und uns dabei unterstützt, Vertrauen in unsere eigene Intuition und unser Gefühl zu gewinnen, unsere eigene Weisheit wertzuschätzen und unsere Aufgabe und unseren innersten Kern zunehmend besser zu verstehen. Somit bietet er eine Möglichkeit, unsere natürliche Verbindung zur spirituellen Dimension zu stärken.

Dieses Buch ist eine Synthese meiner persönlichen Erfahrungen aus der Arbeit mit Heilung, Meditation und Kreativität sowie meiner beruflichen Erfahrungen als Psychotherapeutin und Lehrerin für schöpferischen Ausdruck. Im letzten Kapitel beschreibe ich meine persönliche Erfahrung aus der Kreativarbeit. Ich lebte in der Schweiz, als ich 1986 erstmals mit »spontaner Malerei« arbeitete. In den folgenden zehn Jahren durchlief ich einen intensiven Reinigungsprozess, der sich als innere Reise in zuvor unbekannte Dimensionen meines Selbsts gestaltete. Schicht um Schicht wurde ich mir emotionaler und gedanklicher Strukturen bewusst, die meine Kreativität eingedämmt und den Fluss meiner Lebensenergie blockiert hatten. Durch meine Bilder trat ich mit Erinnerungen an viele vergangene Leben sowie mit vielen erhebenden und freudespendenden Bereichen in Kontakt, die mir halfen, die Verbindung zwischen Heilung und Kreativität zu verstehen.

Während dieser Zeit erhielt ich durch Bob Moore und meinen Mann Daniel Perret Unterstützung von unschätzbarem Wert. Größtenteils verarbeitete ich diese Erfahrungen jedoch alleine, unterstützt durch Meditationen, Übungen zum bewussten Umgang mit Energie sowie meine innere Führung, die mich über Träume und meine Bilder erreichte. Die regelmäßige Arbeit mit der spontanen Malerei ermöglichte mir, Energieblockaden zu transformieren und mich für meine Intuition und eine zunehmend tiefer werdende Verbindung zu Natur und Spiritualität zu öffnen. Das spontane Malen und später das Modellieren mit Ton sowie das intuitive Singen wurden meine Art, in der Dunkelheit zu sehen und Erkenntnisse, Inspiration und Einsichten zu erlangen. Ich reichere das Buch mit einer Auswahl an Gedichten und Bildern an, von denen ich hoffe, sie mögen Sie auf Ihrer eigenen Reise stärken und inspirieren.

Ich schrieb dieses Buch mit dem Ziel, meine Erfahrungen und Forschungen in die zunehmende Erkenntnis einfließen zu lassen, dass die Kreativität sowohl auf individueller wie auf kollektiver Ebene ein wirkungsvolles Mittel zur inneren Transformation darstellt. Ich bin davon überzeugt, dass wir durch die individuelle Arbeit mit unserem kreativen Ausdruck in Kontakt mit tiefen Ebenen unseres Gefühls und unserer Weisheit treten und daraus Freude und inneren Frieden entwickeln können. Wir können die Instinktenergie, die in uns allen existiert, ausdrücken und transformieren, die Energie, die in blockierter und unterdrückter Form Ungleichgewicht, Unglück, Destruktivität und – auf kollektiver Ebene – Krieg verursacht. Mein tiefster Wunsch ist, dass wir Hass, Gewalt und Krieg ein Ende bereiten und durch Bewusstheit eine Welt erschaffen, in der andauernder Friede, Toleranz und Glück möglich sind.

Ich danke Bob und Anni Moore für ihre inspirierenden Unterweisungen über Heilung und Meditation sowie für ihre Ermutigung und Unterstützung während vieler Jahre. Ich danke David Boadella, Elvira Angst, Gibou Spycher, Roger Woolger und Nia Jones für ihre Unterstützung und Inspiration und die Schulungen, die sie mir gaben.

Auch folgenden Freunden möchte ich für inspirierende Gespräche danken, für aufbauende Ermutigungen, hilfreiche Kritik und für die Lektüre von Teilen dieses Buchs: Carol und Hilmar Schonauer, Claude und Ina Diolosa, Judy Smith, Simone Mutsaers, Helen Silman, Helen Rytz, Magrethe Borkhorst, Eliza Deer, Jane Westerfeld, Eva Høffding, Sonia und Robin Twite und Nils-Eric Tuxen.

Vor allem bedanke ich mich bei meiner Schwester Judith Ashton und meiner Mutter Betty Ashton. Ich danke meinem Mann Daniel und meinem Sohn Liam für die Liebe, Ermutigung und praktische Unterstützung, die sie mir entgegenbrachten, während ich an diesem Buch schrieb. Zudem erhielt ich auch eine Fülle an Inspiration und Frieden von der wunderschönen Naturlandschaft an meinem Wohnort, dem außergewöhnlichen Baum auf dem »Indianer-Hügel« und Snoops, meinem treuen Gefährten bei Spaziergängen.

Zu Dank verpflichtet bin ich auch allen Teilnehmerinnen und Teilnehmern meiner Workshops, die mich so viel lehrten und mir durch ihre Ermutigung und ihre Bereitschaft, neues Terrain zu erkunden und ihre Gefühle mit mir zu teilen, reiche Inspiration, Einsichten und Erkenntnisse schenkten. Um die Privatsphäre jener zu schützen, die mir gestatteten, ihre Erlebnisse mit den Leserinnen und Lesern dieses Buchs zu teilen, wurden ihre Namen im Text geändert.

Von Herzen sei auch Lara Mallien, Johannes Heimrath, dem Übersetzer Matthias Fersterer sowie dem ganzen Drachen-Verlag-Team für ihre Arbeit an diesem Buch gedankt.

Marie Perret
Dordogne, Herbst 2008

I
Kreativität ist unser innerster Kern

Kreativität äußert sich, indem wir anderen das geben, was aus unserem tiefsten Inneren hervorkommt. Dies gehört zum Wichtigsten, das wir anderen zu geben vermögen. Erst wenn wir die Quelle der Kreativität in unserer eigenen Individualität finden, können wir anderen von dieser Ebene aus helfen.
Bob Moore[1]

IM HERBST 1986 – zu einer Zeit, als ich in der Schweiz lebte, und mich abmühte Deutsch zu lernen –, begann ich regelmäßig zu malen. Ich wusste, dass ich einen Bereich finden musste, in dem ich mich frei ausdrücken konnte, da ich in meinem verbalen Ausdruck so eingeschränkt war. Wenig später, als mein Sohn gerade achtzehn Monate alt war, wurde mein Vater schwer krank. Es war ein zutiefst berührendes Erlebnis, ihm in den letzten Tagen vor seinem Tod beizustehen. Heute bin ich der Ansicht, es war kein Zufall, dass ich gerade in jener Zeitspanne zwischen der Geburt meines Sohnes und dem Tod meines Vaters eine dauerhaftere Verbindung zu meinem kreativen Ausdruck fand.

Bei der Geburt meines Sohnes hatte ich das Gefühl, von einer Macht bewegt zu werden, die viel größer war als ich, so als ob das Leben selbst mich festhielte, durch mich atmete und sich durch mein ganzes Sein bewegte. Eineinhalb Jahre später wachte ich Tag und Nacht an der Seite meines Vaters und beobachtete, wie er langsam seinen Körper verließ, wie seine Atmung verschiedene Muster durchlief, sein Bewusstsein sich von einem Teil des Körpers in einen anderen verlagerte und unterschiedliche Geisteszustände durchlebte, bis er schließlich in der Lage war, loszulassen und sich von der Erde zu verabschieden. Ich hatte das Gefühl, Geburt und Tod wohne dieselbe Macht inne. Am Tag nach dem Tod meines Vaters schrieb ich das folgende Gedicht:

Eigener Rhythmus

Ich sterbe nicht, so wie du starbst.
Alleine, meinen Atem beobachtend, warte ich
darauf, dass er von selbst kommt.
Dennoch scheine ich es zu sein, die atmet,
als hätte ich kein Vertrauen.
Ich sehne mich danach, den Rhythmus zu finden, den du
fandest, als du im Sterben lagst,
mich atmen zu lassen
vom Wind, der See und von den Sternen,
mein Sein zu öffnen, zuzulassen, dass dieser Rhythmus
mit all der Schönheit und all dem Vertrauen
eines in der Dunkelheit sich wiegenden Baumes
durch meinen ganzen Körper pulst.

Diese Erfahrung steigerte meine tiefe Sehnsucht nach dem »Einssein«, danach, Teil des großen Ganzen zu sein, im Lebensrhythmus zu leben, mich dauerhaft für dieses Pulsieren zu öffnen und mich nicht getrennt zu fühlen. Die Arbeit an mir selbst mit Hilfe von Meditations- und Reinigungsübungen half mir, unproduktive emotionale und mentale Muster nach und nach zu transformieren und mich für neue Perspektiven zu öffnen.

Als ich mit dem Malen begann, hatte ich keine Ahnung, wohin mich dies führen würde. Ich wusste nur, dass ich meinen eigenen Ausdruck erforschen und das Ergebnis in keiner Weise zensieren wollte. Mein einziges Kriterium dabei war, in Kontakt mit meinen Gefühlen zu bleiben und ohne vorgefasstes Thema oder vorgefasste Idee zu beginnen. Durch meine langjährige Beschäftigung mit Meditation und den feinstofflichen Energiefeldern hatte ich eine Verbindung zu meiner Intuition hergestellt und hoffte, diese durch spontanes Malen vertiefen zu können.

Mir war nicht bewusst, dass meine Beschäftigung mit der Kreativität noch eine so wichtige Rolle für mein Leben und meine spirituellen Suche spielen sollte. Ich legte keinen besonderen Ehrgeiz an den Tag, Malerin zu werden oder Maltechniken zu erlernen, und anfangs beabsichtigte ich auch nicht, meine Bilder irgend jemandem außerhalb meines Freundeskreises zu zeigen. Eine weitere günstige Voraussetzung war, dass ich nicht versuchte, ein intellektuelles Verständnis des kreativen Prozesses zu erlangen, auf den ich mich einließ. Ich las keine Bücher zu diesem Thema und verstand auch nicht viel von dem, was die Kunsttherapeutin auf Schweizerdeutsch von sich gab. Ich tat nicht mehr, als vier Jahre lang jeden Dienstagabend in ihrem Atelier zu malen.

Ich empfand es als äußerst positiv, wöchentlich in einer kleinen Gruppe für Ausdrucksmalerei zu malen. Anfangs bekam ich schreckliche Angst, wenn ich mich mit einem weißen Blatt Papier konfrontiert sah, das bedrohlich von der Wand zu mir herabstarrte. Mein Verstand geriet in Panik, sträubte sich und brachte alle möglichen Hinderungsgründe vor. »Du kannst das unmöglich, du machst dich lächerlich, du hast kein Talent fürs Malen ...« Eine Weile nahm ich noch Notiz von den wertenden Äußerungen meines Verstands, dann holte ich tief Luft, sah auf die Farben und fing an. Ich wollte, dass meine Bilder von innen kämen, ohne dass sich mein Intellekt einmischte. Ich ließ zu, dass meine Hand die Bewegungen ausführte, die sie machen wollte, und nach einer Weile fand sie stets ihre eigene Richtung. Es war, als lege sich von selbst ein Schalter um, woraufhin ich von einem Fluss der Inspiration mitgerissen wurde, der über eine Eigendynamik und klare Gewissheit verfügte.

Sobald ich in Kontakt mit diesem »Fluss« getreten war, malte ich für gewöhnlich schnell und stellte selbst meine größeren Bilder (2 × 1,40 m) meist binnen eineinhalb Stunden fertig. Manchmal malte ich zwei oder drei Bilder nacheinander. Auf diese Weise zu malen, war ein höchst freudvolles und zutiefst befriedigendes Erlebnis, und nach den ersten Sitzungen bereitete mir mein Ausdruck keinerlei Probleme mehr. Es war herrlich, die vielfältigen Malmaterialien zu sehen, zu berühren und spielerisch einzusetzen und ganz in meinen eigenen Bildern aufzugehen. Niemand sagte mir, was richtig oder falsch sei oder was ich zu tun oder zu lassen hätte ... Es war ein Gefühl der Wonne. Ich fühlte mich wie eine Ente auf einem Bauernhof, die nie zuvor das Wasser gesehen hatte und plötzlich einen wunderschönen, großen Teich entdeckte. Ich suhlte mich buchstäblich in meiner Freiheit, in dieser Atmosphäre aus Farbe und Bewegung. Manchmal zeigte mein Körper während oder nach einer Sitzung physische Reaktionen, und gelegentlich wurde ich beim Malen mit starken Emotionen konfrontiert.

Das Malen in der Gruppe empfand ich als hilfreich, da die stille Anwesenheit der anderen Teilnehmer und die Aufmerksamkeit und Ermutigung der Kursleiterin unterstützend auf mich wirkten. Dies half mir, zweieinhalb Stunden durchzuhalten und nicht entmutigt aufzugeben wie schon so oft, wenn ich alleine gemalt hatte. Zudem wurde mir klar, dass die eigentliche Bedeutung dieser Ausdrucksform in den Erfahrungen lag, die ich beim Malen machte. Lange zögerte ich, meine Bilder Kunstwerke zu nennen, passender wäre wohl, von Reiseimpressionen oder Szenen von Riten oder Übergängen zu sprechen. Beim Malen hatte ich oft das Gefühl, meine Energie dehne sich aus und fülle den ganzen Raum um mich, als erlaube mir das Malen, in meinem Sein zu versinken und ganz ich selbst zu werden.

Ich muss schmunzeln, wenn ich daran denke, dass ich in einer Lebensphase, in der ich mich in meinem Ausdruck zutiefst blockiert fühlte, unbewusst dabei war, eine Lösung zu finden, die mich zu einer enormen Öffnung hinführen sollte. Zu meiner großen Überraschung konnte ich mich nach dem Malen auf Deutsch ausdrücken, obwohl ich nur wenig Anstrengung auf das Studium der Grammatikbücher verwendete. Wenn ich malte, fühlte ich mich so lebendig und im Fluss, dass auch mein verbaler Ausdruck floss. Die regelmäßige Arbeit mit der spontanen Malerei eröffnete mir neuen Dimensionen meines Bewusstseins und führte mich nach und nach über das hinaus, was ich durch meinen Verstand kannte, hin zu meinen innersten Gefühlen. Ich trat mit tiefen Bewusstseinszuständen in Kontakt, nahm die Verbindung zu meiner inneren Führung auf und fand mich mitunter auch in Räumen wieder, die weitaus weniger persönlich und eher auf einer kollektiven Ebene anzusiedeln waren.

Wenn ich mich mitunter auch in schmerzhafte Räume begab, so sehe ich dies inzwischen als notwendigen Reinigungsprozess an. Ich betrachtete diese verschiedenen Bewegungen als Wellen, manchmal freudvoll, manchmal schmerzhaft, und lernte, auf den Fluss zu vertrauen, der unterhalb der Wellen fließt. So begann ich also vor gut zwanzig Jahren, mit meiner Kreativität zu arbeiten, und habe diesen Prozess seitdem stets fortgeführt. Er wurde zu einem so starken, tiefen und intensiven Teil meines Lebens, dass ich mehr darüber erfahren wollte.

Durch die Verbindung mit dem kreativen Fluss, der einem das Gefühl vermitteln kann, in einem reißenden Strom zu stehen, erkannte ich: Kreativität bedeutet Leben, und voll und ganz lebendig zu sein, bedeutet, schöpferisch tätig zu sein. Die kreative Kraft ist die Lebenskraft, die allem Leben innewohnt und schlicht das »Sehnen des Lebens nach sich selbst« zum Ausdruck bringt. Kreative Energie, die auf natürliche Weise fließt, bedeutet auch Liebe und Respekt; sie durchfließt Menschen in dem Maß, in dem sie fähig sind, offen zu sein und sich selbst zu lieben und zu akzeptieren. Destruktivität ist schlichtweg die andere Seite der Medaille: Es handelt sich dabei um dieselbe Lebensenergie, die jedoch unterdrückt wurde und dann durch Ego, Instinkte und Eigenwillen gelenkt wird. Das Französischwörterbuch Larousse definiert das Wort »Schöpfer« als »jemanden, der etwas aus dem Nichts schafft«, und »schöpferisch tätig sein« als »die Handlung, etwas, das zuvor noch nicht existierte, eine Form zu geben«. Im ersten Kapitel der Genesis wird die Welt aus der Dunkelheit heraus erschaffen, wird daraufhin von einem Klang durchdrungen, durch den wiederum das Licht erschaffen wird, und aus diesem Licht erschuf Gott die Welt: »*Die Erde aber war wüst und leer, Finsternis lag über dem Abgrund, und der Geist Gottes schwebte über den Wassern. Da sprach Gott: ›Es werde Licht‹.*«[2]

Kreativität ist ein Geburts- oder Verkörperungsprozess, in dem Ideen Form und Ausdruck verliehen wird. Schöpfung enthält das Zusammentreffen zweier scheinbarer Gegensätze, in diesem Fall von Dunkelheit und Klang, um die Manifestation eines dritten Prinzips, des Lichts, zu ermöglichen. Jede Tätigkeit, bei der wir eine Idee in die Praxis umsetzen, funktioniert nach demselben Prinzip, wenn auch auf verschiedenen Ebenen. Es spielt dabei keine Rolle, ob wir eine Tasse Tee zubereiten, ein Bild malen oder ein Lied singen. Am Anfang steht der Impuls, die Idee, die Inspiration, danach folgt die Umsetzung in die Tat, die ermöglicht, dass die Idee realisiert und manifestiert wird. Mit Hilfe unserer Gedanken und Taten nehmen

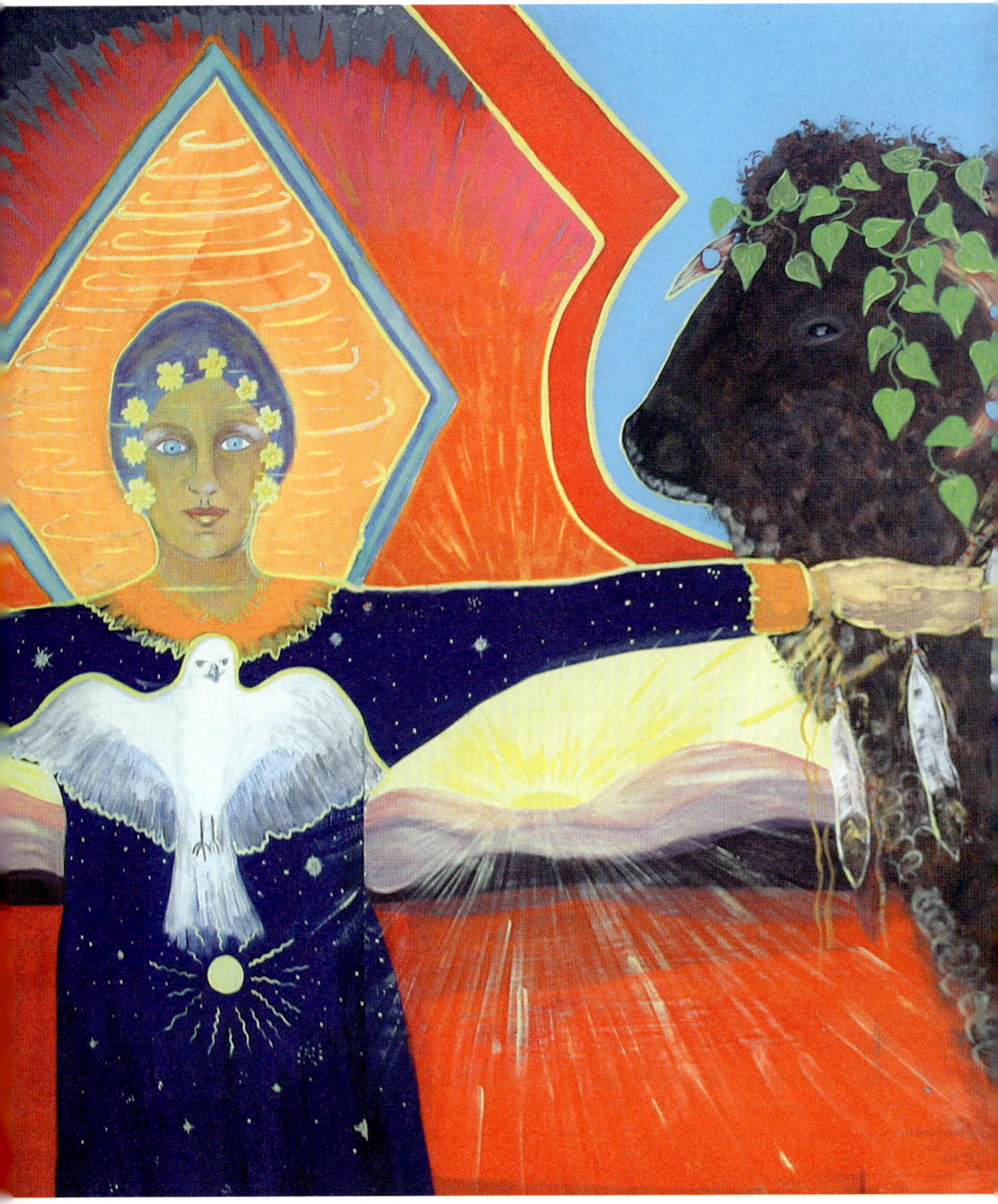

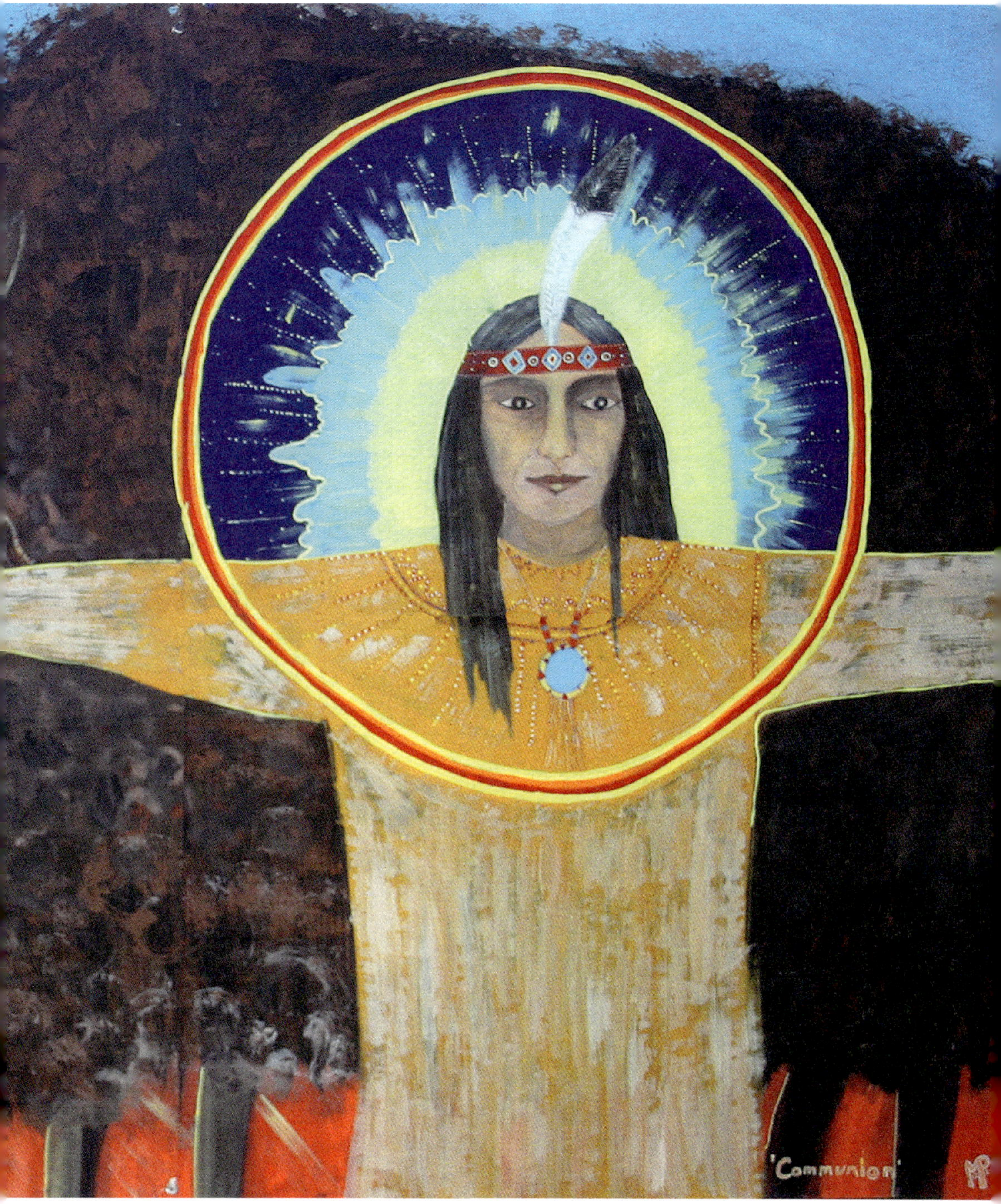
'Communion'
MP

◂ **Verbundenheit** (2,5 × 1,4 m, 1999)
Zu diesem Bild inspirierten mich zwei Träume. Ich entschloss mich, den Büffel als Form der Ehrerbietung und Respektbekundung gegenüber diesem Tier aus meinem Traum zu malen. Ich begann mit seinem Kopf und fügte dann sehr bald weitere Bögen an, da ich das Gefühl hatte, auch seinen Körper malen zu müssen. Während ich diesen malte, wurde mir klar, dass neben dem Büffel eine Person mit ausgebreiteten Armen stand, und neben dieser befand sich noch eine weitere Person, die die Hände der Indianerin hielt.

▸ **All-Eins** (60 × 60 cm, 1999)
Das ganze Leben schwingt. Alles Leben in Pflanzen, Felsen, Tieren, Vögeln und Menschen ist Energie. Durch unsere Gedanken, Handlungen und Worte tragen wir zu Harmonie oder Disharmonie bei. Wie die Musiker eines Orchesters haben wir alle unseren Platz, um das Leben im Gleichgewicht zu halten. Alles ist Teil einer Pulsation, und dieser Rhythmus ist entweder schöpferisch und verbessert und erhält das Leben, oder er bewirkt das Gegenteil.
Naturerfahrungen, wie im Wald zu singen, durch Buchenlaub zu stapfen oder eines Frühlingsabends dazusitzen und einen Maulwurf zu beobachten, wie er aus seinem Hügel kommt und in den letzten Sonnenstrahlen tanzt, oder zu erleben, wie sich die winzige Maus, die wir vor unserer Katze gerettet haben, nach ihrer Befreiung umdreht und uns für die Ewigkeit eines Augenblicks in die Augen schaut: Das sind heilige Momente, die mich erfüllt haben.
Ich lernte, diese Momente wertzuschätzen, mich an sie zu erinnern und sie festzuhalten, so dass sie sich in mir entfalten konnten. Ich lernte, zu dieser Freude zurückzukehren und sie wachsen zu lassen, so dass aus ihr mehr wurde als ein flüchtiger Moment, so dass das abgehackte, metallische Rattern der Waggons eines überfüllten Pendlerzugs, die Sorgen der müden Pendler und das grelle Elend der Betrunkenen nicht in mich eindrangen und von mir Besitz ergriffen. Ich konnte bei mir bleiben und mich in meinem Herzen an den Himmel, den Wind und den Sonnenschein auf dem Blattwerk erinnern. Ich stellte mir vor, wie sich dieses Gefühl um mich herum ausbreitete, in den Waggon ergoss und all die müden Pendler umgab, so dass der Betrunkene, die Obdachlose und die erschöpfte Mutter sich alle an der Harmonie festhalten und nähren konnten. Ich lernte, so zu fühlen und diese freudevolle Ausstrahlung zu stabilisieren, anstatt ins Gegenteil zu verfallen und mich von den Eindrücken von außen hinunterziehen zu lassen.

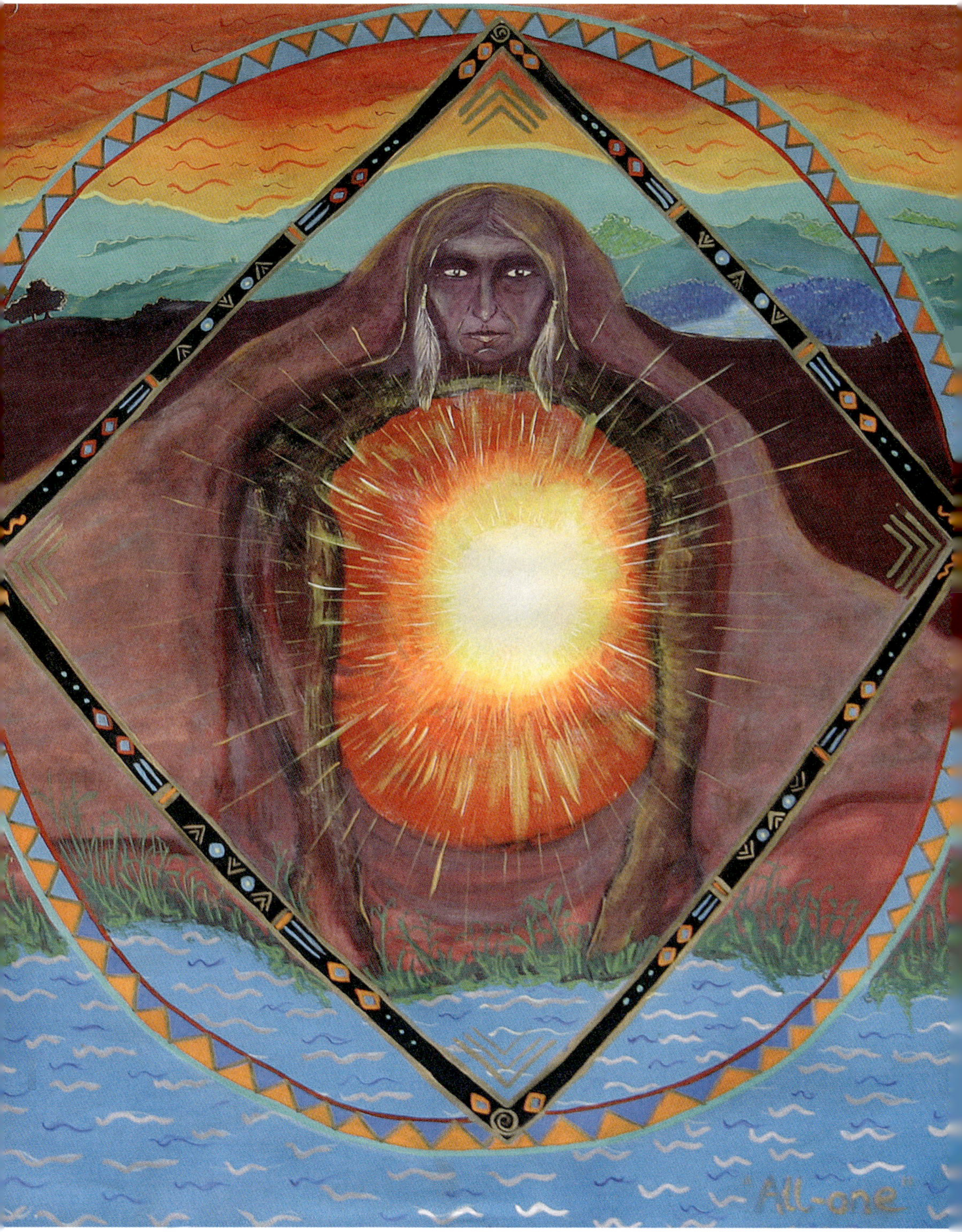
"All-one"

wir im Alltag ständig Schöpfungen vor. Einige Ideen lassen sich leicht umsetzen, manche Handlungen sind reine Routine und bedürfen keiner weiteren Anstrengung oder weiteren Nachdenkens, andere sind weitaus schwerer auszuführen und erfordern Zeit, Vertrauen und Ausdauer.

Woher kommen die Impulse und die Inspiration, die uns zur Tat führen? Als ich mich heute Morgen hinsetzte, um zu schreiben, kam mir das Bild einer leuchtenden Kugel in diversen, irisierenden Farben. Ich glaube, dieses Bild stellt das Buch, das ich gerade schreibe, dar, so wie es bereits in meiner Energiestruktur existiert. Es wartet nur darauf, sich von einer nicht-physischen Ebene, wo es bereits als Inspiration und Sammlung von Gedanken und Gefühlen vorhanden ist, auf eine physische Ebene zu bewegen, wo es sicht- und lesbar wird. Dieses Buch muss sich durch mich bewegen, und der kreative Prozess ist im Wesentlichen diese Bewegung von einer unsichtbaren, nicht-greifbaren Ebene auf eine physische, sichtbare Ebene.

Ich glaube inzwischen, die tiefste Ebene der Heilung ist die Wiedererlangung der Fähigkeit zum schöpferischen Ausdruck, denn erst dadurch können wir voll und ganz lebendig sein. Sobald Menschen lernen, durch Ausdauer und Vertrauen zum Ausdruck zu bringen, was in ihnen steckt, und dieses Verständnis nutzen, um sich aus Problembereichen herauszubewegen, befinden sie sich in ihrem eigenen Fluss. Dieser wird sie dorthin tragen, wohin sie gehen müssen. Das bedeutet auch, sich vom Intellekt und von der Trennung wegzubewegen, hin zu Gefühlen, Körperlichkeit und Verbundenheit.

Der Lebensrhythmus

Der Lebensrhythmus ist der energetische Hintergrundrhythmus, der alles Leben durchfließt. Er kann im Wechsel der Jahreszeiten gesehen und gefühlt werden, im Ab- und Zunehmen des Mondes, im Lauf der Sonne und der Gestirne bei Nacht oder in den Gezeiten der Meere. Wenn wir uns auf dem Land befinden, können wir besonders gut wahrnehmen, wie uns die Zyklen der Natur beeinflussen und wie unsere inneren Rhythmen mit den Jahreszeiten und dem Wetter verbunden sind. Je stärker wir uns für unsere Gefühle öffnen, desto stärker sind wir mit diesem natürlichen Rhythmus verbunden.

Was ist also dafür verantwortlich, dass wir von diesem Rhythmus abgeschnitten sind und uns als getrennt empfinden? Wir selbst schneiden uns nach und nach ab von diesem energetischen Hintergrundrhythmus, indem wir gegen die universellen Gesetze verstoßen, die alle Energie und alles Leben ordnen. (Die vier universellen Gesetze, die ich in Kapitel 3 erläutern werde, sind das Gesetze der Wahrheit, das Gesetz der Liebe, das Gesetz von Ursache und Wirkung und das Gesetz der Anziehung.) Dies geschieht größtenteils unbewusst, und viele gesellschaftlich akzeptierte Verhaltensweisen und Glaubenssysteme billigen und forcieren diese Trennung und Abgrenzung. Es scheint also, als hätten wir einen Punkt in der Geschichte erreicht, an dem falsches Denken und Handeln in solchem Maß zugenommen haben und alles Leben so sehr unter diesem Abgeschnittensein leidet, dass es notwendig ist, kehrtzumachen und wiederzuentdecken, dass alles Leben miteinander verbunden ist und verdient, geachtet zu werden. Himmel und Hölle existieren auf der Erde. Beide Zustände schaffen wir uns selbst, indem wir entsprechend denken, sprechen und handeln.

Durch meine eigenen Erfahrungen in der Arbeit mit spontaner Malerei sowie durch die Unterweisung durch andere wurde mir klar, dass es entscheidende Momente in der Entwicklung eines Menschen gibt, die unsere schöpferischen Fähigkeiten beeinflussen. Was uns alle von Beginn an mit der Kreativität verbindet, ist eng mit den Umständen unserer eigenen Erschaffung, d. h. dem Moment unserer Zeugung, verknüpft. In der spontanen Arbeit mit unserer Kreativität beschäftigen wir uns mit der Balance zwischen den männlichen und weiblichen Seiten in uns. Dies kann uns zurück zum innersten Kern unseres Selbsts führen.

Zeugung

Viele Forscher meinen, die Gedanken unserer Eltern im Augenblick der Zeugung legten fest, welche der Millionen von Spermien in die Eizelle eindringt. Ist ein Kind erwünscht, und wird es in einer »liebevollen« Beziehung gezeugt, so wird es ihm im späteren Leben viel leichter fallen, sich auszudrücken. Empfinden die Eltern bei der Zeugung keine tieferen Gefühle füreinander, so ist es eher wahrscheinlich, dass das Kind später Probleme damit haben wird, sich auszudrücken. Um im späteren Leben zum freien Ausdruck fähig zu sein, müsste dieser Mensch bewusst daran arbeiten, sich wieder mit seinem Innenleben und seiner wahren Identität zu verbinden. Er müsste möglicherweise sogar bis zu einem Zeitpunkt vor der eigenen Zeugung zurückgehen, um in echten Kontakt mit sich selbst zu treten. Die Umstände unserer Zeugung, pränatalen Phase und Geburt können auch vergangene Geburten und Tode widerspiegeln. Da Free John schrieb hierzu: »*Alle im Moment der Zeugung gegebenen Umstände bleiben als grundlegende Umstände für den zukünftigen Körper und Geist des neuen Individuums erhalten. Bis zu einem gewissen Grad können diese Umstände durch angemessene spirituelle Praktiken im späteren Leben verändert und transformiert werden. Jede solche Veränderung muss jedoch die Umstände berücksichtigen, die von unserer Zeugung an festgelegt sind. Sämtliche im Moment der Zeugung bei den Eltern gegebenen Umstände, sowohl einzeln als auch in ihrer Beziehung, sind in der (individuell) wahrnehmbaren Person, die aus jenem Moment hervorgeht, festgelegt und konstituieren diese. Die bestimmenden Faktoren finden sich nicht nur in ihrer physischen, sondern auch in ihrer sozialen, psychologischen, biochemischen, emotionalen, mentalen, feinstofflichen und spirituellen Verfassung wieder.*«

Der kreative Fluss umfasst all diese Elemente. In Verbindung mit Meditations- oder Bewusstseinspraktiken kann die spontane Arbeit mit unserer Kreativität eine Bewegung in unserem Inneren in Gang setzten, die uns zum Zeitpunkt unserer

Erschaffung und darüber hinaus führt, um uns mit unserem innersten Kern zu verbinden und uns für das Einssein zu öffnen. Wir gingen aus der Zusammenkunft eines Mannes und einer Frau hervor, und hierauf begründet sich unsere polare Struktur, die ich noch in einem späteren Kapitel behandeln werde. Michelle Fortune (Marie Pré), die in Frankreich über viele Jahre hinweg mit Mandalas arbeitete, glaubt, dass wir durch die Arbeit mit Kreiszeichnungen (Mandalas) zurück zum Anfang dieses Lebens geführt werden können – zu unserer Zeugung, zur ersten Zelle und der ersten Umgebung, in die wir hineingeboren wurden.

Die Beschäftigung mit der Kreativarbeit ist ein dynamischer und magischer Prozess, in dem wir mentale Routinemuster, die uns auf der Zellebene in Fleisch und Blut übergegangen sind, buchstäblich verändern können. Ich möchte sogar behaupten, dass wir auf dieser Ebene eine vollständige Transformation erzielen können. Ich glaube, dass uns unsere Schöpfungen ständig verändern: Jedesmal, wenn wir etwas erschaffen, erschaffen wir *uns* neu. Je tiefer die Ebene in uns, von der aus wir etwas erschaffen, desto tiefgreifender ist die Veränderung unseres Selbsts.

Geburt

Das Erlebnis unserer Geburt kann ebenfalls einen wichtigen Einfluss auf unseren kreativen Ausdruck haben. Denn, wenn wir erwünscht und willkommen waren, in eine warmherzige Umgebung hineingeboren wurden und unsere Geburt unproblematisch verlief, können wir ein Muster entwickeln, das uns ermöglicht, unserem Dasein und Ausdrucksvermögen, das mit der Geburt beginnt, mit Leichtigkeit zu begegnen. Waren die Umstände unserer Geburt nicht ideal, tragen wir möglicherweise Schockerlebnisse und Daseinsängste mit uns herum, die uns in unserem freien Ausdruck behindern. Die Umstände unseres Lebens und die prägenden Ereignisse unserer Kindheit können unbewusst die zu Beginn unseres Lebens gegebenen Strukturen verstärken. In Gruppen für spontanes Malen habe ich erlebt, dass Menschen, die sich gerade für ihren freien Ausdruck öffnen, oftmals Szenen aus dem Embryonalstadium oder von Geburt und Sexualität malen.

Kindheit

Wenn Kinder glücklich sind, drücken sie ihre Gefühle ganz natürlich im Spiel aus. Spielen bedeutet, eine Verbindung zu inneren Gefühlen herzustellen, denen eine Form gegeben wird und die ohne rationelles Denken ausagiert werden. Spielen ist ein höchst natürlicher und spontaner Ausdruck des Selbsts. Es ist die Zeit, in der wir zum ersten Mal entdecken, wie natürlich der spielerische Ausdruck ist und wieviel Freude er bringt. Es ist der erste Kontakt mit unserer Kreativität. Die Fähigkeit, zu spielen, kann dem Kind vorübergehend oder dauerhaft abhandenkommen, wenn es unglücklich ist oder sich in einer unharmonischen Umgebung befindet.

Viele Kinder beginnen, wenn sie lesen und schreiben lernen, also etwa im Alter von acht Jahren, den Kontakt mit dem spontanen Ausdruck ihrer Gefühlsseite zu verlieren. Das habe ich bei verschiedenen Kindern beobachtet, die zuvor leidenschaftlich gerne gezeichnet und sehr phantasievolle Bilder gemalt hatten. Viele Menschen werden durch ein Schulsystem, in dem das Hauptgewicht auf das intellektuelle Lernen gelegt wird, auf das Erzielen guter Noten und auf die Fähigkeit, sich in eine Welt des Konkurrenzdenkens einzufügen, keineswegs dazu ermutigt, ihre eigenen Gefühle und ihren spontanen Ausdruck zu achten.

Pubertät

In dieser entscheidenden Phase im Leben wird die Beziehung einer Person zu ihren Gefühlen und ihrem Ausdrucksvermögen nachhaltig geprägt. Auf sämtlichen Ebenen ist dies eine Zeit der Übergänge und Veränderungen: emotional, physisch, mental und spirituell. In der Pubertät erwacht nicht nur die Sexualität, sondern zu dieser Zeit findet auch ein starker Zufluss und eine erhöhte Aufnahme spiritueller Energie statt. Die Pubertät ist insofern wichtig, als wir in dieser Phase entweder eine Verbindung zu unserem Herzen herstellen, die uns auf der Grundlage unserer Gefühle eine feste Basis für die Zukunft bietet, oder aber einen äußerst wichtigen Aspekt unseres Selbsts verlieren. Unser spirituelles Wesen teilt sich zuerst durch unser Herz mit, durch unsere Sehnsucht nach Veränderung und danach, zu geben und uns Ausdruck zu verleihen.

Gefühle sind die Sprache unserer Seele, die sich durch Bilder, Farben, Lyrik oder Melodien mitteilt. Viele Heranwachsende kritzeln auf die Umschläge ihrer Mathematikhefte oder schreiben Gedichte oder Lieder, um sich Erholung von den Hausaufgaben zu verschaffen, erkennen jedoch nicht, dass dieser Ausdruck höchst bedeutsam für sie ist. Das Gekritzel, die Gedichte oder die Lieder enthalten symbolische und oftmals präzise Informationen über diese entscheidende Schwelle im Leben. Werden junge Menschen dazu ermutigt, auf ihre eigenen Gefühle zu hören und sie zuzulassen, verfügen sie auch über intuitives Wissen bezüglich des Sinns und der Richtung, die ihr Leben einmal haben soll.

Susie, eine junge Frau von 28 Jahren, die an Depressionen leidet, kam in meine Malgruppe. Eines Tages brachte sie eine Reihe von Bildern mit, die sie in der Zeit vom 16. bis zum 18. Lebensjahr gemalt hatte. Einerseits spiegelten die Bilder ihr damaliges Leiden wider, andererseits zeugten sie auch deutlich von großer Empfindsamkeit und Bewusstheit. Die vielen Symbole, wie z. B. sich öffnende Blütenknospen, von Licht umstrahlte Tänzer oder Schutzengel, zeigten, dass ihre Intuition auf einen Weg zur Lösung ihrer Probleme hinwies. Damals hatte sie Künstlerin werden wollen. Leider wurde sie mit 19 Jahren dazu gedrängt, eine Ausbildung zur Buchhalterin zu machen. Zu dieser Zeit setzten ihre Depressionen ein. Sie begann, Haschisch zu rauchen. Viele der Symbole, die in den Bildern ihrer Jugend auftauchten, erschienen auch zehn Jahre später zu Beginn ihrer Kreativarbeit. Durch die Arbeit mit der spontanen Malerei begann sie, ihren Bildern zu vertrauen und auf ihre Gefühle zu hören, und nach und nach lösten sich ihre Depressionen. Vier Jahre später arbeitet sie nun als Künstlerin und stellt ihre Arbeiten aus.

Die spirituelle Bedeutung des Übergangs in der Pubertät, der in weniger industrialisierten Kulturen durch Initiationsriten begangen wird, ist in den westlichen Gesellschaften größtenteils in Vergessenheit geraten. Symbolisch gesprochen, ist dies die Zeit, in der man Verantwortung für sich und die Richtung, die das eigene Leben nehmen soll, übernimmt. Im Westen leiden junge Menschen jedoch oft unter Schuldruck oder Gruppenzwang. Häufig finden sie keine oder nur wenig Unterstützung, um den eigenen Gefühlen zu folgen. So wählen sie vielleicht eine Richtung, die diesem tiefen, inneren Gefühl davon, wie ihr Leben eigentlich verlaufen sollte, entgegensteht. Solche Situation sind oftmals die Ursache von Depressionen, die in dieser Phase oder im späteren Leben auftreten. Sie können nur durch eine Rückverbindung zur Pubertätsphase aufgelöst werden.

Kürzlich sah ich eine Dokumentation über die Drogenproblematik in Europa. Ich bin überzeugt davon, dass einer der Gründe für Drogenmissbrauch die Suche nach einer Verbindung zur Gefühlsebene ist, die durch emotionale Probleme und mangelndes Verständnis für echte menschliche Bedürfnisse in der Gesellschaft verdeckt wird. In meinen Kunst-Workshops habe ich mit Menschen gearbeitet, die während unterschiedlich langer Zeiträume, meist in der Pubertät, Drogenprobleme hatten. Ich stellte fest, dass es sich dabei häufig um hoch empfindsame Menschen handelt, deren Lebensumstände sie von sich selbst und dem Vermögen, ihre Gefühle auszudrücken, abgeschnitten haben. Wie schon im Thomas-Evangelium steht: »*Wenn ihr hervorbringt, was in eurem Inneren ist, wird es euch retten. Wenn ihr jedoch nicht hervorbringt, was in eurem Inneren ist, wird es euch zerstören.*«[3]

Die Thymusdrüse befindet sich hinter dem Herzen. Sie spielt eine wichtige Rolle für das Immunsystem und ist eng verknüpft mit dem Zufluss spiritueller Energie in der Pubertät. Folgen wir »dem Weg des Herzens«, dem Orientierungssinn, der uns mit unseren Gefühlen verbindet, wirkt sich dies positiv auf unser Immunsystem aus und umgekehrt. Aus medizinischer Sicht geht man davon aus, dass die Aktivität der Thymusdrüse mit Erreichen der Pubertät abebbt. Bob Moore meint jedoch, dass er bei Menschen, die sich in einem Entwicklungsprozess befinden, um sich selbst und ihren Ausdruck besser kennenzulernen, einen deutlichen Unterschied in Bezug auf die Thymusdrüse wahrnimmt. Sobald ein Mensch lernt, zuzulassen, dass seine Intuition und Gefühle seine Gedanken beeinflussen, findet eine vollständige Erneuerung der Energie im Brustkorbbereich statt, die sich sehr klar äußern kann und Emotionen wie Kummer transformiert. Die Bildsymbolik ist Teil der energetischen Bewegung, die mit Gedanken in Verbindung gebracht wird.

In der Pubertät kann zudem die Erinnerung an die Geburt reaktiviert werden. Wer ein Wunschkind war und eine vergleichsweise normale Geburt hatte, wird sich in der Pubertät leichter für seine Gefühle und Kreativität öffnen können. Jemand, der jedoch nicht erwünscht war oder eine sehr schwere Geburt hatte, kann unterschwellig Gefühle von Ablehnung, Schmerz oder Hypersensibilität entwickeln, die ihm den Ausdruck in der Pubertät und im späteren Leben erschweren.

Ähnlich der Atmung folgen auch kreative Zyklen einem bestimmten Muster – wir atmen ein: Inspiration, Eingebung, und dann atmen wir aus: Exspiration, Ausdruck. Diese beiden Bewegungen sind untrennbar miteinander verbunden. In unserem Bildungssystem lernen wir jedoch fast ausschließlich, Informationen von außen aufzunehmen. Wir lernen weder, das innere Wissen, das wir alle in uns tragen, wertzuschätzen und zu achten, noch es auszudrücken.

Betrachten wir die Natur und den Zyklus der Jahreszeiten, können wir eine nach außen strebende Bewegung beobachten: von der Aussaat im Frühling über die Reife und Fülle im Sommer und die Ernte und das Absterben im Herbst bis hin zur Ruhephase und Wiederkehr im Winter. Unser Leben und unsere kreativen Bestrebungen folgen diesen natürlichen Zyklen. Wir gebären unsere Projekte und Ideen, nähren sie, bis sie reif sind und Früchte tragen, und müssen sie sodann loslassen, um uns auszuruhen und zu ermöglichen, dass neue Inspiration aus uns hervorquillt.

Warten, Vertrauen, Nachgeben, Zulassen und Stillsein sind die Voraussetzungen, um die Signale des weiblichen, von der rechten Gehirnhälfte gesteuerten, intuitiven Bewusstseins empfangen zu können. Die Erziehungs- und Bildungssysteme unserer westlichen Kultur ignorieren dies bedauerlicherweise. Bei vielen Menschen wurden jene natürlichen Phasen des kreativen Zyklus an verschiedenen Stellen gestört, so dass diese Bewegung von innen nach außen nicht stattfinden kann. Damit wir uns im Gleichgewicht befinden und gesund bleiben, müssen wir aus unserem Inneren heraus schöpferisch tätig sein. In den nachfolgenden Kapiteln werden wir die verschiedenen Hindernisse dieses natürlichen Prozesses untersuchen.

In seinem Buch über Landschaftsmalerei im alten China beschreibt Sze-Mai folgenden Ansatz: »*Der Zweck des Malens war es, den Rhythmus und die Einheit der Natur in all ihren wechselnden Ausprägungen darzustellen. Dies wurde nicht durch vergeistigte Komposition erreicht, [...] sondern spontan als Ergebnis der Entwicklung des Selbsts, die als Grundvoraussetzung des Malens galt. Der Maler sollte dabei lernen, den Geist zu beruhigen, so dass in der inneren Ruhe seines Wesens das Dao in seiner Gänze leben konnte. Es handelt sich um eine Form der Anbetung des Dao.*«

Das Malen wurde im alten China als Form der Entwicklung des Selbsts und der aktiven Meditation betrachtet, in der der Maler lernte, eine Verbindung zwischen seinem tiefsten Inneren und seinem Ausdruck herzustellen. Heutzutage bringen einige Lehrer der chinesischen meditativen Bewegungspraktik Qigong ihren Schülern bei, sich durch die Verbindung zu ihrer Qi-Energie künstlerisch auszudrücken. Kreativität ist ein natürlicher Ausdruck einer Energie, die frei fließt, sobald die emotionalen Blockaden, die ihr im Weg stehen, aufgelöst wurden. Dies weist starke Parallelen zu meinem Ansatz auf. Man muss sich nur stabilisieren, mit dem

Qi verbinden und dem Pinsel einfach dorthin folgen, wo er hin möchte. Oftmals wissen wir nicht, was wir malen, bis wir fertig sind. Dies kann eine Form sein, kosmische Energie zu kanalisieren.

Die Motive, die bei spontanem Malen verwendet werden, weichen meist deutlich von denen anderer Malmethoden ab: kosmische Motive, wie andere Planetensysteme, das feinstoffliche Körpersystem, Energiezentren und -kanäle, Symbole und Talismane, Gesichter und Körper bekannter und unbekannter Menschen. Derselbe Ansatz kann beim Singen angewendet werden. Wenn wir mit unserer Stimme etwas darstellen möchten, können wir uns mit unseren Gefühlen bzw. unserer Energie verbinden und dem Klang erlauben, sich spontan auszudrücken. Es kann sich um Einzelklänge, um das ständige Wiederholen einer einfachen Melodie oder um musikalisch anspruchsvollen Gesang handeln.

Die Rolle der Kunst in der Heilkunst

Dies führt mich zu einer Betrachtung des Zwecks der Kunst. Beeinflusst von den Schriften Platons und Aristoteles' beschäftigten sich europäische Künstler seit der Antike damit, Schönheit zu suchen und auszudrücken. Dafür existierten viele exakte Regeln und Techniken. Man glaubte daran, dass Schönheit und Ordnung mit Gott verbunden seien. Über viele Jahrhunderte hinweg war die Kunst eng mit dem Heiligen verknüpft sowie mit dem Wunsch, dies auszudrücken und darzustellen. Der Großteil der in herkömmlichen Galerien ausgestellten Kunstwerke aus der zweiten Hälfte des zwanzigsten Jahrhunderts scheint sich jedoch gänzlich von der Spiritualität abgespalten zu haben und spiegelt die Verzweiflung und spirituelle Leere unserer Zeit wider.

Es gibt jedoch eine »Graswurzel-Bewegung«, die den Einsatz der Kunst zum persönlichen Ausdruck, zur Selbsterfahrung und zu therapeutischen Zwecken wiederbeleben will. Es besteht wachsendes Interesse an indigener Kunst aus Ländern der Dritten Welt. Die Bewegung der Schöpfungsspiritualität empfiehlt den Einsatz von Kunst als Möglichkeit, unsere Verbindung zu innerer Mystik und dem Göttlichen wiederzuentdecken. Matthew Fox meint, da wir nach Gottes Ebenbild geschaffen worden seien, könnten wir uns am einfachsten und engsten mit einer spirituellen Dimension verbinden, wenn wir schöpferisch tätig sind. Er schlägt vor, künstlerische Materialien in Kirchen als Mittel zur Anbetung und Lobpreisung des Lebens und des Geistes (Spirit) zur Verfügung zu stellen: »*Um sich und die Gesellschaft zu erneuern, müssten die Kirchen die Spiritualität ernst nehmen, und das bedeutet, auch die Kunst ernst zu nehmen. […] Kunst als Gebet, Kunst als Meditation. Nur die meditativ vertiefte Kunst ermöglicht es, sich von der Kunstproduktion im kapitalistischen Stil zu lösen und zur Kunst als Prozess zu finden, zur geistigen Erfahrung des Schöpferischen.*«[4]

Wir können also künstlerische Medien als spontanes Mittel einsetzen, um eine persönliche Verbindung mit dem Göttlichen und unserer individuellen Weisheit zu entdecken, wiederherzustellen und auszudrücken. Der spontane kreative Ausdruck kann als Form der aktiven Meditation eingesetzt werden. Dieser Ansatz regt die Bewegung von innen nach außen an und ist somit ein Weg zur Erneuerung des gemeinschaftlichen spirituellen Lebens. Es ist ein radikaler Ansatz, denn er geht davon aus, dass Spiritualität mit Freude und Lebendigkeit zu tun hat. Spiritualität und Gebet haben viele Facetten und bedeuten nicht notwendigerweise, sich in einem kalten Gebäude kniend als schuldbeladener Sünder zu fühlen, während man Worte wiederholt, die vor mehreren Jahrhunderten niedergeschrieben wurden.

Eine weitere wichtige Inspirationsquelle für meine Arbeit waren die Lehren der amerikanischen Ureinwohner und das Ritual der Visionssuche. In der Pubertät wurden junge Männer durch Reinigungsrituale vorbereitet, bevor sie mehrere Tage und Nächte allein in der Natur verbrachten, um nach einer Vision oder einem Traum zu suchen. Das Alleinsein in der Natur ermöglichte es ihnen, sich mit ihrer eigenen, intuitiven Weisheit zu verbinden. Nach einigen Tagen kehrten die jungen Leute zurück und teilten ihre Erlebnisse in Form von Liedern, Tänzen und Bildern mit den restlichen Dorfbewohnern. Die Stammesältesten halfen ihnen dabei, ihre Visionen zu verstehen. Die Visionen der jungen Menschen wurde wertgeschätzt und dienten dem Stamm als Quelle der Inspiration und spirituellen Erneuerung. Man achtete die Pubertät und erkannte, dass die ganze Gemeinschaft von dieser erhöhten Sensibilität und Öffnung für Gefühle sowie vom Zugang zu spirituellem Verständnis profitierte.

Dies ist ein nicht-hierarchischer Lebensansatz, dem die Überzeugung zugrunde liegt, dass der Zugang zum Geist (*Spirit*) bzw. Gott allen Individuen gleichermaßen offensteht und es Zeiten im Leben gibt, die diesen Zugang besonders begünstigen. Spiritualität wurde nicht als Monopol einer hierarchisch strukturierten Elite betrachtet. Jeder Mensch konnte Zugang zu seiner Spiritualität finden, wenn er es wollte. Der spontane künstlerische Ausdruck kann uns als solches Mittel zur Selbsterfahrung dienen, als Möglichkeit, tiefe Gefühle wachzurufen und mitzuteilen. Im Inneren eines jeden Menschen wirkt eine intuitive Intelligenz, die bestrebt ist, uns zurück in einen Zustand des inneren Friedens zu führen, wenn wir solches nur zulassen. Diese Führung tritt in Träumen, Meditationen und – meiner Erfahrung nach – auch in der Arbeit mit dem spontanen kreativen Ausdruck in Erscheinung.

Schönheit

Schönheit ist ein zentraler Begriff im Weltbild der Navajo-Indianer. Ihr Wort für Schönheit *hozho* hat mehrere Bedeutungen – Schönheit, Gesundheit, Harmonie, Friede und Gleichgewicht. Für die Navajos hat Schönheit mit einem Gleichgewicht der Naturkräfte und eher mit Heilung als mit Kunst zu tun. Ihre Lieder, Legenden und Bilder drehen sich um dieses Gleichgewicht, diesen Zustand von *hozho*/Schönheit. In ihrer Kultur wird Kunst zu heiligen Zwecken eingesetzt. Die komplexen Sandgemälde der Navajos sind Teil ihrer Heilrituale, deren Ziel es ist, einen Patienten zurück in diesen Zustand von *hozho*/Schönheit zu führen. Der Zustand von *hozho*/Schönheit hängt davon ab, dass ein Gleichgewicht hergestellt wird zwischen den beiden gegensätzlichen Kräften, aus denen sich das Ganze zusammensetzt. Der weibliche Teil, *hozho* genannt, wird mit Empfindsamkeit, Ruhe und Weichheit verbunden, während der männliche Teil, *naayee* genannt, mit Handeln verbunden ist und durch Aggressivität wie Gewalt und Krieg ins Ungleichgewicht geraten kann. Für die Navajos ist Schönheit vor allem ein harmonischer Seinszustand, aus dem ausgewogene Handlungen hervorgehen können.[5]

Diese Vorstellung, nach der Schönheit in erster Linie als Zustand aufgefasst wird, erinnert mich an die Tradition der Sandmandalas im tibetischen Buddhismus, die ebenfalls heiligen Zwecken dient. Die Mönche, die an hochkomplexen Sandmandalas wie dem *Kalachakra*-Mandala arbeiten, absolvieren eine mehrjährige Meditationsausbildung, bevor sie in der Lage sind, solch präzise und heilige Bilder zu schaffen. Eines Tages, nachdem ich mit Ton modelliert hatte, schrieb ich folgenden Text: »*Schönheit ist nicht etwas, das wir mit Hilfe des Verstands herbeiführen können. Wie können wir Schönheit erzeugen, wenn wir selbst von Wut, Schmerz oder Selbsthass erfüllt sind? Wir können alle möglichen Techniken studieren und uns aneignen, um etwas von technischer Perfektion erzeugen – dies ist jedoch nicht, was ich meine. Wir müssen die Schönheit sein, sie in unserem Körper fühlen, und zulassen, dass sie unser ganzes Sein durchströmt, unsere Knochen durchdringt und dann über unsere Fingerspitzen in den Ton oder durch die Farben auf das Papier ausströmt. Es ist ein Pulsieren und eine Schönheit, die gewissermaßen selbständig zutage tritt. Sie quillt im Inneren hervor, strömt aus der Dunkelheit ans Tageslicht und überrascht uns durch ihre kraftvolle Präsenz. Sie berührt das Herz, so als würden wir einen zuvor unsichtbaren Teil unseres Selbsts gebären, dessen Anblick uns wiederum nährt. Es ist ein Kreislauf des Gebens und Nehmens, so wie der Atem, der in uns ein- und ausströmt und sodann mit anderen geteilt wird.*«

Treten wir uns selbst mit Liebe und Akzeptanz entgegen, so öffnen wir uns diesem Strom der Schönheit, der zugleich ein Strom der lebendigen Spiritualität ist, so dass er uns durchdringen und unser gesamtes Wesen, ja, unsere gesamte Zellstruktur transformieren kann. Öffnen wir uns diesem Strom der Kreativenergie in aller Demut und nehmen das Ergebnis an, ohne zu urteilen, wird uns dies vorwärts tragen. Wir müssen unsere Arme ausbreiten und unser Herz öffnen, um alles anzunehmen, was auf uns zukommt. Zuerst wird all jenes, was diesen Fluss blockierte, zutage treten. Im weiteren Verlauf werden wir nach und nach auf tiefere Schichten der Inspiration zugreifen, auf ein intuitives Wissen und die Verbindung zu unserer inneren Schönheit. Wir müssen nicht einer Religion angehören, um diesen Weg zu gehen. Er steht jedem offen, den Reichen wie den Armen, den Gebildeten wie den Ungebildeten.

Die Erforschung meiner Kreativität war ein wichtiger Teil des Prozesses, eine Wertschätzung meiner selbst zu entwickeln, die mir ermöglichte, mich so zu akzeptieren, wie ich war, und damit aufzuhören, mich entweder als gut oder böse zu fühlen. Dies brachte mich an einen Punkt, an dem ich erkannte, in welchem Maß mir die Religion (die anglikanische Kirche), mit der ich aufgewachsen war, starke Schuldgefühle und das Gefühl, ein schlechter Mensch zu sein, eingeimpft hatte.

Während vieler Jahre war ich als Kind jeden Sonntag zur Kirche gegangen, um »die Vielzahl meiner Sünden und meine Schlechtigkeit« zu beklagen, wodurch »der nur allzu gerechte Zorn und die Empörung des Herrn hervorgerufen worden war«. Indem ich diese bleischweren Worte von klein an ständig wiederholte, ohne zu wissen, warum ich so schlecht sei, baute sich in mir unbewusst das Gefühl auf, eine heillose Sünderin zu sein. Es dauerte lange, bis ich über die Verbindung zu meinen Gefühlen zu der Zeit zurückfand, von der dieses innere Unbehagen herrührte. Wieviel Mitgefühl und Liebe ich auch für andere empfinden mochte, war es mir doch nicht möglich, mein Herz auf dieselbe Weise für mich selbst zu öffnen. Etwas trieb mich ständig dazu an, »gut« zu sein, beschäftigte mich andauernd und hielt mich davon ab, in die Stille zu finden. Eines Tages, als ich gerade mit Ton arbeitete, wurde mir plötzlich bewusst, dass *ich* diese Schönheit war, dass diese Schönheit auch Friede und Spiritualität war und ich all dies in mir selbst trug. Ich weinte vor Erleichterung. Wie eine Welle trugen mich diese kreativen Erlebnisse, in denen ich Schönheit ausdrückte, über meine Begrenztheit hinweg.

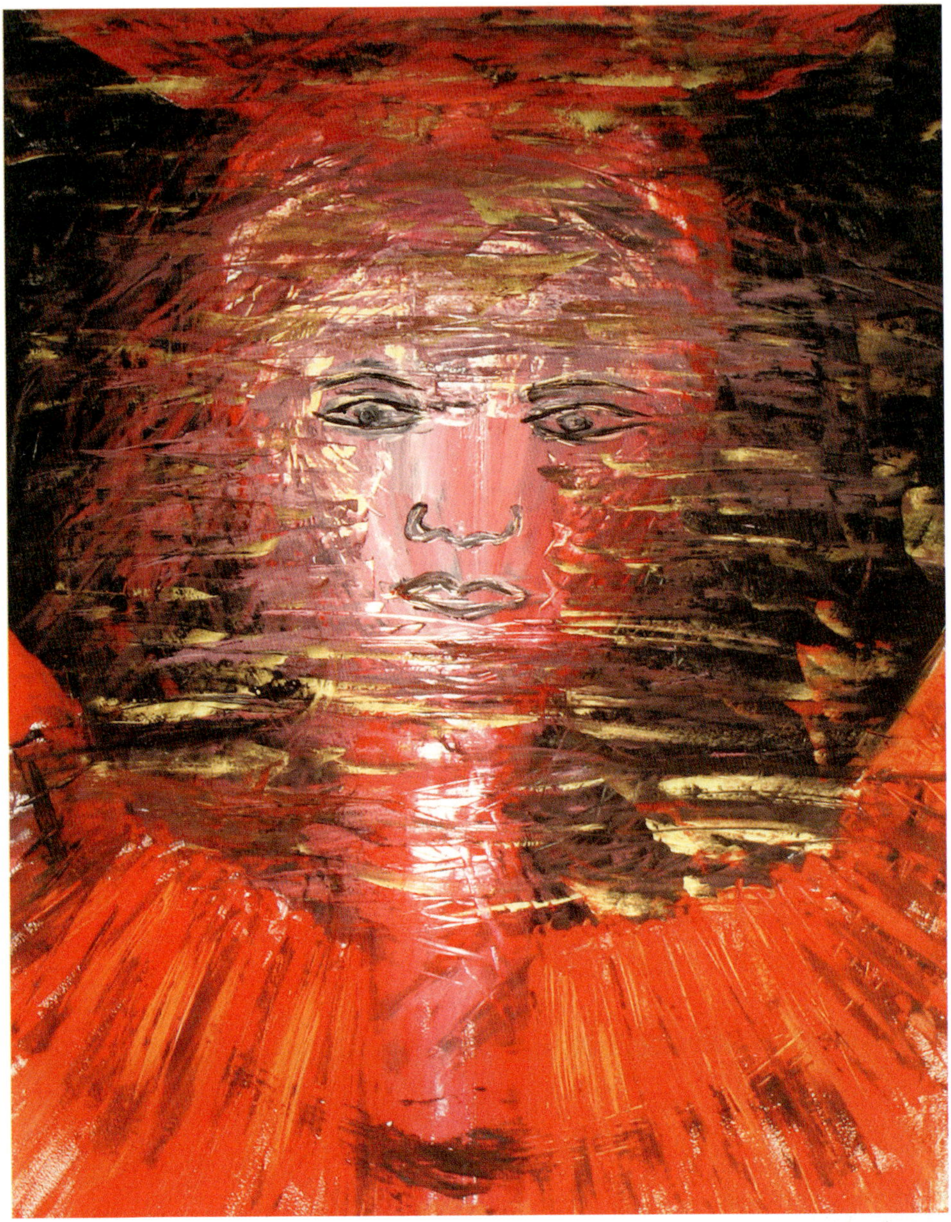

▲ **Atlantierin** (1990)
Als ich mit dem spontanen Malen begann, gab es Zeiten, in denen ich ein Porträt nach dem anderen malte. Viele kamen mir vor wie Gestalten aus anderen Zeiten, häufig begleitet von einem Gefühl, deren damalige Lebensumstände zu kennen. Manchmal war ich sehr bewegt, dann wieder fühlte ich mich, als hätte ich ein verdorrtes Herbstblatt in der Hand, ich sah nur Augenblicke, spürte etwas sehr Entferntes, eine Spur von alter Erinnerung, die sich klärte, als der kreative Fluss an Stärke gewann.

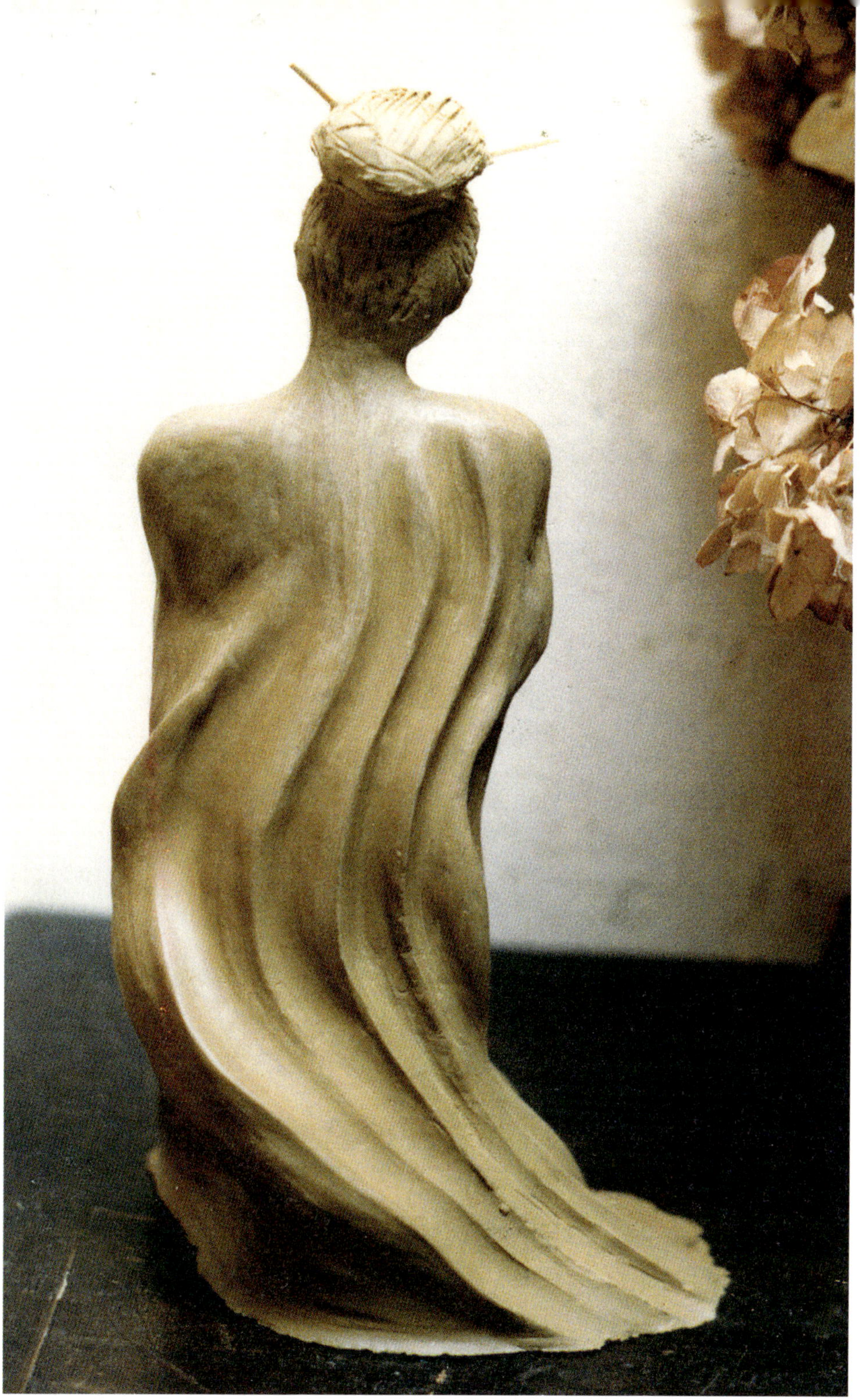

▲ **Japanische Dame**

2
Jenseits von Polarität und äußerer Autorität

Jesus sagte zu ihnen: »Wenn ihr zwei zu einem macht und wenn ihr das Innere wie das Äußere macht und das Äußere wie das Innere, und das, was oben ist, wie das, was unten ist, und wenn ihr das Männliche und das Weibliche zu einem einzigen macht, damit nicht männlich männlich und weiblich weiblich sei, wenn ihr ein Auge durch ein Auge ersetzt, eine Hand durch eine Hand, einen Fuß durch einen Fuß und ein Bild durch ein Bild; dann werdet ihr in das Königreich eingehen.«
Thomas-Evangelium[6]

WÄHREND ICH MEINE KENNTNISSE der Heilkunst und Kunst vertiefte, erkannte ich, dass die Arbeit an der polaren Struktur der Persönlichkeit entscheidend ist. Sie hilft uns, Ängste und selbstauferlegte Beschränkungen zu transzendieren, um so eine zunehmend intensivere Verbindung zur Kreativität und zu einer spirituellen Dimension herzustellen. Wir alle leben in einer dreidimensionalen, polaren Struktur – die Verbindung aus Erdebene, Herzensebene und spiritueller Ebene. Stellen wir uns dazu einen Baum mit Wurzeln, Stamm und Ästen vor, wobei das Überleben eines jeden Teils von den anderen abhängt. Die Äste können sich nicht entfalten, wenn die Wurzeln nicht tief in die Erde wachsen, ebenso wenig können wir unsere Spiritualität entwickeln, wenn die Erdpolarität in uns unausgeglichen ist.

DIE ERDPOLARITÄT

Unsere Erdpolarität hängt in entscheidendem Maß von unserem Körperbewusstsein, unserem physischen Leben und der Haltung, mit der wir unserem Alltag begegnen, ab. Es handelt sich um den Bereich der »Manifestation«, da das, was wir in unserem Alltag tun, und die Einstellung, die wir tagtäglich hegen, unsere tiefsten Überzeugungen widerspiegelt. Wenn sich diese Erdpolarität im Gleichgewicht befindet, können wir unsere Überzeugungen ausleben. Gefühl und Ausdruck befinden sich in Harmonie, die unsere Handlungen prägt. Leben wir authentisch, oder hindert uns etwas daran, unsere Überzeugungen auszuleben und zu manifestieren? Wenn ja, was hält uns davon ab?

Die Erdverbindung ist eng mit der »Wurzelsituation« eines Menschen verknüpft. Die »Wurzelsituation« ist die emotionale Gefühlsstruktur, die eine Person von Beginn ihres Lebens an begleitet. War sie erwünscht, wurde sie akzeptiert oder abgelehnt? Was geschah bei ihrer Zeugung, während der Schwangerschaft, bei ihrer Geburt, während der ersten sieben Lebensjahre? Wollte sie selbst zur Welt kommen, will sie überhaupt am Leben sein? Solche Tiefenstrukturen liegen häufig auch unbewusst der Einstellung zugrunde, mit der ein Mensch dem Leben begegnet. Haben wir in unserem Leben Schwierigkeiten, uns zu erden, uns mit der »Erde« zu verbinden oder unsere Überzeugungen zu manifestieren, so kann es hilfreich sein, die frühen Lebensabschnitte zu betrachten, um unsere Energie freizusetzen (siehe Wurzel-Chakra im Anhang).

Die spirituelle Polarität

Die spirituelle Polarität wirkt im Kopf und steht nicht mit Religion, sondern vielmehr mit dem eigenen Glaubensgerüst eines Menschen in Verbindung. Sie ist auch mit dem Loslassen von Ängsten vor Autoritäten verbunden sowie mit der Fähigkeit, zuzulassen, dass die Erfahrungen des Lebens die eigenen Überzeugungen formen und verändern, so dass diese sich mit zunehmender Entwicklung entfalten. Die Überzeugungen, die wir hegen, betreffen sämtliche Aspekte unseres Lebens. Diese Ebene gleicht einem unsichtbaren Gerüst, das unser Leben zusammenhält. Die vertikale, von oben einströmende »spirituelle« Energie wird im Zentrum unseres Kopfs in ihre erste Erd-Manifestation übersetzt: in unsere Überzeugungen, wie sie in den Glaubensströmen enthalten sind, die vom Kopf horizontal nach außen abstrahlen (siehe Abbildung 3).

Woran glauben wir eigentlich? Haben wir die Überzeugungen, die wir hegen, unreflektiert übernommen, oder handelt es sich um unsere eigenen Überzeugungen? Wir müssen unsere eigenen Antworten finden auf Fragen wie: Was ist der Sinn des Lebens? Hat das Leben einen Zweck? Welche Überzeugungen hegen wir zu Beziehungen, zum Elternsein oder zur Sexualität? Was sind unsere Überzeugungen darüber, dass wir ein Individuum sind, über Emotionen, Qualitäten, Gott oder die eine Quelle? Was sind unsere Überzeugungen zu Kunst, Inspiration und Kreativität? Was denken wir über das Unbekannte? Unsere Überzeugungen zu all diesen Themen formen die Grundlage unserer Handlungen. Wir können unser Verhalten und unser Leben nur verändern, indem wir unsere Überzeugungen ändern. Das folgende Beispiel verdeutlicht dies:

In einer meiner Malgruppen unterhielt ich mich einmal mit einem Teilnehmer, nachdem wir in einer Übung mit den Händen gemalt hatten. Obwohl er sehr offen an die Übung herangegangen war, konfrontierte sie ihn mit der Tatsache, dass er stets gedacht hatte, etwas über Kunst zu lernen, hieße, etwas zu kopieren oder sich eine Technik anzueignen. Es fiel ihm schwer, sich mit seiner eigenen Inspiration zu identifizieren und zu akzeptieren, dass er etwas von Wert tun könnte, ohne sich an eine vorgegebene Struktur zu halten. Er sagte, er hätte sich stets in Strukturen bewegt und Regeln befolgt. Wie konnte er also alle Struktur hinter sich lassen, seinem »Gefühl« folgen und dennoch handeln? Er konnte sich dies nur schwer vorstellen. Es erschien ihm, als müsse er zulassen, dass ihm eine mentale Sicherung durchbrenne. Er genoss es jedoch, mit seinen Händen zu arbeiten, und ihm gefiel sogar das Ergebnis seiner Arbeit, die zu seiner großen Verwunderung auch seine derzeitige Lebenssituation symbolisch widerspiegelte. Es schien, als wirke in ihm eine Intelligenzebene, die er nicht kontrollieren konnte und die über größere Weisheit als sein analytischer Verstand verfügte, der damals durch Sorgen blockiert und mit Problemlösungen beschäftig war.

Auf der Gefühlsebene hatte er ein Erlebnis gehabt, das ihn über seine Überzeugungen hinausführte. Möglicherweise würde er daraufhin seine Überzeugungen über Kunst, Intuition und den freien Ausdruck seiner Gefühle erforschen und womöglich im Lauf der Zeit seine Denkweise ändern. Er hatte die Wahl, sich entweder an seine bestehenden Überzeugungen zu halten und zu sagen: »Nein, was ich erlebt habe, ist Unsinn« oder zu sagen: »Gut, dieses Erlebnis eröffnet mir neue Horizonte, und ich bin bereit, meine Überzeugungen zu erforschen und vielleicht auch zu verändern«. Um unsere Überzeugungen zu verändern, ist es keineswegs erforderlich, solche Erfahrungen sofort intellektuell zu verstehen. Denn wenn wir uns auf unbekanntes Terrain begeben, fällt es uns mitunter sehr schwer, klare Gedanken zu fassen. Wir müssen lediglich darauf vertrauen, dass uns unser ursprüngliches Gefühl einem inneren Wissen näher bringt, wenn wir damit fortfahren, die neue Richtung zu erforschen. Letzten Endes erreichen wir einen Punkt, an dem uns bewusst wird, dass sich unsere Überzeugungen verändert haben.

Die Herzensebene

Zwischen der Erdpolarität und der spirituellen Polarität befindet sich die Polarität unserer männlichen und weiblichen Aspekte. Sie ist mit dem Herzen verbunden. Diese horizontale Aktivitätsebene beginnt, wenn ein Kind seinen ersten Atemzug macht und die Lungen ihre Funktion aufnehmen. Diese Ebene der Polarität zeigt das Gleichgewicht zwischen männlichen und weiblichen Aspekten in einem Individuum an sowie die Art und Weise, in der dies anderen nach außen gespiegelt wird. Es handelt sich um die Beziehung zwischen voneinander abhängigen Gegensätzen, die nur innerhalb einer polaren Struktur funktionieren und sich entwickeln kön-

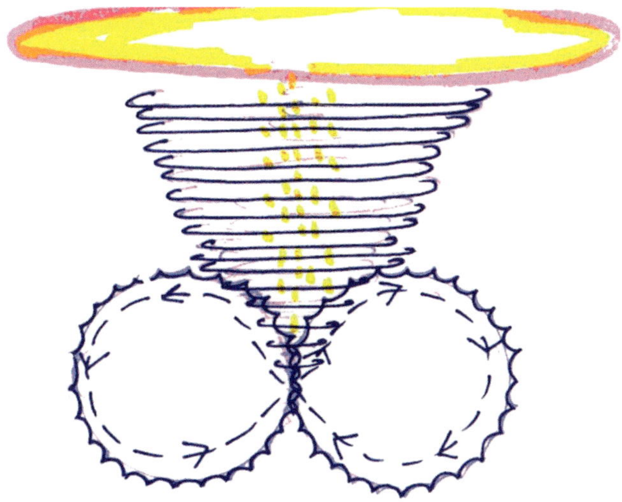

Abb. 1 Die Polaritätsstruktur »saugt« spirituelle Energie ein.

nen. So wie die Prinzipien Yin und Yang auf universaler Ebene in Form von Polaritäten wirken, wie Licht und Dunkelheit, Sonne und Mond, Wärme und Kälte oder Sommer und Winter, wirkt auch diese polare Struktur innerhalb eines Individuums auf vielen verschiedenen Ebenen.

Der weibliche Aspekt wird sowohl bei Männern als auch bei Frauen der linken Körperhälfte und der rechen, intuitiven Gehirnhälfte zugeordnet und steht in Bezug zu Gefühlen, Inspiration, Intuition und dem »inneren Selbst«. Die männliche Seite wird bei Männern wie bei Frauen der rechten Körperhälfte und der linken, analytischen Gehirnhälfte zugeordnet und beschäftigt sich mit der Fähigkeit, zu analysieren, zu handeln, auszudrücken und Ideen in einer Form zu manifestieren. Damit das Leben eines Menschen harmonisch und kreativ verläuft, muss er in seinem Inneren zu einem sich entwickelnden Gleichgewicht zwischen diesen beiden Aspekten finden. Ein ideales Gleichgewicht entsteht, wenn wir vertrauensvoll Kontakt mit unseren Gefühlen aufnehmen (rechte Gehirnhälfte/intuitiv/weiblich) und sie dann ausdrücken, indem wir im Einklang mit unseren Gefühlen handeln (linke Gehirnhälfte/analytisch/männlich) (siehe auch Anhang zu Merkmalen der rechten und linken Gehirnhälfte). Kreativität ist also die Bewegung, in der ein inneres Gefühl zum Ausdruck gebracht wird, ohne dass der Fluss von innen nach außen behindert wird. Befinden sich unsere beiden Gehirnhälften im Gleichgewicht, sind wir in der Lage, die Polarität zu transzendieren und eine zunehmende Verbindung zu einer nicht-religiösen spirituellen Dimension in unserem Inneren einzugehen.

Ich habe ein Diagramm der polaren Struktur gezeichnet (Abb. 1), das die beiden Pole als Zahnräder darstellt, die eine Maschine antreiben. Befindet sich ein Mensch in einem kreativen Prozess – d. h. Gefühlen frei Ausdruck zu verleihen – beschreiben diese beiden imaginären Zahnräder eine horizontale Bewegung. Drehen sich die beiden Zahnräder in der Horizontalen, so entsteht eine vertikale Öffnung, die dann eine Aufnahme spiritueller Energie ermöglicht.

Unser Erziehungssystem und unsere gesellschaftliche Konditionierung konzentrieren sich meist auf die alleinige Nutzung der linken Gehirnhälfte, während die fühlenden, weiblichen Aspekte der rechten Gehirnhälfte in der Regel gänzlich vernachlässigt werden. Matthew Fox schreibt: »*Linkshirnitis ist eine tödliche Krankheit, die heute – im buchstäblichen Sinn – die Macht hat, die ganze Erde zu zerstören. Der Beitrag der rechten Hirnhälfte, das Gefühl und die Verbundenheit, die Mystik und die kosmische Freude, die Dunkelheit, muss wieder geachtet werden. Jede Ausbildung muss die Disziplin und Motivierung der rechten ebenso wie der linken Hirnhälfte umfassen. Denn Weisheit entsteht nicht aus entweder der rechten oder der linken Hirnhälfte, sondern aus der fröhlichen Hochzeit beider, wo beide als gleichberechtigte Partner auf der Suche nach der Weisheit zusammenarbeiten*«.[7]

In meiner therapeutischen Arbeit habe ich viele Variationen des Problems erlebt, dass Menschen gehemmt sind, entweder nach innen zu gehen, um sich ihren Gefühlen zuzuwenden, oder nach außen zu gehen, um sich Ausdruck zu verleihen. Einige Menschen, denen der Kontakt mit ihrem männlichen Aspekt leichter fällt, scheinen sich mit Leichtigkeit ausdrücken zu können, schaffen es jedoch nicht, ihren Ausdruck mit ihren wahren Gefühlen zu verbinden. Dieses Ungleichgewicht kann dazu führen, dass man sich höchst unangemessen verhält. In meiner Gefängnis-Kunstgruppe habe ich mich mit vielen jungen Männern unterhalten, die straffällig geworden waren, weil sie es nicht vermochten, sich auf anderem Weg auszudrücken und ihre Gefühle mitzuteilen.

Da sie über keinen angemessenen Kanal verfügten, durch den ihre Lebensenergie hätte fließen können, entstanden Gefühle von Frustration, die zu unangemessenen Handlungen wie Destruktivität und Wut führten. Aufgrund spezifischer Probleme hatten sie sich nicht in das Schulsystem einfügen können, fühlten sich als Versager, und niemand hatte ihre Qualitäten erkannt – oftmals verfügten sie über ein enormes Potenzial an Kreativität, das nur darauf wartete, zum Ausdruck zu kommen (siehe auch Kapitel 5 zu Bild- und Traumdeutung und den Anhang zum Hara-Chakra). Sobald sie entdeckten, dass es in der Arbeit mit dem kreativen Ausdruck nicht darum ging, sie zu verbiegen, sondern ihrem Wesen mit Respekt begegnet wurde, erzielten sie enorme Fortschritte, die dazu führten, dass sich ihre Einstellung sich selbst gegenüber völlig wandelte.

Am anderen Ende des Spektrums finden wir Menschen, die über eine gute Verbindung zu ihrem weiblichen Aspekt und ihren Gefühlen verfügen, jedoch schreckliche Angst davor haben, sich auszudrücken, und deshalb in Depressionen und ähnlichen Problemen gefangen sind. Es besteht eine direkte Verbindung zwischen Depression und Ausdruck: Je freier eine Person ihre Gefühle ausdrückt, desto weniger neigt sie zu Depressionen. Ein Merkmal depressiver Menschen ist, dass sie einerseits höchst ausführlich über Probleme sprechen können, sich jedoch weigern, etwas dagegen zu tun, so als hätten sie das Vertrauen in ihre eigene Fähigkeit verloren, schöpferisch zu sein und eine Veränderung herbeizuführen.

Ich habe zwei Extrembeispiele ausgewählt, um zu veranschaulichen, wie die polare Struktur innerhalb einer Persönlichkeit getrennt sein kann. Was lässt die Polarität entweder ins Gleichgewicht oder Ungleichgewicht geraten? Wie können wir Handlung und Gefühl in harmonischen Einklang bringen? Was stellt sich zwischen ein Individuum und seinen Ausdruck?

Neben gesellschaftlicher und kultureller Konditionierung gibt es eine Vielzahl komplexer Faktoren, die der polaren Situation eines Menschen zugrunde liegen können. In Kapitel 1 erwähnte ich, dass die Gefühle und Gedanken der Eltern im Augenblick der Zeugung entscheidenden Einfluss hierauf haben. Positive Erfahrungen im Mutterleib, bei der Geburt und in der Kindheit wirken sich förderlich auf die Erlangung eines positiven Gleichgewichts zwischen den beiden Polaritäten aus. Auch spätere Erfahrungen, beispielsweise in innigen Beziehungen, beeinflussen diese Situation maßgeblich. Traumatisierungen, Schockerlebnisse oder über längere Zeiträume hinweg erfahrene Zurückweisung können dazu führen, dass wir uns unseren Gefühlen und folglich auch dem Gefühl für den eigenen Ausdruck versperren.

Als ich mit dem spontanen Malen begann, hatte ich einen sehr klaren Traum: Ich saß am oberen Ende eines Minenschachts. Mir wurde mitgeteilt, ich würde mich auf eine Reise tief ins Innere der Erde begeben. Ich erwiderte, dass ich Angst vor dem hätte, was zwischen Schwarz und Weiß liege. Ich deute Schwarz als Symbol für die unbewusste, fühlende, »weibliche« Seite und Weiß als Symbol für die bewusste, ausdrucksstarke, »männliche« Seite. Ich glaube, dass ich bei meinen Entdeckungen in den darauffolgenden Jahren mit der Ursache dieser Trennung zwischen Schwarz und Weiß konfrontiert wurde. Dies werde ich ausführlicher in Kapitel 7 beschreiben.

Autoritätsstrukturen

Sind wir bestrebt, eine tiefe, fühlende Verbindung zu unserem Selbst einzugehen, und versuchen deshalb, z. B. mit Hilfe des spontanen künstlerischen Ausdrucks, zurück zur Ursache unserer Probleme zu gelangen, so werden wir früher oder später mit unseren individuellen Ängsten konfrontiert. Öffnen wir uns für unsere Kreativität und unsere Intuition, können Ängste als Teil eines natürlichen Klärungsprozesses auftreten. Möglicherweise werden wir feststellen, dass sich hinter unseren individuellen Ängsten oftmals Spiegelungen der vier kollektiven Ängste verbergen – der Angst vor Sexualität, Tod, Wahnsinn und Krankheit, die ich in Kapitel 5 noch ausführlicher behandeln werde. Die kollektiven Ängste sind alle damit verbunden, dass ein Individuum die Kontrolle über seine eigene Energie verloren hat und durch Ängste unbewusst von äußeren Autoritäten kontrolliert wird, die festgelegt haben, welche Art von Wissen und Denken tolerabel ist und welche nicht. Der Kontrollverlust ist auch mit dem Glauben verbunden, dass Autoritäten über einen privilegierten Zugang zu Wissen oder Spiritualität verfügen, der gewöhnlichen Sterblichen verwehrt ist. Diese weit verbreiteten und meist versteckten Überzeugungen untergraben das Vertrauen einer Person in sich selbst und in ihre eigenen Gefühle, lassen sie daran zweifeln, dass sie ihre eigenen Antworten finden kann, und unterbrechen somit den natürlichen Fluss vom Gefühl zum Ausdruck. Die Frage, wie sich diese Verbindung zwischen Gefühl und Ausdruck wiederherstellen lässt, steht seit Jahren im Mittelpunkt meiner Forschung. Wie lässt sich diese zarte Verbindung erneuern, so dass der natürliche Fluss der Kreativität und des Einfallsreichtums ungehindert fließen und zu Gesundheit und Wohlbefinden des Menschen und der ganzen Gesellschaft beitragen kann?

Autoritäten versuchen, Kontrolle auszuüben, indem sie von außen einschränkende Regeln zu Themen verhängen, die eigentlich durch persönliches Fühlen erforscht werden sollten. Somit stellen sie sich zwischen den männlichen und den weiblichen Pol eines Individuums, wodurch Menschen von sich selbst abgespalten werden. Diese Teilung der polaren Struktur hat zur Folge, dass das natürliche Funktionieren des eigenen kreativen Prozesses eines Individuums – d. h. die Bewegung vom inneren Gefühl zum Ausdruck – beeinträchtigt ist. Befindet sich die Kreativität hingegen im Fluss und herrscht Gleichgewicht zwischen männlichen und weiblichen Aspekten, so besteht über das Gefühl eine natürliche Öffnung für Inspiration und Spiritualität. Eine Person, die in echtem Kontakt mit ihren eigenen Gefühlen steht, wird nicht von Angst beherrscht und ist unabhängiger, da sie sich ständig regenerieren kann, indem sie aus ihrer eigenen Weisheit oder ihren inneren Ressourcen schöpft. Sie lässt sich nicht so leicht kontrollieren und manipulieren. (Abb. 2)

Die beiden Zahnräder stellen den männlichen und den weiblichen Aspekt in uns im Zustand der Trennung dar, in dem sie nicht ineinandergreifen und balanciert laufen können. Der obere Keil stellt äußere Autoritäten dar, deren bewusster und unbewusster Einfluss die Gefühle des Individuums von seinem Ausdruck trennt. Der untere Keil steht sowohl für unverarbeitete Themen im Unbewussten der Persönlichkeit als auch für kollektive Ängste, die sich zwischen die männlichen und weiblichen Aspekte stellen und diese am einwandfreien Funktionieren hindern.

Bei vielen Menschen befinden sich die inneren männlichen und weiblichen Aspekte aufgrund von Konditionierung und Ängsten im Zustand der Getrenntheit. Dadurch werden individuelle Gedanken und Taten weitaus stärker von kollektiven Glaubensstrukturen als von den eigenen Gefühlen der betreffenden Person geprägt. Ist man nicht in der Lage, in Kontakt mit seinen eigenen Gefühlen und Überzeugungen zu treten und diese in seinen Taten zum Ausdruck zu bringen, so ist diese unterdrückte Gefühlsenergie im Inneren gefangen und kann nicht die natürliche polare Bewegung vollziehen.

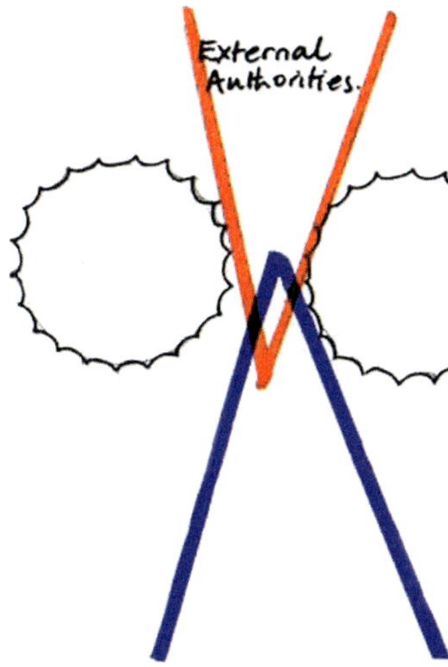

Abb. 2 Außere Autoritäten

Das notwendige Wachstum im Wechselspiel zwischen männlichen und weiblichen Aspekten kann nur dann stattfinden, wenn der Person die nötigen Mittel an die Hand gegeben werden, um Antworten in sich selbst zu finden. Erst wenn sich die fühlende, intuitive, rechte Gehirnhälfte, die mit dem eigenen Bewusstsein in Verbindung steht, und die analytische, linke Gehirnhälfte im Gleichgewicht befinden, ist ein Mensch in der Lage, sich mit seiner inneren Weisheit zu verbinden. Wird diese instinktive Gefühlsenergie daran gehindert, als Inspiration und treibende Kraft hinter den Handlungen eines Individuums zu wirken, so verkehrt sie sich im Inneren ins Gegenteil. Findet sie kein kreatives Ventil, so wird sie zur Ursache von Depression, aggressivem Verhalten, geistigen und körperlichen Leiden und anderen Störungen, unter denen der betreffende Mensch leiden kann. Auf einer kollektiven Ebene generiert dieses Ungleichgewicht die Energie, die für Kriege verantwortlich ist.

Auf diese Weise sind viele Menschen in einer inneren Leere gefangen und werden von Überzeugungen und Ängsten kontrolliert, die sie unreflektiert übernommen haben. Durch derart unzeitgemäße Überzeugungen ist ihnen die Fähigkeit abhanden gekommen, in wesentlichen Lebensfragen eigenständig zu denken und eigene Entscheidungen zu treffen. Wo kann es noch Wachstumspotenzial geben, wenn eine Person blind akzeptiert, was von Familie und Gesellschaft an sie weitergegeben wurde, und dies zur Grundlage ihres Handelns macht? Diese Stagnation gleicht einem Stresszustand. Stützen sich Menschen in übertriebenem Maß auf ihren Intellekt und das Streben nach Wissen, verfangen sie sich in Konsumismus, Materialismus oder im Konsum von Drogen oder anderen bewusstseinsverändernden Substanzen, weil sie nicht in der Lage sind, sich mit ihrem eigenen weiblichen Aspekt zu verbinden. Empfinden wir Gier oder Eifersucht, vergleichen wir uns mit anderen oder konzentrieren uns übermäßig darauf, wie wir möglichst viel von außen profitieren können, so hat dies mit einer mangelnden Verbindung zu unserem Selbst zu tun.

Über Jahrhunderte hinweg wurden die Menschen konditioniert, zu glauben, sie müssten sich in Fragen von Sexualität, Tod, Wahnsinn oder Krankheit auf die Regeln, die von äußeren Autoritäten aufgestellt worden sind, verlassen. Sie selbst seien unfähig, diese Fragen zu verstehen oder zu beantworten. Wir wurden dazu erzogen, uns auf Regierungen, Könige und Königinnen, Päpste und Bischöfe, Lehrer, Ärzte, Polizisten, Missionare und sonstige Experten zu verlassen. Mitunter behielten diese Herrscherkasten ihre Macht über Jahrhunderte, indem sie sich überlegen gaben und behaupteten, alles besser zu wissen. Wir müssen uns nur die Geschichte der Kirche im Mittelalter ansehen, um zu erkennen, wie viele Sensitive, Heilerinnen, Hebammen und Kräuterkundige verfolgt, der »Teufelsanbetung« bezichtigt und als Hexen verbrannt wurden. Oftmals handelte es sich dabei um Menschen, die mit ihrer Intuition in Verbindung standen und deren Köpfe nicht so leicht kontrolliert werden konnten. Das machte sie zur Bedrohung für jene, die Macht über die Massen gewinnen und behalten wollten.

Im Südwestfrankreich des zwölften Jahrhunderts gab es das Beispiel der Katharer, die glaubten, jeder Mensch könne durch Gebet, Meditation und Fasten seine eigene Beziehung zu Gott entwickeln. Sie versammelten sich nicht in Kirchen, und ihre Lehre wurde rasch so beliebt, dass der König von Frankreich und die französische Kirche ihre Macht in Gefahr sahen. Diesem Problem versuchten sie durch die Inquisition zu begegnen. Tausende Katharer wurden gefoltert, auf dem Scheiterhaufen verbrannt oder gezwungen, ihrem Glauben abzuschwören. Der König von Frankreich stellte schließlich eine päpstliche Armee auf, um der »Ketzerei« im Süden seines Reichs ein Ende zu bereiten. Die Vernichtung der Katharer und die spätere Hexenverfolgung im Europa des Mittelalters, deren größtenteils weibliche Opfer sich, manchen Schätzungen zufolge, auf mehr als sechs Millionen Menschen belaufen, sind zwei drastische Beispiele dafür, was ich »falsche Autoritätsstrukturen« nenne.

Im Gegensatz zu natürlichen und authentischen Autoritäten handelt es sich bei »falschen« Autoritäten um Individuen oder Gruppen in herrschender Position, die anderen, die sie als minderwertig betrachten, mit Überlegenheit begegnen. Sie wissen alles besser, ihr Weg ist der einzig richtige, und sie setzen alle ihnen zur Verfügung stehenden Mittel, bis hin zu Folter, Gewalt und Mord, ein, um ihre Position zu behalten. Sie untermauern ihre Stellung mit Hilfe von Idealen, Philosophien und Wissen, um sich so im Recht zu fühlen und ihr Verhalten gegenüber der »minderwertigen« Gruppe rechtfertigen können. Obwohl sie möglicherweise in Lippenbekenntnissen erklären, das Individuum zu achten, spiegelt ihr Verhalten dies in keiner Weise wider. Oft glauben sie, Gott sei auf ihrer Seite. Diese Einstellung bildet die Grundlagen für Faschismus, Tyrannei und Krieg. Die Untergebenen haben mit den herrschenden Ideen konform zu gehen und sind zu Gehorsam und zur Befehlsausführung verpflichtet. Männern wurde befohlen, in den Krieg zu ziehen, wobei man sie nicht aufforderte, eine Gewissensentscheidung zu treffen, die ihre eigenen Gefühle widerspiegelte, sondern sie schlichtweg einberief, wie das folgende Beispiel veranschaulicht: »*Erhält ein Soldat seinen Marschbefehl, so geht er einfach los, ohne zu wissen, wohin oder wann und ob er jemals zurückkehren wird. Nie wird dies von jemandem hinterfragt, abgelehnt oder auch nur für merkwürdig befunden; folgt man jedoch seinem Gott, seinem eigenen Gewissen, wird dies sogleich von jedermann abgelehnt. Es ist schon seltsam, wie wenig ein Mensch sich selbst gehört und wie sehr er Eigentum der Gemeinschaft ist.*«[8]

In der jüngeren Geschichte finden sich leider nur zu viele Beispiele für falsche Autoritäten: Apartheid, Kommunismus, Faschismus oder Fundamentalismus. Indem die Kirche Menschen vorschrieb, wie sie sich im Sexual- und Familienleben zu verhalten hätten, beanspruchte sie für sich eine Position des Besserwissens und der Überlegenheit und stellte sich so zwischen den Menschen und sein Gewissen. Es ist offensichtlich, dass Menschen lernen müssen, wie sie die Beziehung zu ihrem eigenen Gewissen stärken und sich seiner Führung anvertrauen können. Wir leben in einer Zeit, in der äußere Autoritätsstrukturen durch höhere Eigenverantwortung ersetzt oder ins Gleichgewicht gebracht werden müssen.

In dem Maß, in dem Menschen in Angst vor Autoritäten leben, werden sie unterdrückt, gezwungen, nach fremdbestimmten Regeln zu leben und fühlen sich minderwertig. Obwohl sie sich nach außen gehorsam geben, findet in ihrem Inneren naturgemäß ein Kampf zwischen der Stimme ihrer Gefühle und Instinkte – wie sehr diese auch verleugnet werden mögen – und der Stimme der äußeren Autorität statt. Die Kirche forderte ihre Anhänger auf, sich einer letzten Autorität zu unterstellen, einer allmächtigen »Gott«-Figur, einer Vaterfigur, von der man abhängig ist und auf die man sämtliche Hoffnungen auf Heil und Erlösung projizieren kann.

Glauben wir an einen Gott, der die Macht hat, zu strafen und zu vergeben, befinden wir uns ähnlich wie Kinder in einer untergeordneten Position und werden gleichermaßen von Angst, Macht und einer äußeren Instanz kontrolliert. In Zeiten gesellschaftlicher Krisen, in denen die Menschen stärker als gewöhnlich leiden, können kollektive Zweifel darüber zunehmen, ob sich Gott überhaupt um uns kümmert, uns nicht vergessen hat oder uns gar bestrafen will. Nur allzu leicht kann diese Gottesprojektion auf einen mächtigen politischen Führer übertragen werden, der Heilsversprechungen macht und das Ende allen Leids verspricht. Je stärker ein Mensch unterdrückt wird, desto stärker nehmen in seinem Inneren Gefühle von Verwirrung und Wut zu, die nun nach einer äußeren Identifikationsfigur oder Projektionsfläche suchen.

Ein Beispiel hierfür ist der Aufstieg des Nationalsozialismus im Deutschland der 1930er-Jahre. Nach der Niederlage im Ersten Weltkrieg wurde Deutschland zu Reparationszahlungen an die Alliierten verpflichtet. Die hohe Arbeitslosigkeit, die bittere Armut und die gesellschaftliche Unruhe schufen ideale Voraussetzungen dafür, dass Millionen Deutsche den Versprechungen Glauben schenkten, die Nation würde ihre Macht und ihren Stolz zurückerhalten. Ein charismatischer, wenn auch unausgeglichener Führer wie Hitler diente dabei als Projektionsventil für die Minderwertigkeitsgefühle und die Frustration der Deutschen. Je mehr sich die Polarität einer Person im Ungleichgewicht befindet und diese von ihren eigenen Gefühlen abgeschnitten ist, desto leichter kann sie von äußeren Kräften manipuliert werden. (Sebastian Haffners Memoiren »Geschichte eines Deutschen« liefern eine faszinierende Erklärung dafür, wie es den Nazis gelungen war, die psychologische Schwäche Deutschlands zu instrumentalisieren.) Je größer das Gefühl der Unsicherheit, der Machtlosigkeit und des Versagens einer Person ist, desto stärker wird sie von der gegenseitigen Polarität im Äußeren angezogen. Die Deutschen der Vorkriegszeit wuchsen – wie viele andere Europäer – in einem extrem repressiven Erziehungssystem auf, in dem es galt, gehorsam zu sein und nicht auf die eigenen Gefühle zu hören. Dies entspricht Alice Millers Begriff der »Schwarzen Pädagogik« und wird durch folgende Aussage von Rudolf Höß, Lagerkommandant in Auschwitz, gut veranschaulicht: *»Ganz besonders wurde ich immer darauf hingewiesen, dass ich Wünsche oder Anordnungen der Eltern, der Lehrer, Pfarrer usw., ja aller Erwachsenen bis zum Dienstpersonal unverzüglich durchzuführen bzw. zu befolgen hätte und mich durch nichts davon abhalten lassen dürfte. Was diese sagten, sei immer richtig. Diese Erziehungsgrundsätze sind mir in Fleisch und Blut übergegangen.«*[9]

In der gesamten überlieferten Geschichte wurden Frauen unterdrückt und von Männern kontrolliert, die Angst vor eben jenen durch sie kontrollierten Frauen zum Ausdruck brachten. In vielen Gesellschaften lernen Frauen heute, sich wieder mit ihrer Stärke und ihrer eigenen Autorität zu verbinden und sich von den Ängsten vor äußerer Kontrolle zu befreien, die zur Abtrennung von ihrem Selbst geführt hatten. Häufig geschieht dies durch die Beschäftigung mit der persönlichen und kreativen Entwicklung. Frauen haben eine natürliche Verbindung zu Gefühl und Intuition und können den Weg zur Wiedererweckung des »kreativen Geistes« weisen, der für Männer und Frauen gleichermaßen lebensnotwendig ist.

Da wir alle individuell für unsere Taten verantwortlich sind, ist es wichtig, dass wir uns Zeit zum Nachdenken nehmen, bevor wir wichtige Entscheidungen treffen, und nur das tun, was sich auch wirklich richtig anfühlt. Viele von uns haben dies als Kinder nicht gelernt und sind mit einer verzerrten Vorstellung von Verantwortungsbewusstsein aufgewachsen, mit trügerischen Vorstellungen von Loyalität gegenüber einer Familie oder einem Land, selbst dann, wenn man sich dazu gegen das eigene Gefühl entscheiden muss.

Würde ein Mann noch in den Krieg ziehen, wenn er erkennen würde, dass er individuelle Verantwortung für die Taten trägt, die ihm befohlen wurden? Hätte der amerikanische Pilot die Atombombe auf Hiroshima abgeworfen, wenn er dies als seine individuelle Verantwortung betrachtet hätte? Reinkarnation und folglich die Vorstellung, dass wir individuelle Verantwortung für unsere Taten tragen, war in Europa bereits in früheren Zeiten allgemein bekannt. Bei einer Bischofssynode in Konstantinopel entschied man sich jedoch mit einer Mehrheit von nur zwei Stimmen dafür, dies aus der kirchlichen Glaubenslehre zu streichen! Wie Shirley MacLaine schreibt: *»Die Lehre der Wiedergeburt steht in der Bibel. Doch die ursprünglichen Auslegungen wurden während des Ökumenischen Konzils der Katholischen Kirche in Konstantinopel um 553 n. Chr., dem Konzil von Nicäa, gestrichen.«*[10]

Ein weiterer wichtiger Aspekt, durch den wir uns mit »falschen« Autoritäten identifizieren, ist, dass wir selbst eben jene Behandlung, die uns zuteil wird, verinnerlichen und übernehmen. Wir lernen, uns repressiv und respektlos gegenüber uns selbst zu verhalten und unsere Gefühle mit Hilfe des Intellekts gewaltsam zu unterdrücken, und so behandeln wir andere auf ähnliche Weise. Wir können diesen Teufelskreis nur beenden, indem wir bei uns selbst anfangen, uns selbst kennenlernen und uns selbst beobachten mit liebevollem Interesse dafür, wie wir eigentlich funktionieren, um so die gewaltsame Unterdrückung Schritt für Schritt durch einen respektvollen, liebevollen und vertrauensvollen Umgang mit unseren Gefühlen zu ersetzen. Man sollte jedoch nicht unterschätzen, wie sehr sich eine Person an äußere Autoritäten klammern kann, um nicht persönliche Verantwortung übernehmen und für ihre individuellen Überzeugungen einstehen zu müssen.

Da uns der spontane kreative Ausdruck die Erfahrung unseres tätigen, gegenwärtigen Selbsts ermöglicht, ist er ein wundervolles Mittel, um Tiefenstrukturen zu erkunden, mit ihnen zu arbeiten und sie zu transformieren. Wie John Bradshaw in der Aufzeichnung eines Vortrags über die »Heilung der Scham, die uns bindet« bemerkte, befinden wir uns alle in Co-Abhängigkeitsverhältnissen und haben uns an falsche Autoritäten angepasst, die das natürliche Wachstum des Individuums hemmen.

Als Beispiel zitiere ich vier »grundlegende Überzeugungen« aus einem Fragebogen zu Co-Abhängigkeit der amerikanischen Organisation Co-Dependents Anonymous, Arizona: *»Ich schätze die Meinung und die Gefühle anderer mehr als meine eigenen und habe oft Angst davor, abweichende Meinungen und eigene Gefühle auszudrücken.« »Ich stelle meine eigenen Interessen zurück, um das zu tun, was die anderen möchten.« »Ich rede meine Gefühle klein, ändere sie ab oder leugne sie.« »Ich bin vorbehaltlos loyal, selbst dann, wenn meine Loyalität ungerechtfertigt ist und mir persönlich schadet.«*

Klingt dies nicht genau nach unserem Verhalten einer Autorität gegenüber, die ihren Worten notfalls mit Gewalt Nachdruck verleiht? Die Menschheit befindet sich an einem entwicklungsgeschichtlichen Punkt, an dem es erforderlich erscheint, diese Polarität wieder ins Gleichgewicht zu bringen. Menschen möchten sich nicht mehr von äußeren Autoritäten vorschreiben lassen, was sie zu tun haben. Sie möchten nicht mehr manipuliert werden. Diese Bewegung scheint eine Folge der beiden

Weltkriege zu sein. Viele Strukturen, die Menschen bisher Halt boten, wie die Kirche, die Bildungs- und Sozialsysteme oder die Institution der Ehe, stecken in der Krise und erfüllen die Bedürfnisse heutiger Menschen nicht mehr. Die Hälfte des Wegs hin zu einer Veränderung haben wir bereits zurückgelegt, vor uns liegt jedoch noch unbekanntes, unerforschtes Terrain.

Viele Menschen wissen weder, worauf sie noch vertrauen oder woran sie noch glauben können, noch, wohin sie sich hilfesuchend wenden könnten. Stellen wir uns einen arbeitslosen Menschen vor, der möglicherweise nie wieder eine Festanstellung finden wird. Er war noch nie in einer Situation, die von ihm forderte, erfinderisch zu sein, sich selbst Arbeit zu beschaffen oder darüber nachzudenken, wie er eigentlich leben wollte. Um diesen Zustand zu verändern, ist es unerlässlich, dass Menschen wieder mit ihren Gefühlen, Überzeugungen und ihrer Kreativität in Verbindung treten, um einen Ausweg aus der Sackgasse der Sinn- und Arbeitslosigkeit zu finden, mit der sich heute viele Gesellschaften konfrontiert sehen.

Es ist höchste Zeit, dass wir lernen, wie wir auf konstruktive und natürliche Weise an unserer eigenen polaren Struktur arbeiten können, um positive Veränderungen herbeizuführen und so eine Zukunft für uns selbst und für die Erde gestalten zu können. Spirituelle Entwicklung darf nicht länger einer Elite vorbehalten bleiben. Damit das Individuum und die Gesellschaft überlebt und transformiert werden können, müssen sich die Menschen ihrer inneren Leere stellen und die Trennung zwischen Gefühl und Handlung heilen. Es gibt ein Bedürfnis nach Anleitung durch »authentische« Autoritäten, die erkennen, wie wichtig es ist, dass Menschen in Kontakt zu ihren eigenen Gefühlen treten, um innere Lösungen zu finden, und die Menschen dabei unterstützen, sich selbst zu heilen und die Reise zurück zur Ganzheit anzutreten.

Zu diesem Zweck können nun alle Formen der »spontanen« Kunst eingesetzt werden, um Menschen dabei zu unterstützen, ihre polare Struktur zu heilen und die natürliche Bewegung vom Gefühl zum Ausdruck wiederzuerlangen. Dies ermöglicht ihnen, den Übergang von der Abhängigkeit von äußeren Autoritäten hin zur Entdeckung ihrer eigenen Stärken und ihres Selbstvertrauens zu vollziehen. Ich verwende den Begriff »spontan«, um deutlich zu machen, dass es notwendig ist, eben gerade nicht auf die übliche Weise an Kunst heranzugehen, also nicht mit der Vorstellung, man müsse sich an Regeln halten oder Techniken erlernen, um akzeptiert zu werden. Da es sich um einen Prozess tiefgreifender Transformation handelt, ist die Anleitung durch einen ausgebildeten Therapeuten erforderlich. Arbeiten wir mit Kreativität im ursprünglichen Sinn, nämlich »etwas aus dem Nichts zu schaffen«, dann arbeiten wir gleichzeitig auch daran, die Polarität in unserem Inneren wiederherzustellen. Unter Spontaneität verstehe ich, Kontakt mit seinen wahren Gefühlen und seiner inneren Wahrheit aufzunehmen und diese direkt und unzensiert auszudrücken, unabhängig davon, welche Form oder welchen Perfektionsgrad das Ergebnis aufweist.

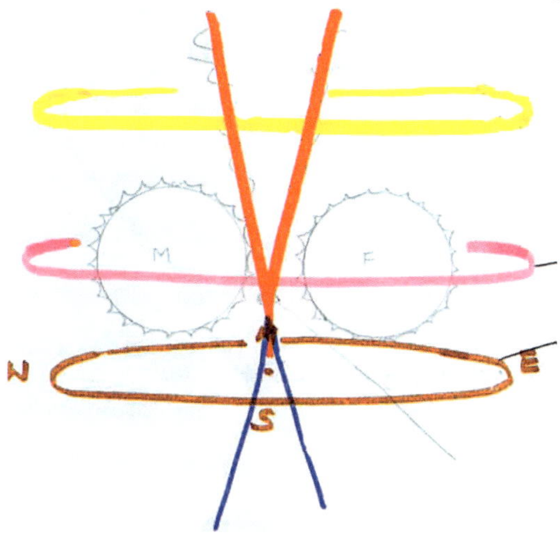

Abb. 3 Die drei polaren Strukturen in einem Menschen: Erde, Geist, Herz. Befinden sich diese drei Ebenen im Gleichgewicht, wirkt sich dies förderlich auf die Heilung der Polarität zwischen dem männlichen (M) und weiblichen (F) Aspekt aus, die im Herzen begründet ist.

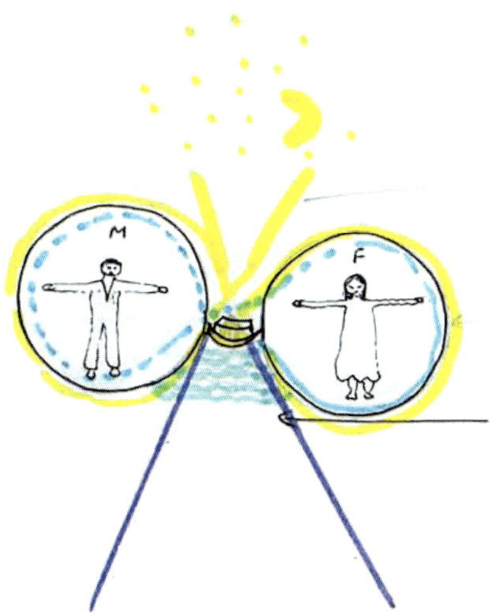

Abb. 4 Die Reise: Manche Menschen müssen eine Reise zu ihren eigenen Tiefen antreten, um die Trennung zwischen ihren männlichen und weiblichen Aspekten zu heilen. Dies führt sie zur Überquerung des Wassers – die Hara-Region des Körpers, der Bereich, der sowohl mit Kreativität als auch mit starken Emotionen verbunden ist –, um zuzulassen, dass unsere Gefühle bzw. das Licht der Intuition auf die Erde gelangen und sich auf unsere Handlungen auswirken. Dies erinnert mich an die Geschichte der Arche Noah aus dem Alten Testament: Die Flut symbolisiert die Reinigung von unkontrollierten Emotionen. Die Arche mit dem halbmondförmigen Rumpf kann als Symbol des intuitiven, weiblichen Aspekts gesehen werden, der die kontrollierten Instinkte (die Tiere in der Arche) über die Wasser zu neuen, friedvollen Ufern trägt.

Unser einziges Kriterium ist dabei, in Verbindung zu unseren Gefühlen zu bleiben und sie so aufrichtig wie möglich durch Malerei, Gesang oder Tanz auszudrücken. Dies impliziert, dass wir aus uns selbst schöpfen, dass wir selbst das Gefäß in unseren eigenen Brunnen hinablassen. Die stetige Übung in spontaner Kunst führt uns zurück zu uns selbst, dorthin, wo wir die Spaltung zwischen unseren Gefühlen und unseren Taten heilen können. Zu gegebener Zeit wird sie uns zu unserer eigenen Autorität und zum vertrauensvollen Umgang mit unseren Gefühlen zurückführen und uns zunehmend für unsere innere Weisheit öffnen.

Künstlerische Materialien geben dem Menschen ein Mittel an die Hand, auszudrücken, was in ihm steckt. Sie bringen ihm einen gänzlich neuen Seinszustand nahe, der zulässt, dass tiefe Gefühle und Inspiration ausgedrückt und geteilt werden. Viele Menschen mag dieser Prozess an völlig unvermutete Bereiche ihres Selbsts führen. In Verbindung mit Meditation und Kenntnissen über die Wirkungsweise von Energie wird er sie jedoch zunehmend dazu führen, sich mit Freude, Harmonie, Gleichgewicht und Stille zu verbinden.

Ich bin zutiefst dankbar für die Unterstützung und Hilfe, die ich in meinem eigenen Leben dabei erhalten habe, ein immer größeres Gleichgewicht zwischen meinen Gefühlen und meinem Ausdruck zu finden. Meine Beschäftigung mit spirituellen Lehren und der Heilkunst und später meine eigene Arbeit mit spontaner Kunst förderten mich, die Brücke zwischen meinen Gefühlen und meinem Ausdruck zu reparieren. Wir benötigen Unterstützung, um diese Reise antreten zu können, die uns aus der Manipulation durch Autoritäten führt, die nicht im Interesse des Menschen, sondern im Interesse des Status Quo handeln. Wir müssen lernen, unsere Eigenverantwortung zurückzuerlangen, uns Ängsten zu stellen und uns für unsere eigene Weisheit zu öffnen.

Wollen wir uns wieder mit unserem innersten Kern, der spirituellen Dimension in uns, verbinden, so müssen wir uns zuerst in die Gefilde zwischen Schwarz und Weiß vorwagen. Dies ist die Reise des Helden, der die Sicherheit des Bekannten hinter sich lassen und auf der Suche nach einem wertvollen Schatz ganz allein den dunklen Wald durchqueren muss. Das ist Gegenstand vieler Märchen und Mythen, in denen der Held alleine durch gefahrvolle Orte reist – die Durchquerung des dunklen Walds (sein Unterbewusstsein), die Konfrontation mit dem Drachen (die destruktiven Hara-Kräfte) usw. –, um schließlich die wunderschöne Maid, der seine Liebe gehört, zu treffen (sie steht symbolisch für seine eigene weibliche Seite).

Seit jeher gibt es herausragende, kreative Menschen, die über den Mut und die Einsicht verfügen, sich in die Gebiete jenseits der »Säulen der bekannten Welt« vorzuwagen, und anderen durch ihre Entdeckungen und ihre Inspiration helfen können. Menschen wie Wilhelm Reich, C. G. Jung oder viele Häuptlinge amerikanischer Ureinwohnervölker wurden zu Lebzeiten nicht in ausreichendem Maß akzeptiert oder verstanden. Einige wurden sogar ihrer Arbeit wegen verfolgt. Künstler, Seher und Poeten wurden oftmals ausgegrenzt und an den Rand der Gesellschaft

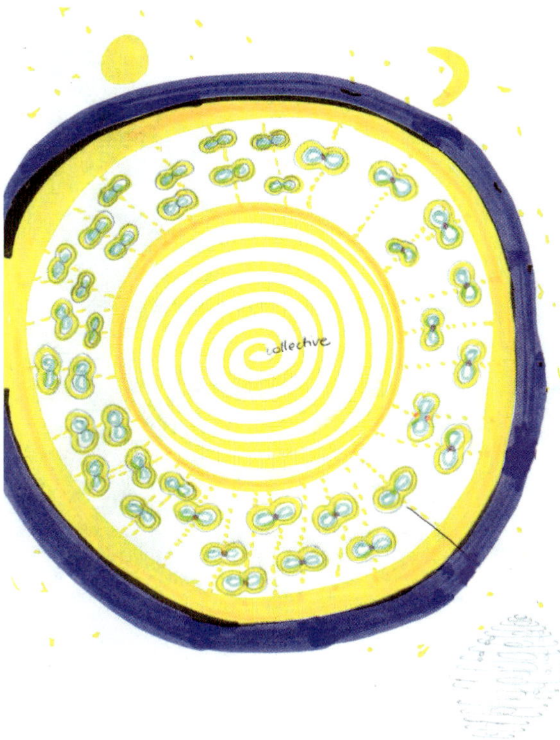

Abb. 5 Individuen bereichern und erneuern das Leben des Kollektivs. Niemand ist überlegen oder unterlegen. Jede Person kann sich mit der Quelle identifizieren, niemand steht über seinem Nächsten. Die einzige »Autoritätsstruktur« ist eine Person, die durch die Verbindung zur Quelle mit Weisheit und Liebe in Kontakt steht, wodurch sie in der Lage ist, anderen zu helfen.

gedrängt, wo sie jenen als Projektionsfläche dienten, die nicht genug Mut besaßen, selbst schöpferisch tätig zu sein.

Abbildung 5 zeigt meinen Traum einer »idealen« Gesellschaft. Schließen Sie ihre Augen, atmen Sie tief durch, und stellen Sie sich eine Gesellschaft vor, in der die Menschen über eine ausgewogene Verbindung zu ihrem Gefühl und ihrem Ausdruck verfügen. Dies wird im Diagramm durch die liegenden Achten dargestellt. Jede Person ist in Kontakt mit einer natürlichen Spiritualität (blaue und gelbe äußere Kreise), und die Gesellschaft, das Kollektiv (innere Spirale) wäre friedlich und ausgeglichen. Authentische Führungsgestalten würden nach ihrer Fähigkeit zum Ausdruck von Mitgefühl, Weisheit und Gerechtigkeit ausgewählt. Beim Stamm der Senoi in Malaysia, der von Joseph Chiltern Stewart erforscht wurde, handelte es sich offenbar um eine solche Gesellschaft. Die Senoi legten viel Wert darauf, Träume miteinander zu teilen und die Weisheit und Führung, die sie in ihren Träumen erhielten, auszuleben. Zu der Zeit, als Joseph Chiltern Stewart seine Studie verfasste, waren Gewalt und Verbrechen unbekannt.

Wie das Herz schlägt

Lass sie hinter dir, all diese »Ismen«,
all diese vom Menschen erdachten Ideen,
die uns eine Realität aufzuzwingen suchen,
welche die Integrität und Verantwortlichkeit
des Individuums nicht respektiert.

Wo der Zweck die Mittel heiligt,
wo Religionskriege, Konzentrationslager
die Gegenwart für die Zukunft opfern,
wo Drogenschmuggel, Prostitution im Namen der Spiritualität
das Gefühl tyrannisieren, die Sanftheit des Herzens,
den Atem, der sacht ein- und ausströmt.

Lass sie hinter dir, all die Geister der Vergangenheit,
die ihre Spuren hinterließen in unserem Sein,
in unseren Zellen, unseren Körpern, unseren Köpfen.
Befreie unser Sein von dieser Tyrannei der Menschenmacht,
die sich die zu Feinden machte,
die atmeten und fühlten, so wie wir.

Menschenmacht, die den Intellekt schärfte, machte aus Ideen
grausame Waffen, um Körper, so wie unsere, zu zerschmettern.
Systeme verhalfen Verrückten an die Macht,
pfauengleiche Herrscher, die stolzieren und sich brüsten.
Dazu erzogen, den grausamen Herren gehorsam und dienstbar
zu sein, vergisst das Volk, sich der Seelenfreude zu erinnern.
Lass hinter dir allen Schmerz und alles Leid.
Sei still und höre, wie das Herz schlägt,
das Herz, verbunden mit all den anderen Herzen,
allein das Herz, allein das Herz.

▸ **Spielende Engel** (1997)
Das imposante Porträt der Mutter Oberin im Zentrum schien von selbst zu erscheinen. Sie strahlt eine ruhige und gebieterische Präsenz aus und muss zu Lebzeiten eine wichtige Person gewesen sein. Ich fühlte mich beim Malen friedlich und erhoben, umschmeichelt von den Klängen der Engelsinstrumente.

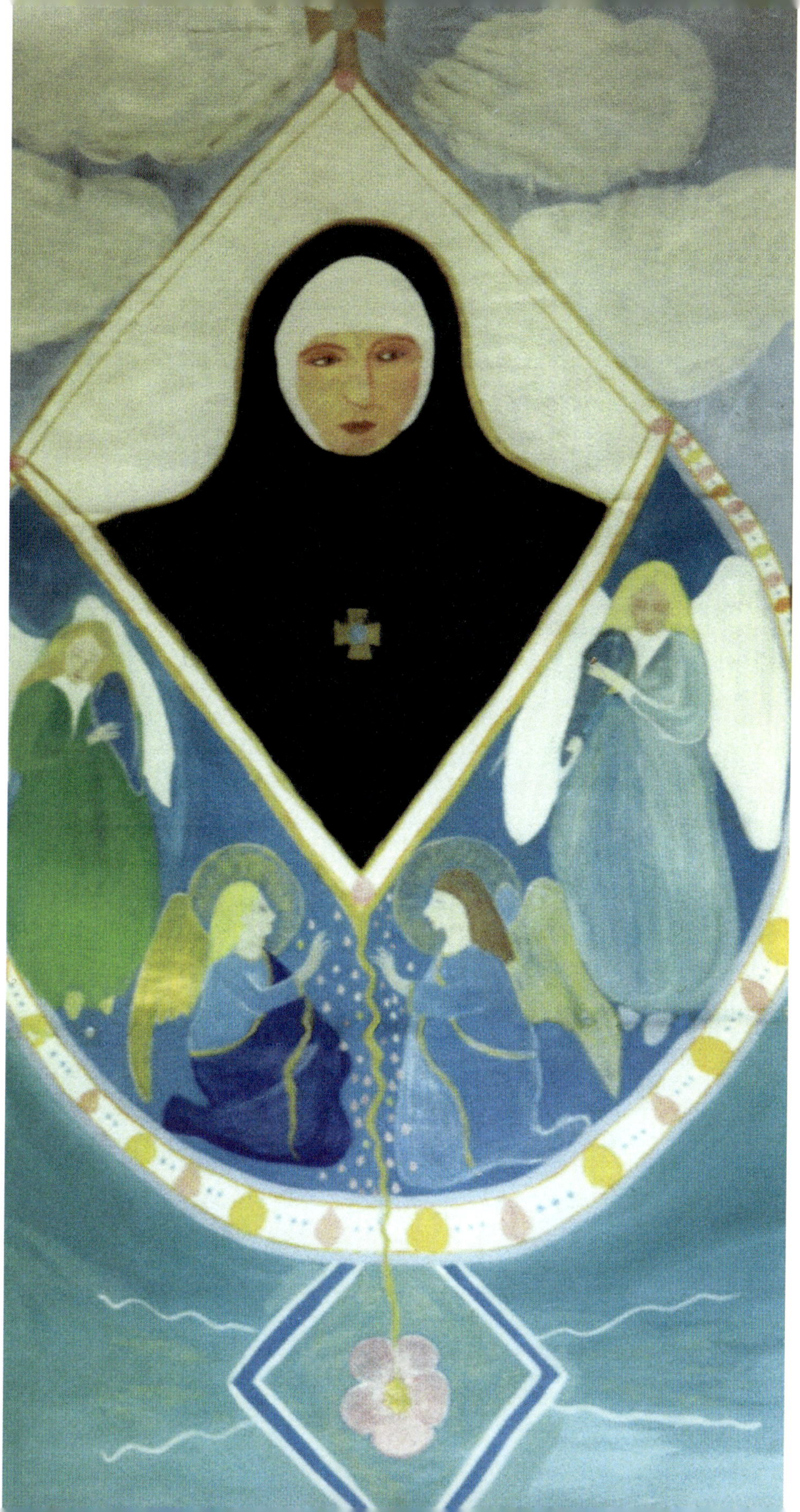

3
Heilung und Kreativität

Es geschah [...] als ich 42 Jahre und 7 Monate alt war. Aus dem offenen Himmel fuhr blitzend ein feuriges Licht hernieder. Es durchdrang mein Gehirn und setzte mein Herz und die ganze Brust wie eine Flamme in Brand [...] Und plötzlich erhielt ich Einsicht in die Schriftauslegung, in den Psalter, die Evangelien und die übrigen katholischen Bücher des Alten und Neuen Testaments. [...] Und endlich legte ich Hand ans Schreiben, bezwungen durch so viele Krankheiten. Als ich mich daranmachte und, wie gesagt, erfuhr, dass sich mir der tiefste Sinn der Schriftaussagen erschloss, kam ich wieder zu Kräften und erhob mich vom Krankenlager. Mit Anstrengung brachte ich dieses Werk in zehn Jahren zustande und vollendete es.
Hildegard von Bingen[11]

Nehmen wir unsere Inspiration ernst und drücken unsere Visionen aus, so wie Hildegard von Bingen, wirkt dieser Prozess wie ein Lichtkegel, der sich nach und nach seinen Weg durch unsere Energiefelder bahnt und uns ermöglicht, innere Hindernisse zu überwinden und Gefühl und Tat ineinander zu integrieren. Wir verkörpern buchstäblich unsere Arbeit, und durch diesen Verkörperungsprozess können wir unser Selbst von innen heraus transformieren, so dass wir zu unserem ureigenen Selbst werden. Denn wie sollte man den Tänzer von seinem Tanz, den Töpfer von seiner Vase oder den Dichter von seinem Gedicht trennen können?

Die einzelnen Schritte eines kreativen Prozesses sind sehr wichtig. Betrachten wir sie genauer und verknüpfen sie mit Erkenntnissen über die Energiefelder, so erkennen wir im kreativen Ausdruck einen Prozess mit transformativem und zutiefst heilerischem Potenzial. Der kreative Prozess ist das Herzstück des Lebens, und wenn wir voll und ganz lebendig sind und uns weiterentwickeln, beteiligen wir uns an diesem Kreislauf. Die tiefste Bedeutung der Heilkunst hat mit der Wiedergewinnung der Fähigkeit zu tun, schöpferisch tätig zu sein.

Inspiration wird oft als spirituelle Fähigkeit angesehen: Wir atmen sie ein, sie durchströmt uns, fährt in uns wie ein Blitz, sie ist flüchtig und mitunter schwer zu fassen. Sie kann uns in einer Vision, einem Traum, beim Geschirrspülen oder beim Autofahren ereilen. Wir nehmen diese sehr hochschwingende intuitive Energie auf, die sich nur ausdrücken kann, indem sie durch unseren Körper fließt, um sich in einer Form zu manifestieren und so in der Welt in Erscheinung zu treten. Die Inspiration wird durch Entspannung, Stille und Zeiten des Nichtstuns genährt, womöglich, wenn man wie Hildegard von Bingen, das Bett hüten muss. Je mehr wir unsere Inspiration in Leben und Arbeit ausdrücken, desto tiefer tauchen wir in ihre Ebenen ein. Einige Ideen lassen sich leicht formen, manche Handlungen sind Routine und bedürfen keines weiteren Nachdenkens, andere sind weitaus schwerer auszuführen und erfordern Zeit, Vertrauen und Ausdauer. Dieser Prozess kann wenige Minuten dauern, wenn wir z. B. eine Tasse Tee zubereiten, eine schnelle Zeichnung anfertigen oder ein kurzes Gedicht schreiben. Ein Architekt kann mehrere Monate damit zubringen, ein Haus zu bauen, das ihm als Geistesblitz eingegeben wurde. Wie in Hildegards Fall kann es auch zehn Jahre dauern, bis eine Arbeit fertiggestellt ist. 1920 schrieb Alice Bailey: »*Die höchste und neueste Methode der Heilung ist es, die Seele eines Menschen in positive Aktivität zu versetzen. Die wahre und künftige Form der Heilung wird herbeigeführt, wenn das der Seele eigene Leben ohne Widerstand und Hindernis jeden Aspekt der Formnatur durchströmen kann. Seine Energie wirkt sodann belebend und kann jene Hemmnisse und Hindernisse beseitigen, die eine so häufige Quelle von Krankheiten bilden.*«

Entscheidung

Der erste Schritt in jedem kreativen Prozess ist eine Entscheidung. Diese muss mit den Überzeugungen und Motiven übereinstimmen, die unseren Wunsch, an diesem Prozess teilzuhaben, geweckt haben. Überschlagen sich die Ereignisse gerade, so kann man die Entscheidung auch verschieben und sagen: »Ja, ich entscheide mich, dieses Buch zu schreiben oder diese Ausstellung zu machen, denn ich möchte meine Vision mit anderen teilen, um ihnen zu helfen – ja, ich mache weiter.« Haben wir eine Entscheidung getroffen, müssen wir unser Projekt zu Ende führen, denn jede Entscheidung schafft eine Ausweitung. Das Gefühl, etwas zu tun, kann eine Verbindung zur Tiefe unseres Selbsts erzeugen. Leugnen wir diese Tiefe, können sich Energieblockaden aufbauen, die einen Teil unseres Bewusstseins abtrennen. Unsere Fähigkeit, Entscheidungen zu treffen, hängt davon ab, inwieweit wir unsere Gefühle und unser gegenwärtiges Sosein akzeptieren.

Hingabe

Weitere wichtige Bestandteile des kreativen Prozesses sind eine gewisse Hingabe und das Setzen von Zielen. Dies hilft uns, fokussiert zu bleiben und weiterzumachen. Um unsere Visionen umzusetzen, benötigen wir Geduld, Stärke, Ausdauer, eine gewisse Disziplin, damit wir unser Ziel erreichen, sowie ein Gefühl der Verantwortung uns selbst gegenüber. Wir können uns dies aneignen, indem wir uns die Fertigstellung kleinerer Projekte vornehmen. Wir könnten z. B. damit anfangen, uns jeden Tag für eine bestimmte Zeit einer Tätigkeit hinzugeben, die uns Freude bereitet. Haben wir uns dies angewöhnt, können wir die Zeit steigern. Eine Bekannte, die ein Leben lang davon geträumt hatte, Schriftstellerin zu sein, beschloss, sich Zeit zu nehmen, um über ihren Urlaub zu schreiben und sich so eine gewisse Disziplin anzueignen. Es gibt eine sehr schöne Stelle im »Yijing«, die ich schon oft hilfreich fand: *»Das Geheimnis der Wirkung liegt in der Dauer. Heil und Unheil bereiten sich langsam vor. Nur indem dauernd eine Richtung befolgt wird, häufen sich allmählich die Einzelwirkungen so an, dass sie nach außen hin als Heil oder Unheil in die Erscheinung treten. [...] Das Schöpferische (das wahre männliche Prinzip) ist immer stark, entschieden, wirklich, und darum hat es keine Schwierigkeiten. [...] Schwierigkeiten sind immer Unklarheiten und Schwankungen. [...] Kompliziertheiten entstehen nur aus innerlich einander widerstrebenden Motiven.«*[12]

Viele Menschen haben mit diesem Geburtsprozess zu kämpfen, da sie ihre vielen Ideen wegen mangelnder Konzentrationsfühigkeit nicht zu Ende führen können. Vielleicht ist es uns zur Angewohnheit geworden, Projekte zu beginnen, sie jedoch vor der Fertigstellung wieder abzubrechen. Dieser Phase der Inspiration, die entweder zu Ende geführt oder wieder abgebrochen wird, wohnt ein großes Potenzial an Freude, aber auch an Leid und Schmerz inne. Wovon hängt dies ab? Bei jedem kreativen Prozess, insbesondere, wenn wir damit tiefe Gefühle verbinden oder es sich um einen zeitaufwendigen Prozess handelt, werden wir unweigerlich mit Schwierigkeiten und unseren Emotionen konfrontiert. Dies liegt daran, dass die feinstoffliche, hochschwingende Inspirationsenergie die dichteren Energiefelder, die unseren Köper umgeben, durchdringen muss, damit ihr in einer Form Ausdruck gegeben werden kann. In diesem Prozess der Bewegung von der Inspiration (unsichtbar) hin zur Manifestation (sichtbar) kann man leicht steckenbleiben.

Meine Heilarbeit bot mir eine unschätzbare Hilfe dabei, zu verstehen, in welcher Weise und weshalb Menschen den kreativen Kreislauf entweder als große Freiheit und Befriedigung oder als Sackgasse empfinden. Sie zeigte mir, wie Menschen sich in einen anhaltenden Prozess der Arbeit an ihrer eigenen Energie und ihrer Bewusstheit begeben können, um immer tiefere Ebenen der Inspiration auszudrücken. In diesem Kapitel werde ich in Kürze Aufbau und Funktionsweise des menschlichen Energiefelds erläutern und in welcher Weise die Heilkunst hilfreich für Menschen sein kann, die sich mit Kreativarbeit beschäftigen.

Die Heilkunst

Das Heilen ist nicht nur eine Kunst, sondern auch eine höchst exakte und genaue Wissenschaft, deren Studium ein ganzes Leben in Anspruch nehmen kann. Der Begriff »heilen« bedeutet, etwas heil oder ganz zu machen. Ganzheit kann nur entstehen, wenn wir in der Lage sind, unseren Körper, unsere Emotionen und unsere

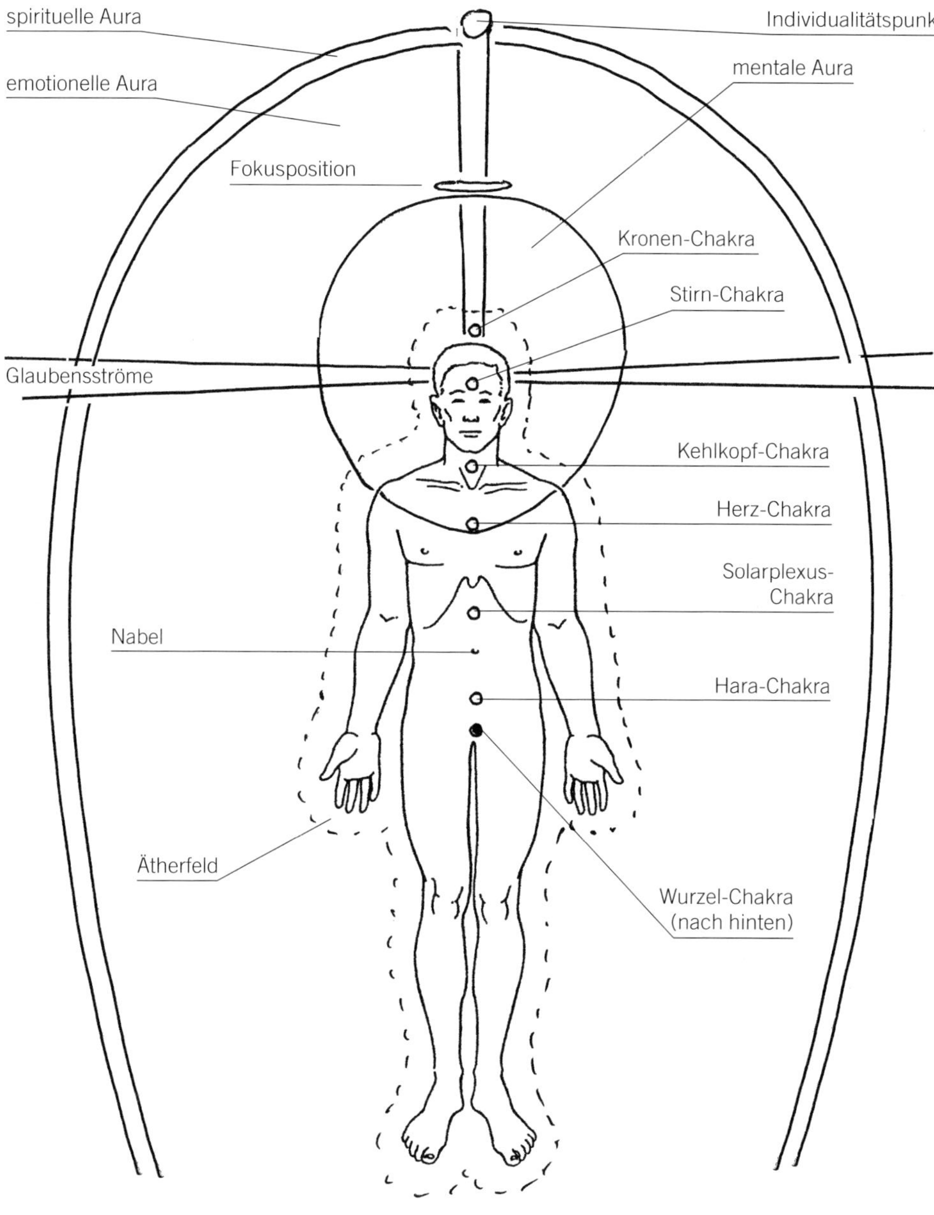

Abb. 6 Energiefelder und Chakren

Gedanken ins Gleichgewicht zu bringen und uns von der spirituellen bzw. intuitiven Ebene in unserem Inneren leiten zu lassen. Unseren physischen Körper umgibt ein nicht-physisches Energiefeld, auch Aura genannt, das je nach dem Entwicklungsstand der betreffenden Person in einem Umkreis von ein bis zwei Metern ausstrahlt (Abb. 6).

Man kann lernen, die Aura zu fühlen, körperlich wahrzunehmen oder zu sehen. Aus dem Diagramm auf der vorigen Seite wird ersichtlich, dass sich die Aura in verschiedene Teile gliedert. Der physische Körper ist der dichteste Teil unseres Selbsts. Je weiter wir uns vom Körper weg und durch die Aura hindurchbewegen, desto feinstofflicher wird die Energie.

Das Ätherfeld oder der Ätherkörper

Dem physischen Körper am nächsten gelegen ist das Ätherfeld, das auch Ätherkörper genannt wird und den physischen Körper wie ein feinmaschiges Netz schützt. In diesem befinden sich die Chakren (diese werden weiter unten sowie im Anhang ausführlich beschrieben). Im Ätherfeld wird Energie gespeichert, die für die Vitalität des Körpers benötigt wird, zudem ist er ein Gedächtnisspeicher und bildet den unbewussten Teil des Bewusstseins. Es handelt sich um die Schnittstelle zwischen sehr hochschwingender Energie, wie der Intuition, und niedriger schwingender Energie, wie der physischen, astralen oder mentalen Energie. Um Kontakt zur Inspiration herzustellen, muss das Ätherfeld gelockert und entspannt sein. Befindet sich eine Person unter Stress oder unterdrückt viele Emotionen, ist das Ätherfeld angespannt. Möglicherweise fällt es ihr schwer, weiter ausgedehnte Gedanken zu fassen. Das Ätherfeld besteht aus vier ineinander verwobenen Schichten, zwei außerhalb und zwei innerhalb des Körpers (siehe Anhang). Jede Schicht hat ihre besondere Funktion in Bezug auf die Kreativität, d. h. dem Prozess des Absorbierens, des Assimilierens und des Ausdrucks nach außen.

Der spirituelle Heiler Bob Moore beschreibt den reflektierenden Äther oder Wärmeäther, der die äußerste Schicht des Ätherfeldes darstellt, folgendermaßen: »*Die Ebene des Ätherfelds ist verantwortlich für die Aufnahme höherer Bewusstseinsenergie. Diese Ebene des Ätherfelds enthält das Gedächtnis, das Wissen und die Weisheit der Welt, einschließlich des physischen Gedächtnisses. Dies ist der höchste Energiekontakt, den man erreichen kann. Dieser Energiekontakt bietet alles, was Sie benötigen: Frieden, Zufriedenheit mit sich selbst und die Verbindung zum Universum. Der chemische Äther stellt eine Beziehung zum Licht und zum Gleichgewicht des Lebens her, das Sie im Gleichgewicht der Natur und in sich selbst finden werden.*«[13]

Wenn wir unsere Energie ausweiten, können wir uns für diese Verbindung zum reflektierenden Äther öffnen. Bei der intuitiven Arbeit mit Malerei oder Klang hatte ich oftmals Erlebnisse, die mich in einen Zustand des Friedens, der intensiven Freude und in ein Gefühl von Einheit versetzten. Beim Singen hatte ich häufig Visionen und trat durch die Verbindung von Klang und Farbe in einen Zustand des »intuitiven Wissens« ein. In diesem Zustand stellten sich viele Erinnerungen ein, wie z. B. eine Verbindung zu Schamanismus und Ritualen. Ich sang in fremden Sprachen, die ich scheinbar bereits beherrschte, und vollzog Rituale, mit denen ich schon Hunderte Male in Kontakt gekommen war. Die Bilder, die ich nach solchen Erfahrungen malte, legen nahe, dass es sich dabei um eine Verbindung zum reflektierenden Äther handelte. Beim Malen verband ich mich oft mit Klängen, die mich in einen Zustand von ausgedehnter Bewusstheit und Zeitlosigkeit führten, der erneut auf eine Verbindung zu kollektiveren Erinnerungsstrukturen hinweist.

Im Ätherfeld findet der Übergang in die Form statt, von einer unsichtbaren, nichtphysischen Ebene zu einer physischen Ebene. Durch die Verbindung zu unseren Gefühlen erleben wir feinstofflichere, höherschwingende spirituelle Energie, wie sie von den äußeren Ebenen unserer Aura durch das Ätherfeld in unseren Körper strömt. Das Maß, in dem wir fähig sind, in Kontakt mit der Inspiration zu treten, auf unsere Gefühle zu hören und in unserem Leben und unserer Arbeit kreativ zu sein, hängt von einem feinen Gleichgewicht in unseren Energiefeldern und im Ätherfeld ab. Arbeiten wir mit Kreativität, so sind wir unser eigenes, fein gestimmtes Instrument, durch das unsichtbare Impulse hindurchfließen müssen.

Es lässt sich also leicht erkennen, dass physisches und emotionales Ungleichgewicht unsere Fähigkeit zur Kreativität beeinflusst. Um in Kontakt mit der Inspiration zu treten, muss das Ätherfeld ausgedehnt und locker sein. Befinden wir uns in Zuständen von Stress oder starken Emotionen, wird das Ätherfeld angespannt, so dass es einem schwerer fällt, sich zu öffnen und kreativ zu fühlen. Manche Künstler und Musiker verwenden Drogen, die eine »erzwungene« Ausdehnung des Ätherfelds erzeugen, um so in Kontakt mit der Inspiration zu treten. Wird eine Person jedoch abhängig von einer künstlichen Ausdehnung, kann dies zu Problemen wie Suchterkrankungen führen. In manchen Suchtstadien sind die untere Ebene außerhalb des Körpers und die obere Ebene innerhalb des Körpers getrennt, so dass das Pulsieren, das den chemischen Äther und somit das Blut und die Knochen im Körperinneren nährt, abgeblockt wird. Drogen und unkontrollierte Energieausbrüche können Löcher im Ätherfeld erzeugen und so das Individuum schutzlos dem Einströmen astraler Energie aussetzten. Indem wir Kenntnisse über die energetischen Bewegungen erlangen und Übungen zum bewussten Umgang mit Energie und einfache Meditationen durchführen, können wir lernen, wie wir uns selbst nähren und uns auf natürlichem Wege für die Inspiration öffnen können.

Der energetische Fluss im Ätherfeld wird durch unsere Beziehung zu den universellen Gesetzen beeinflusst – das Gesetz der Wahrheit, das Gesetz von Ursache und Wirkung, das Gesetz der Anziehung und das Gesetz der Liebe. Lügen wir beispielsweise, so wirkt sich dies schädlich auf unsere Energie aus, da die Lüge eine Spaltung zwischen den inneren und äußeren Schichten des Ätherfelds erzeugt. Zudem wirkt sich dies störend auf die Energieversorgung der tieferen Ebenen des Ätherfelds aus. Diese Gesetze wirken in unser aller Leben, ob wir uns dessen bewusst sind oder nicht. Eine andauernde und sich entwickelnde Verbindung zu unseren Gefühlen, unserer Spiritualität und unserer Kreativität hängt also davon ab, inwiefern wir unser Leben an den Prinzipien Wahrheit, Liebe, Bewusstheit und Verantwortung ausrichten.

Die emotionale Aura oder der Astralkörper

Die nächste, auf das Ätherfeld folgende Ebene der Aura ist die emotionale Aura oder der Astralkörper. Sie besteht aus zwei Teilen: dem unteren Astralkörper, in dem wir dichtere emotionale Zustände wie Angst, Eifersucht, Hass, Gier oder Wut festhalten, und dem oberen Astralkörper, in dem wir uns einem höheren Bewusstsein öffnen und Zustände wie Freude, Liebe, Ruhe oder Mitgefühl empfinden. Für viele Menschen stellt die astrale Ebene eine Falle dar, in der sie sich in wiederholenden emotionalen Blockaden verfangen und somit von ihren Emotionen kontrolliert werden. Wollen wir die Verbindung mit unserer Kreativität vertiefen, sollten wir an unseren Emotionen arbeiten, um Licht und Bewusstheit auf diese Ebene zu tragen. Wir können Gefühle von Angst, Wut und Minderwertigkeit transzendieren, um so die emotionale Aura durch Verständnis und Liebe zu transformieren.

Die mentale Aura oder der Mentalkörper

Der mentale Bereich unserer Aura, auch Mentalkörper genannt, umgibt unseren Kopf wie ein Ball und beginnt vorne im Bereich leicht unterhalb des Herz-Chakras. Er setzt sich aus der Aktivität der analytischen, linken Gehirnhälfte und der intuitiven, rechten Gehirnhälfte zusammen. Je besser es uns gelingt, ein Gleichgewicht zwischen unserer linken und rechten Gehirnhälfte herzustellen, desto stärker ist unsere Verbindung zur spirituellen Energie. In der mentalen Aura befinden sich genau über unseren Ohren zwei Energieströme, die sich auf beiden Seiten nach außen erweitern. Sie werden »Glaubensströme« genannt und trennen den oberen vom unteren Teil der mentalen Aura. Ihre Stärke und Bewegung hängt davon ab, inwieweit die betreffende Person mit ihren eigenen Überzeugungen in Verbindung steht, anstatt sich von Überzeugungen leiten zu lassen, die sie unreflektiert von ihren Eltern oder der Gesellschaft übernommen hat. Indem wir uns über unsere Überzeugungen im Klaren sind und sie in unserem Leben in die Tat umsetzen, erhalten wir die Kraft, unsere emotionalen Blockaden zu transformieren.

Die ätherischen, emotionalen und mentalen Ebenen der Aura wirken innerhalb einer polaren Struktur. Wir müssen ein Gleichgewicht zwischen diesen Polaritäten finden, um uns voll und ganz für unser spirituelles Wesen, das jenseits der Polarität liegt, öffnen zu können.

Die spirituelle Aura oder die Qualitätsaura

Der vom physischen Körper am weitesten entfernte Aurabereich, der über die feinstofflichste und höchstschwingende Energie verfügt, ist die spirituelle Aura oder die Qualitätsaura, auch Kausalkörper genannt. Verbinden wir unseren kreativen Ausdruck mit spiritueller Entwicklung, so setzen wir einen Prozess in Gang, in dem unsere emotionalen Blockaden nach und nach transformiert und umgewandelt werden. Somit kann diese feinstoffliche Energie ungehindert den Körper durchströmen und in unserem Leben Ausdruck finden. Bei jedem Menschen weist dieser Bereich eine von sieben Hauptfärbungen auf, die sich auf die Eigenschaften, die spirituellen Qualitäten, mit denen wir geboren wurden, beziehen. Nachfolgend werden den sieben Strahlen der Seele die entsprechenden Eigenschaften zugeordnet:

Rot	Wille, Mut, Stärke, Unabhängigkeit, Führungsqualität
Orange	Gleichgewicht, Harmonie, Rhythmus, Schönheit
Gelb	Toleranz, Geduld, Logik, Genauigkeit
Grün	Unparteilichkeit, Anpassungsfähigkeit, Instinkte, Geisteskraft
Blau	Intuition, Liebe, Weisheit, Wahrnehmung
Rosa	Hingabe, Loyalität, Dienst am Nächsten, Direktheit
Violett	Wahrheit, Aktivität, Integration, Vitalität, Würde

Somit wären die Eigenschaften, die jemand mit rosafarbener Aura in seinem Leben ausdrücken müsste, Dienen, Direktheit und Loyalität. Dieser Bereich der Aura widerspiegelt, wer wir unserem innersten Wesen nach sind, und bezieht sich auf den Zweck unseres aktuellen Lebens in der Physis. Die Ebenen der Aura, die sich unterhalb der Qualitätsaura befinden, beziehen sich eher auf karmische Strukturen oder Problemstrukturen, die jeder zu bearbeiten hat. Diese Ebenen gleichen Masken, die das »wahre Ich« verbergen, das sich im Qualitätsbereich der Aura zeigt.

Indem wir Kontakt zu unserem Herzen und unserer Intuition herstellen, können wir uns in zunehmendem Maß mit unseren Qualitäten verbinden. Im Lauf vieler Erdenleben sammelt unsere Seele Weisheit und Erfahrung, und diese Energie ist in der spirituellen Aura gespeichert. Unsere eigene Seele hat uns einst angezogen und will sich nun in unserem Leben ausdrücken. Unsere Seele kommt dann zum Ausdruck, wenn wir unsere Eigenschaften einsetzen und unsere individuellen Geschenke auf selbstlose Weise mit anderen teilen. Unsere Erfahrung kehrt sodann zur Seele zurück und bereichert sie auf ihrer Reise durch eine Vielzahl von Leben.

Chakren

Die Chakren sind nicht-physische Energiezentren, die sich im Ätherfeld befinden. Es gibt sieben Haupt-Chakren und einundzwanzig Sekundär-Chakren. Der Begriff Chakra stammt aus dem Sanskrit und bedeutet »Rad«. Von den Chakren wird Energie aufgenommen und abgegeben, um den physischen Körper im Gleichgewicht zu halten. Jedes Chakra setzt sich aus einer bestimmten Anzahl von Segmenten oder »Lotusblättern« zusammen und kreist mit unterschiedlicher Geschwindigkeit. Die Bewegung jedes Chakras erzeugt eine Farbe, die mit seiner Schwingung verbunden ist. Die sieben Haupt-Chakren liegen auf der Mittellinie des Körpers, wobei sich fünf auf der Wirbelsäule befinden, während sich die Hypophyse, die eng mit dem Stirn-Chakra verknüpft ist, zwischen den Augenbrauen und das Kronen-Chakra auf dem Kopf befinden. Wir können uns auch auf der Vorderseite unseres Körpers mit den Chakren verbinden. Jedem der sieben Haupt-Chakren können eine Farbe, einer unserer fünf Sinne, ein Element sowie positive und negative Gefühlszustände zugeordnet werden. Jedes Chakra setzt sich aus einer Mischung von Energien aus den verschiedenen Bewusstseinsebenen zusammen. Die Ebenen des individuellen Bewusstseins hängen von unserem Wesen und unseren Handlungen im Leben ab. Deshalb sind wir alle verschieden und reagieren unterschiedlich auf ähnliche Situationen. Alle Chakren sind miteinander verbunden und von gleicher Wichtigkeit, wenn es darum geht, eine ausgeglichene Beziehung zu unserem Selbst und unserem Ausdruck herzustellen. Die Arbeit mit den Chakren umfasst Meditation, Bewusstheitsübungen mit Klängen und Farben, um unsere Probleme zu transformieren und eine zunehmend innigere Verbindung zu unserem Selbst einzugehen (siehe auch Anhang zu den Chakren). Die Tabelle rechts gibt uns eine Vorstellung davon, wo unsere Stärken und Schwächen liegen.

Bei einigen meiner Patienten, die unter starken Depressionen litten, war das Ausdrucksvermögen blockiert, da ihre Vitalität im Kindesalter erstickt worden war. Es ist äußerst wichtig, unsere Intuition und unsere höchsten Bestrebungen mit unserer Vitalität zu verbinden und auf kreative Weise fließen zu lassen. Wird dieser »animalische Instinkt« zu lange unterdrückt, bildet sich der Nährboden für Faschismus. Matthew Fox schreibt dazu: »*Göttliches und Dämonisches liegen eng beieinander, und nur eine dünne Wand trennt sie und uns. Wir, die wir des Göttlichen fähig sind, sind auch zum Dämonischen befähigt. Und die dämonischste aller Handlungen ist der Gebrauch der göttlichen Vorstellungskraft, um Zerstörung zu ersinnen.*«[14]

Der folgende Traum, den mir eine Frau kürzlich erzählte, ist ein gutes Beispiel hierfür: »*Ich warte frühmorgens im Nebel auf einer Anhöhe. Mit einem Gewehr in der Hand stehe ich auf einem Hügel zusammen mit Jägern, die darauf warten, Brieftauben abzuschießen. Einer der Männer ahmt Taubengurren nach. Ich blicke in den nebligen Himmel, als ich plötzlich Tauben antworten höre und näher kommen sehe. Für einen Moment verspüre ich panische Angst, dann schreie ich auf: ›Nein, nein, nein!‹. Meine Stimme erfüllt den Himmel und hallt in der Umgebung wider. Obwohl dies für mich ein Augenblick des Triumphs ist, erkenne ich, dass ich mich für alle Zeiten von meinen Mitmenschen abgeschnitten habe und mich vielleicht gar in Gefahr brachte, indem ich meine Meinung ausdrückte. In diesem einen Moment war meine Liebe zu diesen wunderschönen, unschuldigen Vögeln jedoch stärker als meine Angst vor den Jägern und meine Bemühung, mich aus einem Sicherheitsbedürfnis an sie anzupassen.*« Dieser Traum zeigt, dass wir uns zwar möglicherweise nach Inspiration sehnen und uns dafür öffnen (Vögel und das Element Luft beziehen sich auf das Herz), doch gleichzeitig auch fähig sind, sie abzuschießen, wenn wir die Heiligkeit dieser Boten missachten. Susie hatte lange Zeit mit der schmerzhaften Angewohnheit gekämpft, nicht auf ihre eigenen Gefühle zu hören – im Traum wird dies durch den zynischen Jäger

Chakra	Farbe	Element	negativer Aspekt	positiver Aspekt	Beispiele
Wurzel-Chakra	Rot	Erde	Unsicherheit Niederlage Ablehnung	Verantwortung, Lebenswille, Erfolg, Akzeptanz	Arbeit, Heim, konzentrierte Handlung
Hara-Chakra	Orange	Wasser	Ärger Gewalt Destruktivität	Ruhe, Vitalität, Kreativität	Instinkt, Sexualität, Gleichgewicht zwischen männlich und weiblich
Solarplexus-Chakra	Gelb	Feuer	Angst	Liebe Selbstakzeptanz Verständnis	Auswirkung der Gefühle anderer, Energie bewegt sich nach außen
Herz-Chakra	Grün	Luft	Depression	Freude, Mitgefühl	Sinn für Schönheit
Hals-Chakra	Blau	Äther oder Raum	Unterdrückung	Ausdruck	Kommunikation
Stirn-Chakra	Indigo	Gedanken	Gedankenschwere	Leichtigkeit der Gedanken	Kontrolle, Intuition, Ausgeglichenheit, Einsicht
Kronen-Chakra	Violett	Ergebnis des Gleichgewichts der anderen sechs Chakren			

Abb. 7 Die Chakren und ihre Entsprechungen

symbolisiert, der die Tauben anlockt, indem er ihren Ruf imitiert. Dieser Traum markierte eine echte Wende in ihrer Einstellung gegenüber sich selbst, da er ihr zeigte, dass sie endlich an einem Punkt angekommen war, an dem der Kontakt mit ihrer Inspiration stärker geworden war als ihre Angst und ihr selbstzerstörerisches Muster, ihre eigenen Gefühle zurückzuhalten.

Energetische Bewegung

Erinnern wir uns nochmals an Hildegard von Bingen, die von Inspiration als etwas gesprochen hat, das wir aufnehmen oder das von oben auf uns herabkommt. Diese Energie muss die verschiedenen Energiekörper durchströmen. Verspüren wir unterbewusst Ängste, Wut oder Angst vor Zurückweisung, so erzeugen diese Gefühle verdichtete Einschlüsse in unserem Energiefeld, die verhindern, dass die höherschwingende Inspirationsenergie sämtliche Bereiche durchdringen kann. Anna Halprin erklärte in diesem Zusammenhang einmal: »*Welche emotionalen, physischen und mentalen Barrieren wir in unserem Privatleben auch mit uns herumtragen mögen, es sind dieselben Barrieren, die uns daran hindern, unsere Kreativität voll und ganz zum Ausdruck zu bringen. Wir müssen emotionale Blockaden loslassen, um das menschliche Potenzial an Kreativität zur Gänze zu verwirklichen.«*

Sind wir nicht fähig, unsere Inspiration so zum Ausdruck bringen, wie wir gerne möchten, so können wir beispielsweise zwei konkurrierende Gefühle hegen: den Wunsch, unseren Gefühlen Ausdruck zu verleihen, und andererseits eine unbewusste Angst vor Zurückweisung, weshalb wir uns davor fürchten, uns auszudrücken. Ich würde sogar soweit gehen, zu behaupten, dass dies unser kollektives Erbe ist, das wir von früheren Generationen übernommen haben und nun aufarbeiten müssen. Menschen, die gewohnt waren, beliebigen äußeren Autoritäten Gehorsam entgegenzubringen, Befehle auszuführen und zu tun, was von ihnen erwratet wurde, hatten keine Gelegenheit, diese Bewegung vom Gefühl zum Ausdruck zu erlernen oder intuitiv in sich selbst zu entwickeln.

Kann unsere Lebensenergie den Körper nicht auf natürliche Weise durchströmen, um nach außen ausgedrückt zu werden, so wirkt diese Behinderung mitunter wie eine undurchdringliche Mauer. Dadurch können unterschwellige Gefühle von Verzweiflung und Frustration entstehen. Es bilden sich Energien, die Süchte, Depressionen oder gar kriminelle Handlungen herbeiführen können. Fassen wir Inspiration und Mut zum Zeichnen, Schreiben oder Singen und beschreiten so den Pfad der Kreativität, werden wir oft zum ersten Mal mit unseren Emotionen und den durch diese geschaffenen Energieblockaden konfrontiert, so dass wir Frieden in unserem Inneren finden können. Wenn wir fortfahren, mit unserer Lebensenergie zu arbeiten, wird dieser Prozess andauern.

Wollen wir einen echten Ausdruck finden und in den andauernden Prozess eintreten, uns für höhere Ebenen der Inspiration zu öffnen, müssen wir uns unseren unterdrückten Gefühlen und all jenem, was unsere Kanäle verstopft hielt, stellen. Es gibt natürlich viele verschiedenen Ebenen, von denen aus Menschen schöpferisch tätig sein können, und manche meinen, ihre besten Arbeiten entstünden aus Leid. Ich spreche jedoch davon, wie wir Kreativität nutzen können, um uns auf unbekanntes Terrain vorzuwagen und zu integrieren und zu verarbeiten, was wir dort vorfinden, auch wenn dies mitunter schmerzhaft sein mag. Das Wichtige dabei ist, weiterzumachen und nicht aus dem Fluss herauszutreten, um sich so auf eine sich vertiefende, andauernde Reise der Selbstheilung zu begeben. Gelingt es uns nicht, unsere Inspiration zu integrieren, entsteht dauerhaftes Leid. Bleiben wir in gewissen Problemstrukturen stecken, so schaffen wir eine immer größer werdende Lücke zwischen der Inspiration und unserem Alltag. Vielleicht ist das einer der Gründe, weshalb man »exzentrischen« Künstlern mit einer Mischung aus Faszination und Furcht begegnet; denn es ist nicht immer leicht, mit hohen Ebenen der Inspiration umzugehen und diese auch ins Privatleben zu integrieren.

Die Kunst- und Literaturgeschichte der vergangenen hundert Jahre ist voller Beispiele für Menschen, die enorme Inspiration erfuhren und durch ihre Arbeiten

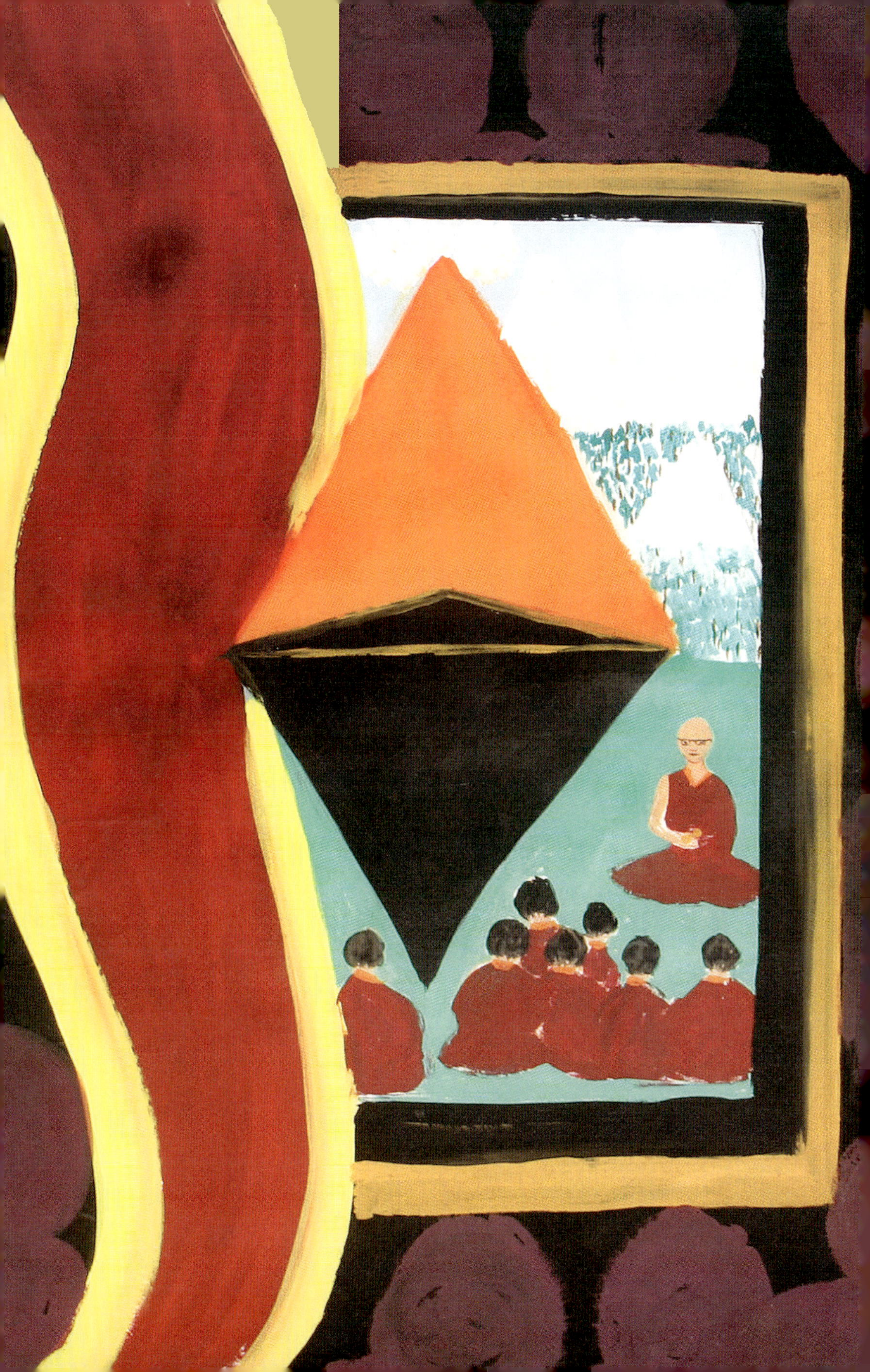

◂ **Diamantzentrum** (1989)

Dies ist eines der ersten Bilder, das ich malte. Es handelte sich um eines meiner ersten Erlebnisse, bei dem sich Klang und Farbe miteinander verbanden. Zuerst malte ich den Diamanten im Zentrum. Nach einer Weile nahm ich Kontakt mit einem hellen Klang auf, der mich durch eine Öffnung hindurch zog. Ich schien mich durch verschiedene Dimensionen zu bewegen und spürte die Präsenz einer Gruppe nicht-physischer Wesenheiten. Während ich fortfuhr zu malen, bewegte ich mich weiter nach vorne und fand mich in einer Landschaft im Hochgebirge wieder, in der eine Gruppe von Mönchen Unterweisungen erhielt. Während ich weitermalte, hörte ich Glockenläuten, roch Räucherstäbchen und spürte einen Kontakt mit dem Hara-Zentrum meines Körpers. Diese Bild versetzte mich in große Freude. Das Malen fühlte sich an, als drehe man einen Schlüssel in einem Schloss und öffne einen zuvor verschlossenen Raum.

▸ **Gesang der Erde** (1996)

Diese Bild wurde durch einen intuitiven Gesang inspiriert, den ich einige Tage zuvor gesungen hatte. Es war eine sehr kraftvolle Erfahrung – eine Art gesungenes Gebet. Während ich sang, öffnete ich mich für eine innere Weitung, die mich mit allem Leben verband, und in dieser Öffnung lag die Stille. Ich fing an zu malen, ohne zu wissen, was ich tat, und ließ meine Hände eine Weile arbeiten, bevor ich eine Richtung fand, die mich zu einer intensiven Erfahrung von Freude führte. Es fühlt sich an, als wäre die ganze Landschaft verflüssigt, so als wären die Erde, das Wasser, der orangefarbene Himmel und der Baum durch ein gemeinsames Pulsieren verbunden. Dieser Rhythmus scheint die Öffnung zu einer anderen Dimension freizugeben, in deren Zentrum eine Frau im stillen Gebet erscheint. Das Pulsieren strömt in die Stille, die sich sodann ausdehnen und alles, was die Frau umgibt, nähren kann.

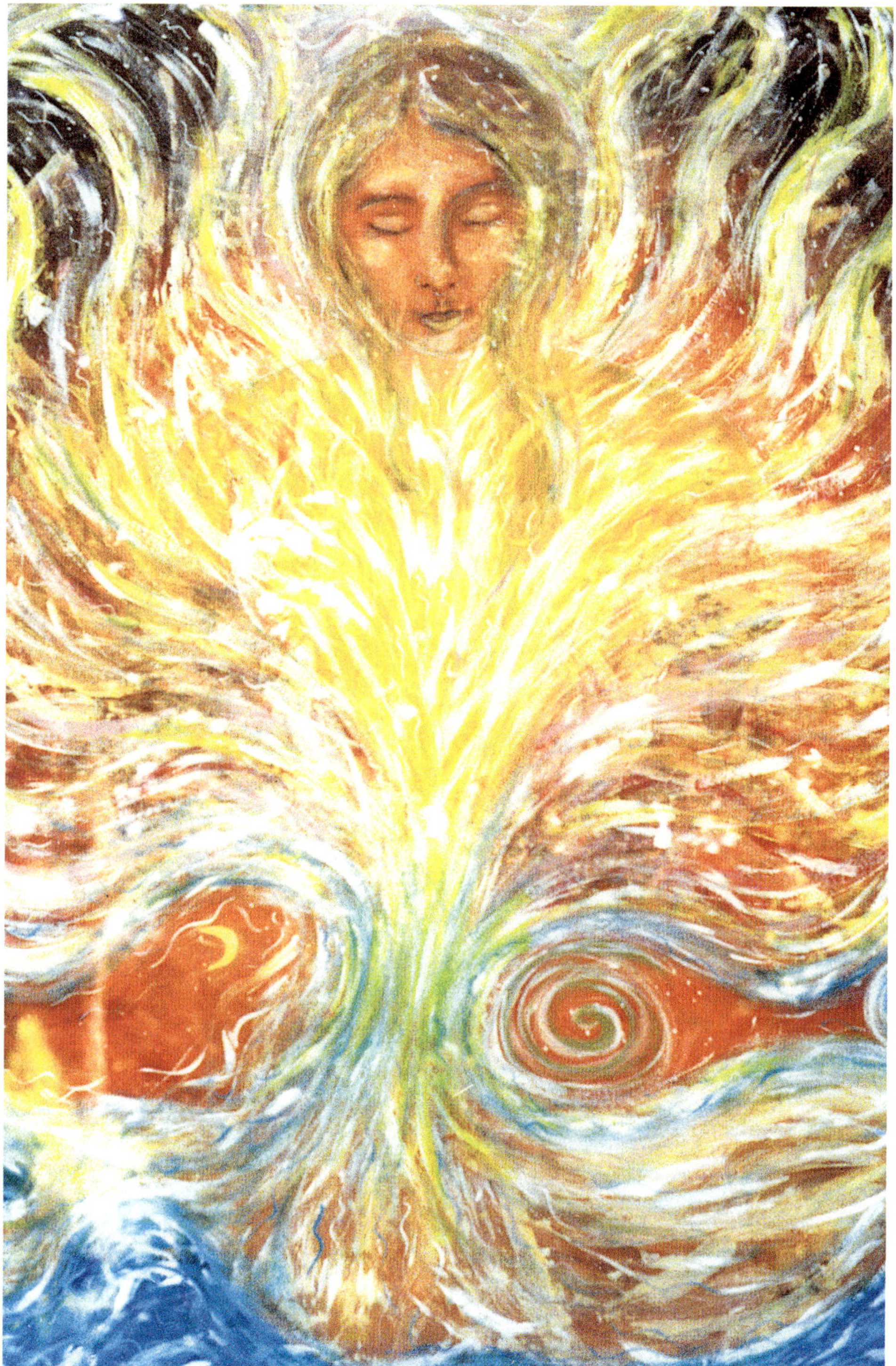

wiederum andere anregten, in ihrem Privatleben jedoch großes Leid erfuhren. Bekannt hierfür ist Vincent Van Gogh, der in Kontakt mit dem Lebensrhythmus und tiefen universellen Wahrheiten stand, wie z. B. aus seinem Gemälde »Sternennacht« hervorgeht. Er war ein Mystiker, verfügte jedoch über kein geeignetes Mittel, seine spirituelle Verbindung in sein Leben zu integrieren, um sie zur Transformation seiner emotionalen Qualen nutzen zu können. Je tiefer der Ausdruck wurde, den er seiner Inspiration verlieh, desto stärker nahmen auch sein Leid und sein Selbstzerstörungsdrang zu.

Ein jüngeres Beispiel für dieselbe Struktur ist der amerikanische Künstler Jean-Michel Basquiat, der in den frühen 1980er-Jahren Berühmtheit erlangte und seine Werke in alle Welt verkaufte. Unter dem Titel »Basquiat« wurde seine Lebensgeschichte bewegend verfilmt. Gegen Ende des Films sieht man einen jungen Prinzen, der in einem Turm eingesperrt ist. Er schlägt mit seiner goldenen Krone gegen die Gitterstäbe des Fensters. Sein Schlagen erzeugt wunderschöne Klänge. Die Bauern auf den umliegenden Feldern sind verzückt von den überirdisch schönen Klängen, sie können den Prinzen jedoch nicht ausfindig machen. Diese Szene ist eine bewegende Metapher für den Künstler, der zwar durch seine Arbeit andere beflügelt und inspiriert, jedoch das »innere goldene Kind« nicht befreien kann. Der Erfolg seiner Arbeit stürzt ihn in zunehmendes selbstzerstörerisches Verhalten. Basquiat starb im Alter von 27 Jahren an einer Überdosis Heroin.

Billie Holliday, Chet Baker oder Janis Joplin waren talentierte Musiker, die anderen Freude und Erbauung bescherten, selbst jedoch abhängig von Drogen oder Alkohol waren. Sie wendeten diese Krücken an, um auf Kosten ihrer Gesundheit in Kontakt mit Inspiration und frei fließenden Energien zu treten. Sie fanden nicht die notwendigen Mittel, um ihre Gefühle und die Inspiration, mit der sie durch ihre Musik in Kontakt traten, zu nutzen, um selbst ins Gleichgewicht zu finden. Es scheint, als akzeptierten sie einerseits ihr künstlerisches Talent und nutzten es, um zu erreichen, was sie selbst oder andere wollten, andererseits begegneten sie sich selbst mit Ablehnung und trieben Raubbau an sich. Wir können unser Selbst nicht in verschiedene Abteilungen trennen, da wir eine Ganzheit sind. Theoretische und praktische Kenntnisse der Heilkunst lehren uns, mehr und mehr ins Gleichgewicht mit unserer Ganzheit zu gelangen, und führen uns zu einem kreativen Ausdruck, der aus einem Zustand des Gleichgewichts und der Freude hervorströmt.

Je mehr wir mit unserem kreativen Ausdruck arbeiten, desto mehr wird uns dies in unseren Körper und auf unsere Gefühlsebene führen und uns mit dem konfrontieren, was in unserem Inneren unterdrückt ist. Ich erinnere mich an verschiedene Erfahrungen, die ich vor zwanzig Jahren machte, als ich als Masseurin tätig war. Oftmals bat ich meine Patienten, durch den Bauch einzuatmen und sich dann beim Ausatmen vorzustellen, wie der Atem durch ihre Beine fließe und durch ihre Füße ausströme. Viele stellten fest, dass sie nicht in der Lage waren, ihren Atem gleichmäßig durch ein Bein oder beide Beine strömen zu lassen, und beschrieben auf unterschiedliche Weise, dass der bewusste Atemstrom entweder im Oberschenkel, oberhalb des Knies, in der Wade oder an den Knöcheln blockiert war.

Diese Trennung zwischen Körper und bewusstem Fühlen machte deutlich, dass die betreffende Person nicht voll und ganz in ihrem Körper präsent war. Sprach ich mit diesen Menschen über ihr Leben und ihre Probleme, wurde klar, dass sie Ängste festhielten, die ihnen nicht erlaubten, zur Gänze im Leben zu stehen. Die Blockaden in den Beinen waren tatsächlich mit ihren angstvollen und beschränkenden Vorstellungen verbunden, die sich auch in anderen Bereichen des Körpers und in der Aura zeigten. Jeder Energieblockade kann anhand der Körperstelle, an der sie auftritt, eine exakte Bedeutung zugeordnet werden. Eine Blockade im rechten Bein kann darauf hindeuten, dass eine Person Schwierigkeiten damit hat, aktiv zu werden und den nächsten Schritt nach vorne zu gehen. Eine Blockade im linken Bein symbolisiert hingegen, woher man kommt und was einen im Leben stützt. Das hat mit der weiblichen Seite zu tun. Blockaden treten nicht willkürlich an bestimmten Stellen auf. Wir können lernen, dies zu entziffern und für unsere Arbeit zu nutzen. Durch Versuche an mir selbst und an anderen konnte ich Menschen Affirmationen (positive Gedanken) mitgeben, mit deren Hilfe sie versuchen konnten, die Verbindung zum eigenen Körper und andere Problembereiche ihres Lebens zu verändern. Obwohl sich die Bekräftigung durch diese Gedanken anfangs heilsam anfühlte, beobachtete ich, dass die meisten Patienten dadurch mit eben dem in Kontakt kamen, was sich diesen positiven Zuständen in den Weg stellte. Die negativen Gedanken, Verhaltensmuster und Emotionen, die als blockierte Energien in und um den Körper festgehalten wurden, verhinderten, dass die Idee sich materialisierte.

Auch wenn Blockierungen im Fluss des Malens oder Schreibens in der Gegenwart auftreten mögen, kann die Ursache darin liegen, dass wir an eine schmerzvolle emotionale Struktur aus der Kindheit gerührt haben, die wir zuvor nicht zu lösen vermochten. Viele Blockaden entspringen dem Gefühl des Nicht-gut-genug-Seins, das durch einen mächtigen »inneren Kritiker« erzeugt wird, der uns aus unserem Inneren heraus hindert, einen Schritt nach vorne zu tun. Der destruktive innere Kritiker ist ein Werkzeug des Egos und bestimmter Emotionen, die versuchen, die Kontrolle zu behalten. Er maskiert oft eine tiefere Struktur, die es zu lösen gilt.

In unserem Leben haben wir eine Vielzahl von Erlebnissen, ohne je auch nur eines davon zu vergessen. Alles, was wir durchlebt haben, ist in unseren Energiefeldern gespeichert, ähnlich den Jahresringen im Querschnitt eines Baums. Oft erleben wir Situationen, die einen Schock für unsere Empfindsamkeit darstellen, auch wenn wir zum betreffenden Zeitpunkt womöglich gar kein bewusstes Schockerlebnis hatten. Sind wir nicht in der Lage, diese Erinnerungen loszulassen, so verbleiben sie in unseren Energiefeldern und bilden verdichtete Flecken, die ihren eigenen Kreislauf abseits des regulären Energiekreislaufs erzeugen. Wir verstecken unser Leiden hinter Masken, was dazu führt, dass wir uns in zwei Teile aufspalten und nach und nach den Kontakt zu unserem »authentischen Selbst« verlieren.

Wenn wir nicht in der Lage sind, derart verdichtete Stellen in den Energiefeldern loszulassen, können sie zu einem späteren Zeitpunkt körperliche Krankheiten verursachen. Herrscht keine Harmonie – d. h. Einheit oder Nicht-Spaltung – zwischen Denken, Fühlen und körperlichem Handeln, so kann die Energie nicht frei auf die physische Ebene strömen. Vielleicht sehnen wir uns nach dem Malen, verspüren jedoch panische Angst vor Zurückweisung oder Demütigung. Vielleicht erlebte unsere Empfindsamkeit einen Schock, als uns ein gefühlloser Kunstlehrer in der Kindheit auslachte. Dieser Erinnerungsblock hält uns davon ab, unserer Inspiration zu folgen und etwa jetzt zu malen.

Ein Beispiel dafür, wie sich solche Strukturen aufbauen, mag eine Geburt sein, bei der eine nach einem langen Arbeitstag gestresste und übermüdete Hebamme dem Neugeborenen mit Gefühllosigkeit begegnet. Das Baby erlebt einen Schock, registriert dies als Zurückweisung, und so entsteht ein Muster aus Verletzung und Rückzug. Die meisten Probleme im Leben eines Menschen nehmen ihren Anfang in den ersten sieben Lebensjahren oder gar vor der Geburt. Wird nichts zur Behebung der Ursache unternommen, wiederholen sich diese Muster zyklisch im Leben der betreffenden Person.

Schockerlebnisse in Verbindung mit Geburt und Tod in einem früheren Leben, sind oft in dem Energiefeld etwa in der Körpermitte gespeichert, das mit dem Nabel und dem Solarplexus verbunden ist. Diese blockierte Energie kann einen unsichtbaren Gürtel bilden, der eine Trennung zwischen der oberen und unteren Körperhälfte schafft. Individuelle oder kollektive Ängste, die unseren Ausdruck einschränken, können auch im Solarplexus festgehalten werden. In der Nabelgegend bleiben Erlebnisse gespeichert, die zur Störung des fühlenden Kontakts mit unserem Selbst führen, wie z. B. die Emotionen unserer Mutter, die wir im Mutterleib aufgenommen haben, eine schwere Geburt, unerledigte Situationen aus Beziehungen oder andere traumatische Erfahrungen.

Wird unsere Empfindsamkeit, die mit der Körperoberfläche in Verbindung steht, verletzt, kann dies zur Folge haben, dass wir unsere Energie beim Versuch, uns zu schützen, nach innen richten, anstatt sie im natürlichen Ausdruck nach außen strömen zu lassen. Die daraus resultierenden Spannungen und Blockaden in diesem Bereich verhindern, dass die Energie auf natürliche Weise zwischen der oberen und unteren Körperhälfte zirkuliert. Das kann dazu führen, dass die betreffende Person nicht in der Lage ist, Herz und Gefühl mit ihrer Sexualität zu verbinden, so dass sie buchstäblich zweigeteilt ist. Dies wirkt sich auch darauf aus, wie wir unsere Inspiration ausdrücken, denn um einen natürlichen Fluss zu erzeugen, müssen wir uns öffnen, ohne etwas zurückzuhalten. Wir sind dann nicht in der Lage, uns aus dem Universum zu nähren, und fühlen uns nicht nur von uns selbst abgeschnitten, sondern auch von allem, was ist.

Wenn wir unsere blockierten Emotionen transformieren und unsere Energieblockaden auflösen, können wir das Gefühl des Einsseins mit allem, was ist, wiederentdecken und fühlen uns somit nicht mehr »abgeschnitten«. Dies erreichen wir, indem wir uns für den Lebensrhythmus öffnen. Haben wir diesen Seinszustand erlangt, können wir beispielsweise durch einen Wald gehen, uns eins mit den Bäumen fühlen und uns von der Stille der Sternennacht nähren. Mitunter kann uns der Ausdruck unserer Herzensgefühle regelrecht überwältigen. Atmen wir sachte durch den Bauch, so erleben wir die Welt durch unsere Empfindungen und Gefühle, so wie dies meiner Erfahrung nach viele Babys und Kleinkinder tun.

Eigenwille

Durch lange Jahre der Meditation, der Innenschau, der Schulung unserer Empfindsamkeit können wir unsere Bewusstheit steigern und in Kontakt mit unbekannten Dimensionen treten. Die spirituelle Entwicklung ist jedoch kein selbstsüchtiges Unterfangen. Da wir nicht getrennt von unseren Mitmenschen, dem Leben oder der Welt sind, kommt irgendwann der Zeitpunkt, an dem wir unsere Stärke einsetzen müssen, um unsere gewonnenen Erfahrungen mit anderen zu teilen und unsere Energie somit in einen Kreislauf einzuspeisen und auszuweiten. Unsere Empfindsamkeit, unsere Fähigkeit zu fühlen, ist mit der Vorderseite unseres Körpers verbunden und steht symbolisch für die Beziehung zu unserer Mutter und dafür, wie sie uns nährte und aufzog. Unsere Stärke ist mit unserem Rücken und unserer Wirbelsäule verbunden und steht auf tieferer Ebene für die Unterstützung, die wir von unserem Vater erhielten. Wir benötigen sowohl Stärke als auch Empfindsamkeit, um unsere Inspiration zum Ausdruck zu bringen. Wir brauchen Stärke, um für das einzustehen, woran wir glauben, um felsenfest hinter unseren Projekten zu stehen, die von der Liebe und der fühlenden Verbindung zu unserem Selbst inspiriert und genährt wurden.

Der schöpferische Ausdruck kann mit dem Leeren eines Kelchs verglichen werden, was Raum für neue Inspiration und neue Impulse schafft. Findet dieser Akt des Teilens nicht statt, kann es zu Stagnation und dem Zusammenbruch des gesamten Prozesses kommen. Dies gleicht einem Fisch, der zwar in einem kleinen Teich groß und stark wurde, jedoch sterben muss, wenn kein Kanal gegraben wird, der ihm den Zugang zu einem Strom ermöglicht, in dem er frei umher schwimmen und andere Fische treffen kann. Die Umgebung, die ihn einst nährte, engt ihn nun ein. Wiederholte Ängste, Depressionen, Panikattacken sowie ernsthafte psychische Probleme führen dazu, dass Menschen aufgrund von Blockaden erstarren und sich von ihrer Kraft und dem Fluss ihrer Lebensenergie abgeschnitten fühlen.

Bei konventionellen Therapieformen stehen das Gespräch und das Verstehen der Ursache eines Traumas im Mittelpunkt, da davon ausgegangen wird, das Wissen um die Ursache befreie den Patienten. In jüngerer Zeit konzentrieren sich jedoch viele Therapeuten darauf, die Körperenergie freizusetzen. Vielleicht gibt es für jeden Menschen einen anderen Ansatz, und womöglich wird es niemals eine Lösung für alle Probleme geben. Ich glaube, um echten Frieden zu finden, muss man an den Punkt gelangen, an dem man sich entschließt, sein Bett zu nehmen und zu wandeln. Dies bedeutet, die eigene Kraft zu akzeptieren, den eigenen Qualitäten zu vertrauen und einen Ausdruck dafür im eigenen Leben zu finden.

Viele Menschen wollen diesen Schritt nicht gehen – selbst nach Jahren intensiver innerer Arbeit kann es sich sicherer anfühlen, Schüler oder Jünger zu bleiben, statt die eigene Kraft anzunehmen. Viele wurden so schwer verletzt, dass sie das Vertrauen in sich selbst und in ihre Fähigkeit zu Ausdauer und Beharrlichkeit verloren haben. Sie gehen an einer bestimmten Stelle nicht weiter, sondern machen es sich dort mit dem bequem, was sie bereits kennen. »Es ist sicherer, in der Gewissheit des Bekannten zu verharren, als den Versuch einer Veränderung zu wagen, selbst wenn dies bedeutet, dass ich mich als Versager fühle oder mit dem eigenen Leben unzufrieden bin.« In den Evangelien, die die Wunder Jesu beschreiben, wird ein Kranker durch seinen Glauben geheilt. Er glaubte an Jesus, der sagte: *»Ich bin der Weg und die Wahrheit und das Leben«*, so dass sein Vertrauen an einem gewissen Punkt so groß wurde, dass er die Krankheit losließ. Durch eigene Anstrengung begann er, einen Schritt vor den anderen zu setzen, sich aus eigener Kraft in eine Richtung zu bewegen, die Opferrolle hinter sich zu lassen und darauf zu vertrauen, dass seine eigene Kraft und die Kraft des Lebens eins sind. Die Kreativität bietet uns eine Möglichkeit, andere darin zu lehren und sie aus der Gefangenschaft von Ängsten und destruktiven Mustern herauszuführen, die sich während langer Jahre der Lebensverneinung gebildet haben oder auch dadurch, dass ihr Wille gebrochen wurde und sie gezwungen waren, sich einer bestimmenden Autoritätsstruktur unterzuordnen.

Ein Psychiaterkollege erzählte mir vor kurzem von einer Frau, deren Zustand sich nach 18 Jahren der Psychoanalyse nicht gebessert hatte. Er bat darum, sie zwei Jahre behandeln zu dürfen. Seine Intuition sagte ihm, er solle ihr vorschlagen, mit dem Malen zu beginnen, was sie anfangs nur sehr zögerlich tat. Sie entwickelte jedoch eine regelrechte Leidenschaft fürs Malen, fühlte sich zunehmend besser und musste ihn nur noch gelegentlich aufsuchen.

C. G. Jung, der, wenn er einmal nicht weiterwusste oder auf Inspiration wartete, Stunden beim Spiel mit Kieselsteinen und beim Bau kleiner Dämme am Zürichsee verbrachte, sagte, er glaube, Menschen lösten kaum je ihre Probleme. Bestenfalls würden sie von ihren Problemen abgelenkt, indem ein starkes Interesse oder ein Ereignis in ihrem Leben all ihre Energie beanspruche und so ihre Aufmerksamkeit von dem Problem wegführe. Erlaubt man sich, in Verbindung mit den eigenen Gefühlen in seinem Ausdruck aufzugehen, kann die Anspannung ausfließen, die entsteht, wenn man Probleme durch Verstandesdenken oder Ausagieren zu lösen versucht. Besonders wichtig ist es, dies regelmäßig zu praktizieren, um sich so ein neues Muster anzueignen. Das Aufgehen im Ausdruck schafft eine Öffnung, einen Ausgang durch eine oft undurchdringbar scheinende Mauer, der einem den Zugang zu einer anderen Dimension im eigenen Inneren ermöglicht.

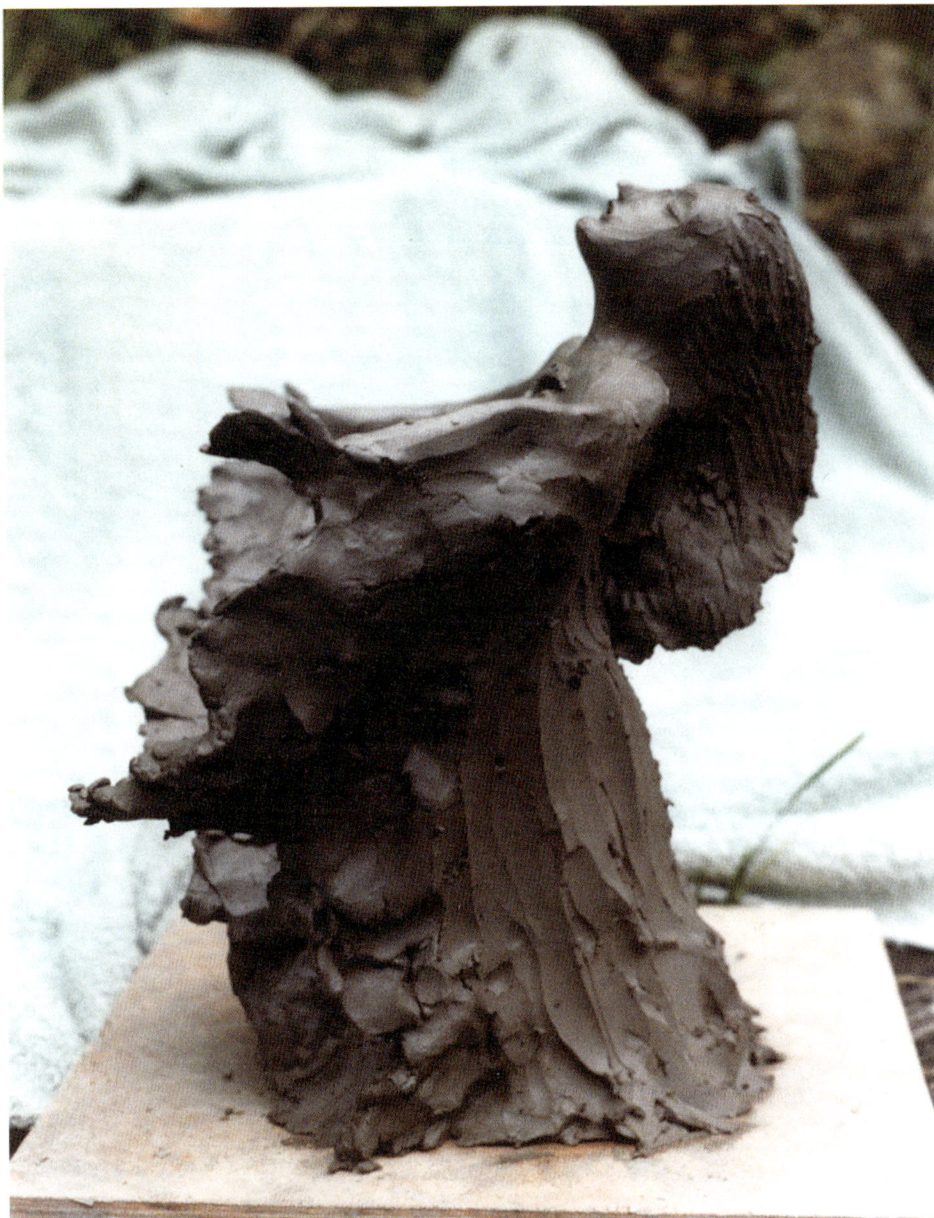

▲ **Gesang der Seele** (1998)

Gesang der Seele

Sanft sich wiegend in der Wärme
der ersten Morgensonne, sucht sie
die Verbindung zur Strömung des Lichts,
die durch ihr Rückgrat fließt und sich ergießt
in einem Ausdruck schierer Freude.

Über ihrem Kopf schwebt die Lerche,
singt in heller Freude,
höher und höher,
einen Gesang der Seele, ein Juwel
von sich ausbreitendem Licht.

Wurzeln in der Erde
breiten sich empfangend aus, gleich Armen,
recken sich dem warmen Sonnenstrahl entgegen,
und in hellen Klangwellen
sinkt Vogelgesang hernieder
durch ihren ganzen Körper.

Sie bringt der Welt diese Freude dar,
auf dass kein Krieg mehr sei,
auf dass die Gewalt ende,
auf dass ein jeder diesen Frieden finde,
diese Freude der singenden Strahlkraft.

▸ **Freude** (1993)

Wenn ich male, verbinde ich mich immer neu mit einem Loslassen in der Natur, was die Tür zu einer großen Weitung öffnet. Malen hilft mir, achtsam zu sein, Erlebnisse des Alltags zu integrieren und gute Gefühle und Freude fest zu verankern.

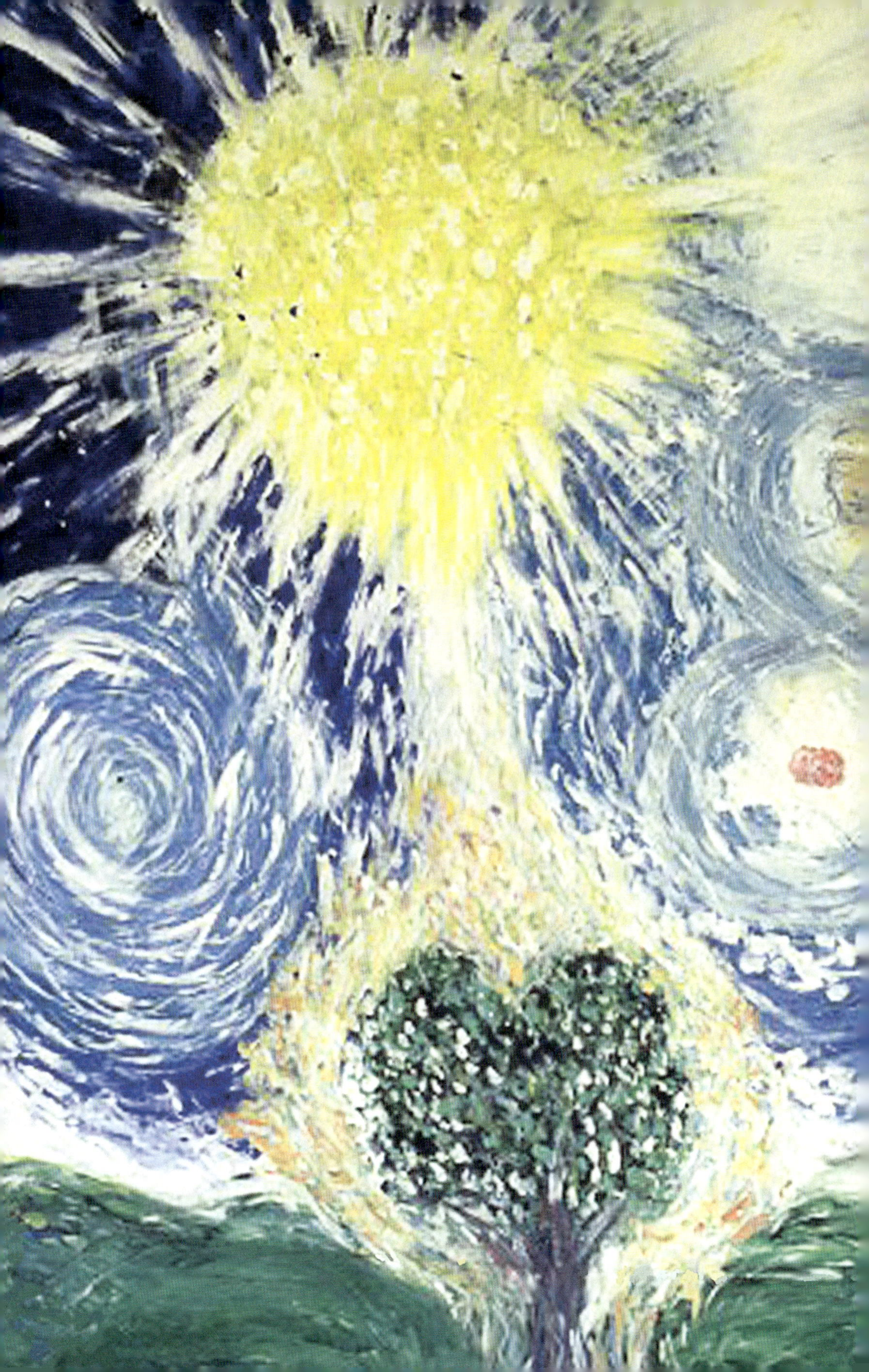

4
Der kreative Prozess

Gesucht wird nicht nach einer extravaganten, neuen Form des Bewusstseins, das vom menschlichen Geist Besitz ergreift und die Welt revolutioniert, sondern es geht um einen kaum wahrnehmbaren inneren Wandel, ein bewusstes Aussetzen konventioneller Urteile, eine ausbalancierte Bewusstheit, eine Stille, in der lange unterdrückte Stimmen, die die Sprache der Seele sprechen, erneut zu hören sind. Es ist ein stilles Geheimnis.
Alan McGlashan

Viele Menschen ziehen es vor, in der Sicherheit bekannter Strukturen zu leben, anstatt sich auf unbekanntes Terrain zu wagen. Meist reagieren sie auf Reize und Impulse, die von außen, von anderen Menschen kommen, haben jedoch nicht gelernt, auf ihre eigene innere Stimme zu hören und sie wertzuschätzen. Konzentriert man sich nur auf das, was von außen kommt, bleibt wenig Zeit und Raum, um »nach innen zu lauschen«. Es wird zunehmend schwerer, Anweisungen aus dem eigenen Inneren zu erhalten. Arbeiten wir regelmäßig mit dem spontanen künstlerischen Ausdruck und erlauben dem Unsichtbaren und Unbekannten in uns, gesehen und wahrgenommen zu werden, so eröffnen wir uns die Chance, eine neue Richtung einzuschlagen, die unser Inneres zutage fördert.

Wir begeben uns in einen intensiven und magischen Umstrukturierungsprozess und kommunizieren mit uns selbst in einer nonverbalen Sprache. Dies entfaltet eine höchst heilsame Wirkung. Unsere Inspiration strömt durch uns hindurch auf das Papier oder in den Ton und nimmt eine Form an, die wir sehen oder berühren können. Wenn wir eine bestimmte Farbe verwenden, so beeinflusst die Schwingung dieser Farbe wiederum unsere Energiefelder. Ähnlich verhält es sich mit den Formen, die wir erzeugen. Indem wir uns selbst widerspiegeln, sehen und erfahren wir neue Dimensionen unseres Selbsts. Zuerst fangen wir an, wahrzunehmen, was in unserem Inneren steckt. Im weiteren Verlauf der Arbeit ist es hilfreich, zu lernen, wie wir das, was wir in uns wahrgenommen haben, integrieren und anwenden können, so dass es uns im täglichen Leben unterstützt. Möglicherweise durchschreiten wir gerade eine schwierige Phase, in der äußere Beschränkungen und Chaos unser Leben bestimmen. Haben wir keine Möglichkeit, dem Fluss der Lebensenergie, der uns stets umgibt und vorwärts bewegt, fühlend und vertrauensvoll zu begegnen, kann es passieren, dass wir uns in unsere Schwierigkeiten verrennen. Arbeiten wir hingegen mit unserem Ausdruck, kann uns dies helfen, in Kontakt zu treten mit der Bewegung, dem Fluss, der tieferen Ebene, die sich hinter einer scheinbar ausweglosen Situation verbirgt.

Ich muss an Anne denken, die Probleme dabei hatte, eine feste Bleibe zu finden: Ihr Bauvorhaben erwies sich als zu langwierig und kompliziert, und der Wohnwagen, in dem sie übergangsweise wohnte, wurde in einem schweren Sturm zerstört. Sie war gezwungen, erneut eine vorübergehende Unterkunft zu beziehen, eine nicht gerade ideale Lösung. Sie war erschöpft und fragte sich, ob sie noch genug Energie hätte, um weiterhin zu malen. Das erste Bild, das sie in der Sitzung malte, brachte Frühlingsgefühle zutage, es zeigte die nach einem langen Winter wiedererwachte Natur, die schöne, türkisfarbene See im Hintergrund und eine bunte Fahne, die im Wind wehte.

Als ich sie bat, etwas zu ihrem Bild zu erzählen, sagte sie: »Es fühlt sich so hoffnungsvoll und verheißungsvoll an, als wäre ich ein Kind, das am ersten Ferientag am Meer ankommt. Die dunklen Flecken im vorderen Bereich und an der Seite fühlen sich an wie all die Probleme in meinem Leben. Ich spüre jedoch, dass ich diese Probleme hinter mir lasse und mich in eine Erweiterung begebe. Vor einigen Jahren hätten mich diese Probleme erdrückt, aber heute kann ich vor allem dank des Malens erkennen, dass sie Teil eines Prozesses sind und allem ein positiver Strom zugrunde liegt, der mich nach vorne trägt.« Drei Wochen darauf, während ich dies schreibe, ruft unverhofft Anne an, um mir mitzuteilen, dass sie gerade den Vertrag für ihr neues Haus unterschrieben hat, das sie vor kurzem gefunden hatte. Sie lachte und sagte: »Mein Bild hat mir geholfen, mein Vertrauen in das Positive nicht zu verlieren, weiter vorwärts zu gehen und die stürmische Winterlandschaft hinter mir zu lassen.«

Weder Künstler, noch Kunst, noch Technik

Zu Beginn unserer Beschäftigung mit dem spontanen Ausdruck müssen wir alles vergessen, was wir je über Kunst und Künstler gehört haben. Wir brauchen weder eine besondere Begabung für die Malerei, noch müssen wir uns Maltechniken oder Goethes Farb- oder Perspektivenlehre aneignen. Wenn wir wollen, können wir dies später nachholen. Wir sollten uns jedoch darüber im Klaren sein, dass dies eine andere Herangehensweise an die Kunst ist. Unser Ansatz hier beschäftigt sich ausschließlich mit dem Freisetzen von Energie, dem Ausdruck von Gefühlen und der Kommunikation durch Farben und Formen, um dem Unbewussten Raum zur

Entfaltung zu geben – es handelt sich um eine Reise ins Ungewisse. Um genau zu sein, geht es darum, eine Brücke zwischen dem fühlenden Teil unseres Selbsts und unserem Ausdruck herzustellen.

Die Bilder, die dabei emporsteigen, gleichen – ähnlich wie Urlaubsfotos – Zeugnissen und Erinnerungen dieses Prozesses. Diese Arbeitsweise trägt dazu bei, Vertrauen und Selbstbewusstsein aufzubauen. Die einzige Voraussetzung ist der aufrichtige Wunsch, neues Terrain zu erkunden, den Mut aufzubringen, Fehler zu machen und zu akzeptieren, dass man zuvor nicht weiß, was als Nächstes passieren wird. Außerdem bedarf es der Bereitschaft, wenigstens zwei Monate konstant mit spontanem Malen oder Modellieren zu arbeiten, damit wir die Erfolge dieses Ansatzes erleben können. In der Regel zeichneten und malten wir als Kinder, bevor wir Lesen und Schreiben gelernt haben – wir müssen also lediglich eine natürliche Fähigkeit wiederbeleben.

Der spontane Ausdruck erleichtert einerseits die Kommunikation mit den eigenen Gefühlen und treibt andererseits einen Prozess an, in dem wir die Dinge, die uns zutiefst berührten, reflektieren und verdauen können. Ich lebe im Südwesten Frankreichs in der Nähe der Höhlen von Lascaux, einem der frühesten bekannten Beispiele künstlerischen Ausdrucks. Man weiß nicht genau, warum prähistorische Menschen diese Tierbilder tief im Inneren der Erde mit Hilfe primitiver Öllampen und einfacher Gerüste malten. Da in den Höhlen, in denen Malereien und Gravuren entdeckt wurden, keine Kochutensilien oder Speisereste gefunden wurden, geht man davon aus, dass es sich bei den Bildern um Teile eines sakralen Rituals handelte. Manche Forscher sind der Ansicht, die Künstler seien Priester oder Schamanen gewesen.

Grundregeln

Bevor Sie mit dem spontanen Malen beginnen, gebe ich Ihnen ein paar Grundregeln an die Hand:

1. Denken Sie nicht an Schönheit, Hässlichkeit oder ästhetische Bewertungen. Vertrauen Sie dem, was zum Ausdruck strebt, und darauf, dass Sie dies genau zu dem Punkt führt, zu dem Sie im Moment gehen müssen. Beginnen Sie nicht mit vorgefassten Vorstellungen davon, was Sie malen werden. Es geht einzig und allein darum, während des Malens die Verbindung zu Ihren Gefühlen zu behalten und sich nicht durch den Intellekt beeinflussen zu lassen.
2. Vergleichen Sie sich und Ihre Arbeiten nicht mit anderen oder deren Arbeiten. Akzeptieren Sie, dass es nicht die eine richtige Malweise gibt und dass Ihre die für Sie im Moment richtige Malweise ist. Es gibt so viele verschiedene Stile wie es Menschen gibt. Sobald Sie sich in ihre Arbeit versenkt haben, werden Sie nicht mehr darauf achten, was die anderen tun.

3. Hingabe. Haben Sie sich für diese Methode entschieden, sollten Sie sich mindestens zwei Monate lang regelmäßig dem Malen hingeben (8 Sitzungen à 3 Stunden), bevor Sie dem möglichen Drang, aufzugeben, folgen. Ein- oder zweimal ist nicht genug – es geht darum, in Kontakt mit dem Fluss zu treten.
4. Es ist besser, Ihre Bilder während der ersten Monate niemandem zu zeigen. Am besten lassen Sie sie im Atelier. Dies dient dem Schutz des kleinen, zarten Sprösslings Ihrer Kreativität und sorgt dafür, dass er nicht durch harte oder beleidigende Kritik ausgerissen wird, bevor er die Möglichkeit hatte, zu einer kräftigen Pflanze heranzuwachsen. Übermäßiges Lob kann an diesem Punkt ebenfalls Schaden anrichten. Schließlich geht es darum, zu lernen, durch das Malen das authentische Selbst zum Vorschein zu bringen.

Vorbereitung

Es ist höchst hilfreich, sich vor dem Malen etwas Zeit zu nehmen, um den Übergang vom geschäftigen Geist des Alltagslebens zu einem langsameren, entspannteren Seinszustand zu vollziehen. Nehmen Sie sich in dieser Phase alle Zeit, die Sie erübrigen können und brauchen. Bei allen kreativen Unterfangen ist es wichtig, Zeit zum Nichtstun, Zeit für die Stille, Zeit zur Muße, zum Umherwandern, zum Abschweifen zu haben. Jeder hat hier seine eigenen Vorlieben. Manche führen gerne Entspannungsübungen durch oder sitzen einfach im Garten und beobachten die Ameisen und Bienen, während andere vielleicht vorgegebene Meditationen durchführen oder freie Tanz- oder Gesangsübungen machen. Probieren Sie Verschiedenes aus, um herauszufinden, was Ihnen am meisten liegt.

In meinen Kunstgruppen nehmen wir uns in der Regel eine halbe Stunde Zeit, um einfache Dehn- und Atemübungen zu machen und dem Vogelgesang lauschen. In dieser Vorbereitungsphase fassen wir neue Ideen, oder Farben oder Bilder kommen uns in den Sinn. Bei dieser Arbeitsweise geht es im Grunde darum, sich selbst mit einem Gefühl des Vertrauens und der Sanftheit zu begegnen, also dem genauen Gegenteil von Dominanz und Kontrolle. Man muss lernen, einen Schritt zurückzutreten und zuzulassen, dass einen dieser Fluss durchströmt und alles Weitere aus einem Zustand der Mühelosigkeit und Leichtigkeit heraus geschieht. Man malt, ohne zu malen, singt, ohne zu singen. Es ist besser, vor dem Malen nicht mit geschlossenen Augen Musik zu hören, da einem dabei unvermeidlich durch die Vibration des Klangs beeinflusste Bilder in den Sinn kommen. Mit Hilfe unterschiedlicher Musikarten, die jeweils auf verschiedene Bereiche der Aura einwirken, können unterschiedliche Bilder erzeugt werden. Je besser wir uns entspannen können, desto lockerer wird unser Ätherfeld und desto besser sind wir in der Lage, in Kontakt mit unseren Gefühlen und den damit verbundenen Bilder zu treten. Was auch immer uns zutiefst berührt hat, wird nun beginnen, in unserer Arbeit aus uns hinauszufließen.

Ich erinnere mich an Steve, einen Afrikaner, der eine meiner Gruppen besuchte. Während vieler Jahre hatte er nicht in Afrika, sondern in einer europäischen Stadt gelebt. Er hatte noch nie zuvor gezeichnet. Was auf das Papier floss, war all die Hitze und Trockenheit seines afrikanischen Dorfs; die Stimmung langer, im Schatten riesiger Bäume verbrachter Nachmittage, das rhythmische Zirpen der Grillen, das Gelächter der Kinder. Häufig war er beim Malen zu Tränen gerührt. Ein junger, behinderter Mann wiederum geriet beim Malen in einen Zustand der tiefen Versenkung. Er malte am liebsten mit seinen Händen und drückte ein außergewöhnliches Maß an Zartheit und Liebe in seinen abstrakten Bildern aus, die von diesen Gefühlen reelrecht durchränkt waren. Es schien, als fließe sein Herz auf das Zeichenpapier. Er arbeitete in einer geschlossenen Werkstatteinrichtung, in der er meist monotone Tätigkeiten ausführte. Das Malen bot ihm eine Freiheit des Ausdrucks, die es ihm erlaubte, eine Gefühlstiefe zum Ausdruck zu bringen, die in den anderen Bereichen seines Lebens kaum möglich war.

Praktische Details

In der Mitte meiner Werkstatt befindet sich ein langer Tisch mit 36 Löchern: 18 Löcher fassen mit Wasser gefüllte Plastikbecher, in den anderen Löchern stecken flache Plastikgefäße mit 18 verschiedenen (wasserlöslichen) Gouache-Farben. Gouache ist ein hervorragendes Arbeitsmittel, da man damit sehr schnell arbeiten und nach Belieben Änderungen vornehmen kann. Die Farbe trocknet nicht so schnell wie Acrylfarbe, kann übermalt und mit einem Spachtel oder einem Schwamm entfernt werden. Zwischen jeder Farbe befinden sich Farbpinsel, die ausschließlich für die jeweilige Farbe verwendet werden. Die Teilnehmer malen mit dem Rücken zur Gruppe stehend auf großen, an die Wandverkleidung geheftete Papierbögen. Am besten lässt es sich arbeiten, wenn keine Fenster die Sicht nach draußen freigeben, so dass wir angehalten sind, ohne Ablenkung oder Anregungen von draußen das heraufsteigen zu lassen, was aus unserem Inneren kommt. Die zwei auf die Vorbereitungsphase folgenden Stunden stehen den Teilnehmern zur freien Verfügung.

Abgesehen von gelegentlichen Dialogen zwischen mir und einzelnen Teilnehmern, arbeiten wir in vollkommener Stille. Ich gebe nur selten Themen vor, da das Ziel des spontanen Ausdrucks ist, den natürlichen Ausdruck wahrzunehmen und zu achten. Nach einer Weile können die Teilnehmer auch ihre Träume oder Visionen malen, wenn sie dies möchten. Obwohl ich gelegentlich technischen Rat erteile, versuche ich dies zu vermeiden, da man sich dabei allzu leicht im Intellekt und in Autoritätskomplexen verfangen kann. Das Überraschende ist, dass sich unsere Technik mit der Praxis verfeinert, ohne dass wir dies bewusst anstreben. Somit werden die Teilnehmer von Beginn an ermutigt, aktiv zu sein, Entscheidungen zu treffen und auf ihr eigenes Urteil zu vertrauen. Sie entscheiden, welche Farben sie verwenden, wie sie ihren Bogen an die Wand heften, wieviel Zeit sie auf jedes Bild verwenden oder wieviele Bilder sie in einer Sitzung malen wollen. Das einzige Kriterium ist dabei, während des Malens den Kontakt mit seinen Gefühlen aufrechtzuerhalten.

Diese Malart wurde in Frankreich und der Schweiz durch den deutschen Kunstpädagogen Arno Stern bekannt gemacht, der nach dem Zweiten Weltkrieg nach Paris ging (Stern, 1970). Damals arbeitete er in einem Waisenhaus, das nur über begrenzte Mittel verfügte, und nutzte einen fensterlosen Stall als Atelier. Die Kinder malten auf an die Wand gehefteten Papierbögen, er gab keine Themen vor, und da es keine Fenster gab, wurden sie nicht von dem abgelenkt, was sie sahen. All ihre Gefühle kamen an die Oberfläche. Im Lauf der Zeit bemerkte Stern die positive und ausgleichende Wirkung dieser Ausdrucksform. Er nennt diese Arbeitsweise »Formulation« oder »Malspiel« und versichert, dass sie Menschen ermöglicht, auf natürliche Weise ganzheitlicher zu leben.

Malen mit den Händen

Die Teilnehmer können entweder mit den Händen oder mit Pinseln malen. Entscheidet man sich für das Malen mit den Händen, ist es ratsam, das Papier mit einer Schicht Tapetenkleister zu bestreichen, bevor man zu malen beginnen. Das erleichtert die Bewegung der Hände auf dem Papier. Da die Hände beim Malen direkten Kontakt mit Papier und Farbe haben, erleichtert diese Malart Anfängern häufig den Einstieg. Dies ist besonders vorteilhaft für Menschen, die beim Gebrauch eines Pinsels nervös werden oder blockieren. Dasselbe gilt für sehr rationale Menschen, die über keinen guten Kontakt zu ihrem Körper verfügen. Am besten verwendet man zu Beginn nur ein oder zwei Farben, da zu viele Farben leicht dazu führen, dass man sich verzettelt und bei einem schlammigen Farbeinerlei endet.

Verwenden sie eine gewisse Zeit darauf, die Hände dorthin wandern zu lassen, wo sie hin möchten, und mit geschlossenen Augen zu experimentieren, um dann von Zeit zu Zeit zurückzutreten und das Papier zu betrachten. Ein Vorteil von mit Tapetenkleister beschichtetem Papier sind die so entstehenden interessanten Transparenzeffekte. Noch interessanter ist jedoch, dass Formen wie Landschaften, Figuren, Gesichter, Gebäude, Boote, Tiere oder Vögel wie von Zauberhand auf dem Papier erscheinen. Entdecken Sie solche Formen in ihren Bildern, so nutzen Sie die Freiheit, die Dinge, die sich bereits abzeichnen, noch mit dem Pinsel zu verstärken.

Nachdem der Anfang gemacht ist, können Sie versuchen, die Dinge, die sie auf dem Blatt erkennen, so gut wie möglich zu malen. Kümmern Sie sich nicht um Maltechniken, sondern malen Sie so gut und so detailliert, wie es Ihnen möglich ist. Es geht einzig darum, Ihrer Vision, wie flüchtig diese auch gewesen sein mag, Form zu verleihen. Zudem sollten Sie eine Auswahl treffen, da man sich leicht von einer Vielzahl von Bildern und Möglichkeiten überwältigt fühlt. Man kann nicht ein Dutzend Dinge auf einmal tun. Entscheiden Sie sich daher zwischen den verschiedenen Möglichkeiten. Vielleicht erscheinen keine identifizierbaren Formen in Ihren Handbildern. Versuchen Sie in diesem Fall herauszufinden, wie sich die Bewegung anfühlt. Gleicht sie einem lodernden Feuer mit emporschießenden Flammen? Gleicht sie Meereswellen? Wenn dem so ist, sollten Sie nach einer Weile innehalten und das beherrschende Motiv mit Hilfe von Pinseln malen.

Yvonne fing an, mit den Händen zu malen und fühlte sich, als male sie Wellen auf dem Ozean. Als sie begonnen hatte, mit dem Pinsel zu arbeiten, fand sie sich plötzlich unter dem Wasser wieder. Die Unterwasserszene reflektierte ihr gegenwärtiges Leben. Sammy, ein Mann aus meiner Gefängnisgruppe, hatte noch nie zuvor gemalt. Er begann, mit den Händen zu malen, und obwohl ihn dieses Erlebnis leicht beunruhigte, vertiefte er sich bald in die Arbeit. Als wir betrachteten, was er mit den Händen gemalt hatte, sahen wir die stürmische See und einen Mann, der inmitten der wilden Strömung gegen das Ertrinken ankämpfte. Genau über seinem Kopf flog ein Vogel, der ein Seil im Schnabel trug. Im Himmel wachte ein Auge über die Szene. Er sagte, es sei das Auge Gottes, und wenn der Mann das Seil des vorbeifliegenden Vogels ergreifen könne, würde er gerettet. Dies spiegelte sein derzeitiges Leben exakt wider, er konnte dies aber erst nach dem Malen in Worte fassen.

Malen mit Pinseln

Erlauben Sie dem Pinsel, sich frei über das Blatt zu bewegen, lassen sie ihn einfach wandern, wohin er möchte. Versuchen Sie nicht, in diesem Stadium die Kontrolle zu übernehmen, beobachten Sie dabei jedoch aufmerksam Ihre Gefühle und Gedanken. Beginnen Sie nicht mit dem Vorurteil, dies sei Schummeln. Diesen Vorgang könnte man auch als Nach-innen-Lauschen bezeichnen. Möglicherweise überkommt sie dabei das Gefühl, sich ins Chaos zu stürzen, die Kontrolle zu verlieren oder ein großes Durcheinander anzurichten. Vielleicht bemerken Sie auch, wie Ihr innerer Kritiker in Panik gerät oder versucht, Sie durch Schamgefühle zum Aufhören zu bewegen. Ignorieren Sie diese Stimmen. Malen sie immer weiter. Diese Anfangsphase ist einer der spannendsten Abschnitte des Malens, so als öffne man eine Tür zu einem unbekannten Raum. Alles ist möglich. In diesen Augenblicken beginnt der Übergang vom Unsichtbaren zum Sichtbaren.

Wenn sie mit dem Malen beginnen, beschreiben viele Teilnehmer das Gefühl, nach einer anfänglichen Entdeckungsphase, in der Ungewissheit oder gar Chaos herrsche, lege sich plötzlich ein Schalter um, und von da an könnten sie mit viel Selbstbewusstsein und Sicherheit voranschreiten. Folgen Sie dieser Bewegung, auch wenn Sie immer nur eine Sache oder einen Schritt auf einmal wahrnehmen und nicht das gesamte Bild überblicken können. Häufig malen Teilnehmer anfangs sehr schnell, da sie sich im Fluss der Inspiration befinden. Es ist völlig in Ordnung, wenn sich Ihr Tempo danach verlangsamt. Meist können wir das fertige Bild nicht vor unserem geistigen Auge sehen. Es wird sich Ihnen erst während des weiteren Verlaufs zeigen – und auch nur dann, wenn Sie nicht aufgeben.

Manchmal habe ich das Gefühl, als stelle man einen bestimmten Radiosender ein, der zuerst nur undeutlich, dann aber klarer und klarer zu hören ist. Sind Sie an diesem Punkt angekommen, dann sollten Sie sich daran erinnern, dass Ihre Bilder nicht anderen Menschen, sondern nur Ihnen selbst gefallen sollen. Niemand drängt sie, zu malen. Es gibt kein richtiges und falsches Malen. Gefällt Ihnen etwas nicht, können Sie es ändern. In den seltensten Fällen muss man ein Bild aufgeben. Teilnehmer, denen es schwerfällt, Dinge zu Ende zu bringen – möglicherweise, weil sie zu ungeduldig sind, ihre innere Vision bis ins letzte Detail zu materialisieren – können in der Gruppe lernen, ihr Tempo zu verlangsamen und geduldiger zu werden. Es ist wichtig, dass Sie versuchen, Ihre Vorstellung so gut wie möglich auszudrücken, so dass auch jene, die Ihre Bilder vielleicht später betrachten, das Pferd oder das Haus, das Sie sehen, erkennen können. Je genauer wir dem, was wir fühlen, eine Form geben, desto besser ermöglichen wir der Inspirationsenergie, sich durch unseren Körper hindurchzubewegen.

Die Arbeit in der Gruppe ist sehr hilfreich, da uns die Gruppenenergie stützt und uns dabei helfen kann, uns in unserem Ausdruck zu entspannen. Uns in einer Struktur mit Anfang und Ende zu befinden, gibt uns ein Gefühl der Sicherheit. Da niemand aus der Gruppe das Malwerkzeug niederlegt, um jetzt gleich das Auto zu reparieren oder die Pflanzen zu gießen, können auch wir getrost bleiben, wo wir sind, obwohl wir zu Hause vielleicht versucht wären, die Arbeit abzubrechen und etwas anderes zu tun. Im Lauf der Zeit verbindet sich die Gruppenenergie, mitunter kann sogar eine Art telepatischer Verbindung zwischen den Teilnehmern entstehen. Dies kann sich darin äußern, dass sie ähnliche Themen oder Farben verwenden, obwohl sie sich nicht bewusst bei der Arbeit zusehen.

Die Arbeit im Stehen ist sehr kraftvoll, da der Körper über jede nötige Bewegungsfreiheit verfügt. Einige Teilnehmer beziehen ihren ganzen Körper in ihre Gemälde ein, es scheint, als entstammten die Bilder einem Tanz – ein tief bewegender Anblick. In einer Gruppe, die ich für Kinder leitete, war ein kleiner Junge, der so mit Freude und Energie erfüllt war, wenn er ein Bild malte, dass er in seinen Hausschuhen über den gefliesten Boden der Werkstatt rutschte und lauthals sang.

Modellieren mit Ton

Obwohl sich das Erlebnis des spontanen Modellierens mit Ton vom Malen unterscheidet, gilt auch hier derselbe Ansatz. Idealerweise verfügt man über einen Zeitraum von zwei Stunden, in denen man in Stille arbeiten kann. Es ist hilfreich, mehrere glatte und grobe Tonsorten zur Auswahl zu haben, da uns vielleicht manchmal danach ist, uns an hartem Material abzuarbeiten, und manchmal, uns an etwas Weiches und Glattes anzuschmiegen. Ton ist ein hervorragendes Material für die Arbeit mit Menschen, die Probleme mit Körperkontakt haben oder gestresst oder extrem aufgeregt sind. Die Arbeit mit der Erde wirkt sehr beruhigend und führt uns zurück zu unserem Körper. Sie bringt uns dazu, unser Tempo zu verlangsamen und unsere gesamte Aufmerksamkeit und Bemühung auf unsere gegenwärtige Tätigkeit zu richten. Es funktioniert jedoch nicht, wenn Sie nur mit halbem Herzen bei der Sache sind.

Sind Sie das spontane Malen gewöhnt, das schnell geht, bei dem man rasch Änderungen vornehmen und verschiedene Elemente auf einem Blatt vereinen kann, wird das Modellieren mit Ton eine Herausforderung für sie sein. Beim Malen arbeitet man mit dem Sehsinn und mit feinen Farb- und Gefühlsschatierungen. Beim Modellieren mit Ton versucht man, ein Gefühl mittels dichter Materie auszudrücken. Der Ton lehrt uns Geduld und anhaltende Bemühung, da man sich konzentrieren und oftmals regelrecht kämpfen muss, um eine Gestaltung, für die man sich entschieden hat, zu manifestieren. Da man an dreidimensionalen Objekten arbeitet, muss man darauf achten, dass beispielsweise die Hinterseite nicht zusammensinkt, während man an der Vorderseite arbeitet. Genauso wie bei der Arbeit mit Farbe kann einen die Konzentration jedoch zu einer inneren Weitung, einem inneren Wissen und einer inneren Freiheit führen. Das nebenstehende Gedicht ist ein gutes Beispiel dafür.

Blockaden beim Malen oder Modellieren

Wenn wir lernen, unseren Gefühlen spontanen Ausdruck auf Papier oder in Ton zu verleihen, kann es Momente geben, in denen wir blockiert sind, aufgeben möchten und nicht wissen, wie wir fortfahren sollen. Vielleicht fangen wir damit an, ein »schönes« Bild zu malen, das uns ein Gefühl der Sicherheit gibt, weil es leicht zu beginnen ist. Es führt uns jedoch in eine Sackgasse – und plötzlich ist das, was sich eben noch wie Inspiration angefühlt hat, verpufft. In solchen Momenten heißt das Zauberwort Ehrlichkeit. Was fühlen Sie wirklich, während Sie malen, was sich auf dem Blatt vor Ihnen befindet? Vielleicht sind sie gelangweilt, festgefahren oder frustriert und wissen nicht, wie Sie weitermachen sollen. Am besten drücken Sie nun genau die Gefühle auf dem Papier aus, die Sie in eben jenem Moment haben. Verleihen Sie der Frustration und dem Gefühl des Steckengebliebenseins Ausdruck, gleich jetzt und in Farbe. Vielleicht müssen Sie dazu zu einem breiten Pinsel greifen, um das ganze Bild in einer anderen Farbe zuzustreichen. Vielleicht müssen Sie dazu das ursprüngliche Bild mit etwas anderem übermalen. Tun Sie, was Sie tun müssen. Das Gefühl der Befreiung kann sich augenblicklich einstellen, und Sie werden wahrscheinlich wieder in ihren Fluss treten können. Ich habe oft Menschen beobachtet, die mehrere Bilder übereinander malten, währen sie nach einem Weg suchten, um ihre Energie freizusetzen.

Letzte Woche malte Monique ein sehr feingliedriges Mandala, das sie schon oft zu Hause gemalt hatte. Es gefiel ihr nicht, sie war enttäuscht und blockiert. Nach ein wenig Ermutigung begann sie, mit einem breiten Pinsel das ganze Bild mit

Beim Erschaffen der Mutter mit Kind

So als fände sich eine Vielzahl
glänzender, schöner Fische im Netz gefangen,
zappelnd, japsend, sich windend,
ihrem Element entfremdet,
der tiefen, kalten Dunkelheit des Ozeans.
Können nicht pfeilschnell entschwinden
in einen Schacht sonnenhellen Wassers,
können nicht mehr schwimmend ihre Spiele spielen,
nun, da sie gefangenes Leben sind,
das zappelnd um sich schlägt, sich verzweifelt windet,
das einst frei war.

Heute will ich nicht nachgeben,
mich nicht hinabziehen lassen
in diesen inneren Sog – vielmehr arbeiten meine Hände schnell
und ziehen mich in den sich einstellenden
Moment der Anmut – und die Fische schwimmen wieder,
pfeilschnell, bald hier, bald dort
in einer Strömung aus reinem Türkis,
pulsierendes Silber leitet mich durch den Fluss
hinein in den Ozean
der endlosen Räume und der Stille.
Und in meinen Händen erscheint eine grazile
Mutter beim Wiegen ihres Kindes.
Ich bin von Schönheit und Freude umgeben
und triumphiere über das Leid.

▸ **Sie bringt ihre Weisheit in die Welt** (2006)
Dieses Bild begann mit freien, ausladenden Pinselstrichen. Als die zentrale Figur erschien, hörte ich russischen Kirchengesang, aus dem Menschen mit Fahnen und Laternen hervortraten, gegen die grimmige Kälte vermummt – glühende Verehrer der Jungfrau Maria. Das innere Singen in mir hielt an, während ich das Kreuz, die Sterne und die rosenfarbene Energie, die von oben herabfließt, malte. Die Figur geht auf uns zu und bringt ihre Weisheit in die Welt: »Ich habe den Gesängen gelauscht, dem Wispern in meinem Herzen. Ich habe geduldig und vertrauend gewartet und bin eins mit diesem kostbaren Strom geworden. Die Kerzen sind entzündet, die rosenfarbene Kraft fließt herab und trägt die Stimmen der Sterne, der Winde und der Dunkelheit mit sich. Dies höre ich lange, und nun teile ich es mit euch, wage, es auszusprechen: Lauscht, lauscht in euer Herz, ihre werdet es ebenfalls hören …«

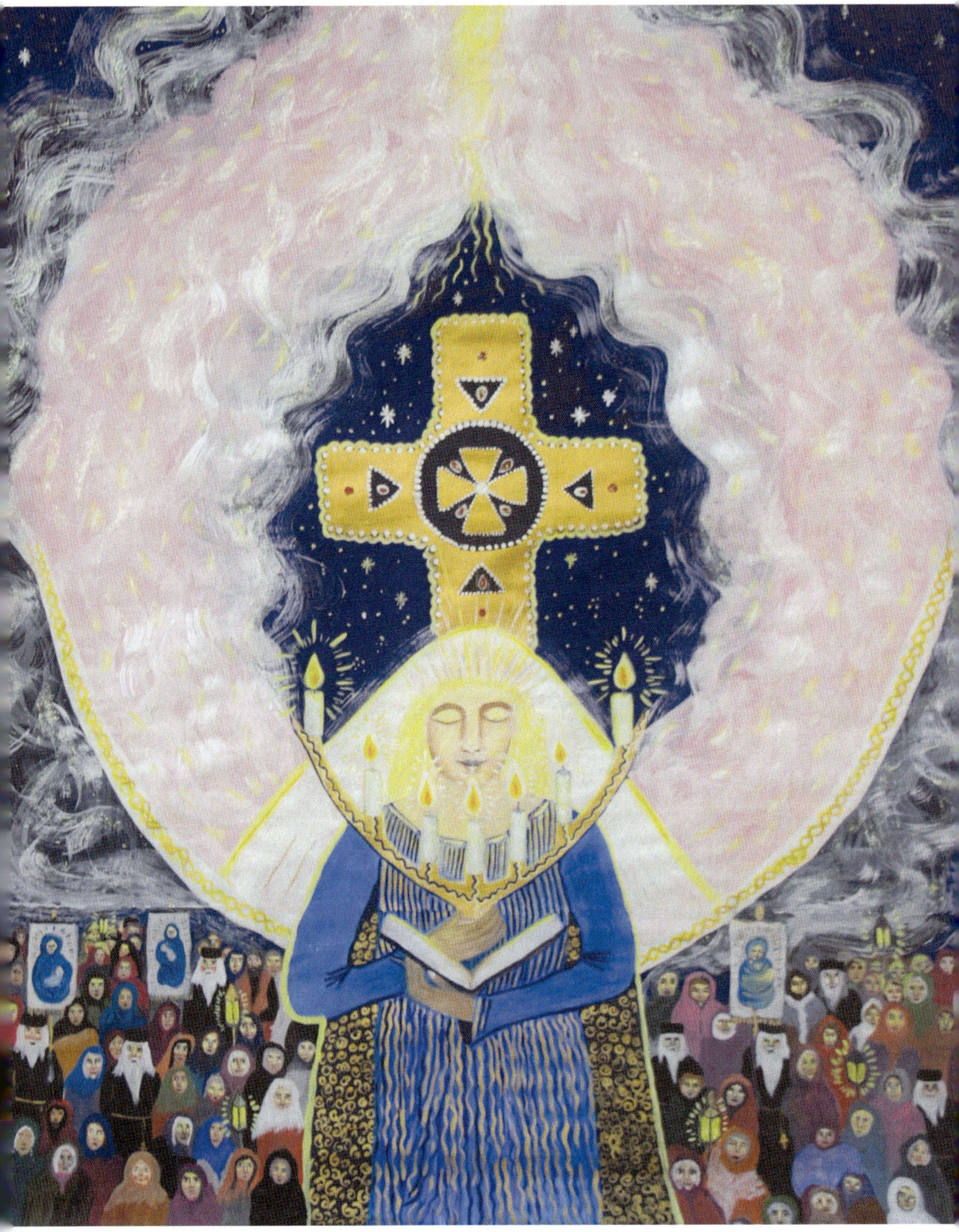

kräftigen, schwarzen Strichen zu überziehen. Sie wurde zunehmend wilder und wütender. Sie fühlte sich, als hätte sie Klauen, mit denen sie das ganze Bild zerreißen wollte. Ich schlug vor, sie solle Krallenspuren auf das Blatt malen. Nachdem sie fertig war, malte sie Gefühle der Erleichterung in zarten Pastelltönen auf ein anderes Blatt. Danach ging sie fließend zum nächsten Bild über. Nach dem Malen war sie müde, jedoch sehr entspannt. Sie sagte, Sie habe das Gefühl, durch dieses Erlebnis mit einer viel tieferen Ebene in ihrem Inneren in Kontakt getreten zu sein.

Nachdem Xenia lange alleine gemalt hatte, hatte sie das Gefühl, steckengeblieben zu sein, und wusste nicht, wie sie fortfahren sollte. Als sie dieses Gefühl des Steckengebliebenseins zu malen versuchte, malte sie plötzlich Stacheldraht und ein großes Verbotsschild, auf dem zu lesen war: Verteidigungsministerium – Eintritt verboten. Sie näherte sich einem heiklen Thema an, und allein aufgrund der Tatsache, dass sie die Blockade malte, konnte sie sich wieder öffnen. Denken Sie immer daran, dass der Weg das Ziel ist. Bleiben wir uns selbst während des Prozesses treu, ist das Ergebnis genau richtig. Das Geheimnis dieses ganzen Prozesses ist es, loszulassen und zu akzeptieren, was auch immer zum Vorschein kommen mag, denn nur dann können wir unsere Energie wirklich freisetzen. Zen-Meister Sôsan sagte: *»Es ist nicht schwer, den Weg zu durchdringen, doch man muss frei sein von Liebe und Hass, von Neigung und Abneigung. Es genügt, frei zu sein von Liebe und Hass, damit die Einsicht sich zeigt, unvermittelt klar, wie das Licht des Tages in einer Höhle. Doch entsteht im Geist eine Eigentümlichkeit auch nur so winzig wie ein Staubteilchen: Sogleich trennt unendliche Entfernung Himmel und Erde. Wenn wir das Satori hier und jetzt verwirklichen, darf keine Vorstellung von richtig oder falsch in unseren Geist mehr eindringen. Der Kampf in unserem Bewusstsein zwischen richtig und falsch führt zur Krankheit des Geistes.«*[17]

Mitunter ist es auch hilfreich, innezuhalten, sich hinzusetzen und zu betrachten, was Sie gerade gemalt haben – atmen Sie durch ihren Bauch, schließen Sie die Augen, und spüren Sie sich selbst. Wenn Sie nicht wissen, wie es weitergehen soll, hilft das bestimmt. Manche Teilnehmer würden nie auf die Idee kommen, innezuhalten, sondern bleiben stets auf Tuchfühlung mit ihrem Bild – es kann sehr aufschlussreich sein, einmal zurückzutreten und sein Bild aus einer gewissen Distanz zu betrachten. Wenn Sie einmal an einer Stelle nicht weiterkommen, fällt es Ihnen vielleicht leichter, an einer anderen Stelle weiterzuarbeiten. Bleiben Sie auf der linken Seite stecken, probieren Sie es auf der rechten, kommen Sie am oberen Rand nicht weiter, probieren Sie es am unteren. Wenn Sie erst einmal das Gefühl des Steckengebliebenseins überwunden haben und sich wieder im Fluss befinden, wissen Sie genau, wie Sie an der Stelle weiterzumachen haben, an der Sie zuvor blockiert waren.

Vielleicht kommen Sie auch deshalb nicht weiter, weil Sie ein Pferd oder eine Blume oder ein zehnstöckiges Haus malen möchten und meinen, die dazu nötige Technik nicht zu beherrschen. Halten Sie auch hier inne, schließen Sie die Augen, atmen Sie tief durch, und verbinden Sie sich über Ihr Gefühle mit dem Motiv, das Sie malen möchten. Fühlen Sie sich ein, bis Sie das Gefühl haben, selbst das Pferd zu sein, einen starken, muskulösen Körper zu haben und über die Ebene zu galoppieren, und dann malen Sie dieses Gefühl. Was auch immer geschieht, versuchen Sie, dem Fluss zu folgen, ohne sich von dem, was dabei aufsteigt, ablenken zu lassen. Verlassen Sie das Schiff erst, wenn Sie wieder trockenen Boden unter den Füßen haben. Selbst wenn sich ein Bild als komplettes Durcheinander oder als Enttäuschung entpuppen sollte, folgt darauf das nächste Bild und darauf ein weiteres. Es hilft, sich in Erinnerung zu rufen, dass dies absolut in Ordnung ist, denn: Es gibt stets ein nächstes Mal, und niemand wird Sie auslachen oder erniedrigen, nur weil Ihr Pferd seltsame Hinterläufe hat. (siehe auch Kapitel 5, »Kreativblockaden«)

Die Rolle des Maltherapeuten/Gruppenleiters

Während der spontanen Mal- oder Modellierphase besteht die Rolle des Therapeuten darin, praktische Unterstützung zu bieten, wie z. B. darauf zu achten, dass alle Farbtiegel gefüllt sind und sich die Teilnehmer auf ihren Ausdruck konzentrieren können. Darüber hinaus wirkt die Therapeutin als eine Art Geburtshelferin, die die Teilnehmer dazu bringt, sich dem Geburtsprozess vertrauensvoll zu öffnen. Es ist unentbehrlich, dass Maltherapeuten über persönliche Erfahrung in der Arbeit mit spontanem Ausdruck und dem psychoenergetischen Ansatz verfügen. So sind sie in der Lage, Bewusstheit, Selbstakzeptanz, Konzentration und Durchhaltevermögen durch gegenwärtige Erfahrungen und ohne viele Worte zu vermitteln. Man sollte sich stets vergegenwärtigen, dass sich hinter den Problemen einer Person stets ihre Qualitäten verbergen, wie sehr sie auch mit diesen Problemen zu kämpfen haben mag.

Ich spreche manchmal während des Kreativprozesses mit Teilnehmern über ihre Bilder oder Skulpturen, wenn sie nicht mehr weiterwissen oder gegen Ende eines Bilds Hilfe benötigen. Wenn ein Bild fertig gemalt ist, sollte man sich vergewissern, dass das Bild tatsächlich fertig und die betreffende Person damit zufrieden ist. Ist sie nicht zufrieden mit dem Endergebnis, warum nicht? Es kann notwendig sein, noch Änderungen an dem Bild vorzunehmen, die Person daran zu erinnern, dass es nur darum geht, sich selbst und nicht andere Menschen zufriedenzustellen. Gelegentlich bitte ich eine Teilnehmerin, die Arbeit an einem Bild zu unterbrechen und in einem anderen Raum zu schreiben, zu tanzen oder zu singen, wenn dies geeignet scheint, ihr weiterzuhelfen. Dem Prozess, sich in Gegenwart anderer zu öffnen und voll und ganz lebendig zu sein, wohnt etwas höchst Kraftvolles inne. Es hilft, sich mit der Körpersprache einer malenden Person vertraut zu machen. Man kann lernen, allein anhand der Körperbewegungen zu spüren, ob sich eine Person im Fluss befindet oder nicht. Ähnlich leicht ist es zu erkennen, wenn jemand in Gedanken gefangen ist und seinen eigenen Fluss durch Emotionen oder einen starken inneren Kritiker blockiert.

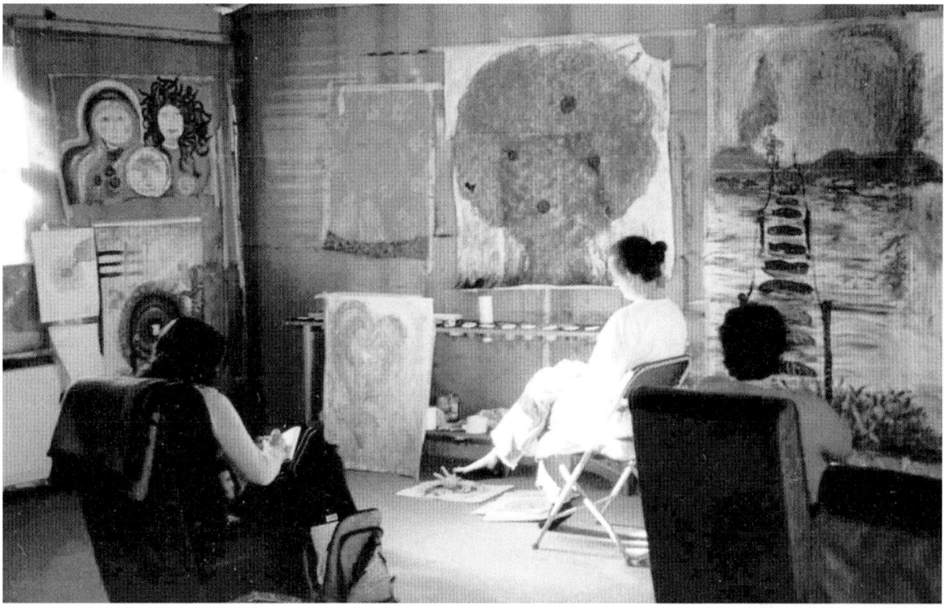

Abb. 8 Integrationsphase

Nach dem Malen

Nachdem wir zwei Stunden in Stille gemalt haben, nehmen wir in der Werkstatt bei einer Tasse Tee Platz, um uns etwa eine halbe Stunde über unser Malerlebnis auszutauschen (Abb. 8). Es ist ein ganz besonderer Anblick, all die Farben und all die Bilder zu sehen, die noch zwei Stunden zuvor nur Blätter weißen Papiers waren. Es ist wichtig, sich diese halbe Stunde zu nehmen, um den Übergang von innen zurück nach außen zu vollziehen. Wir nutzen diese Zeit, um Gefühle und Gedanken über unsere Erlebnisse während der zweistündigen kreativen Tätigkeit miteinander zu teilen. Obwohl sich die Teilnehmer in der Austauschphase mitteilen können, ist es nicht sinnvoll, die Bilder in dieser Phase zu analysieren oder technische Fragen zu behandeln – am besten begnügt man sich damit, nur die Gefühle mit den anderen Teilnehmern zu teilen.

Obwohl wir alle ein Bild sehen können, das an der Wand hängt, waren wir nicht alle Teil seines Entstehungsprozesses, der nicht weniger wichtig ist als das fertige Bild. Während des schöpferischen Akts kann sich ein Tor zu intuitivem Wissen öffnen, das uns ermöglicht, Dinge über uns selbst oder das Leben, die wir zuvor nicht verstanden, klarer zu »sehen«. Es kann vorkommen, dass wir während des Malens in Kontakt mit starken Sinneseindrücken treten und Gerüche riechen, Klänge hören oder Szenen sehen, die aus einem Film zu stammen scheinen.

Oft waren die zwei Stunden sehr intensiv. Eventuell hatten wir Kontakt mit Emotionen, wie Trauer, Wut, Furcht oder Freude, so dass der verbale Ausdruck an dieser

Stelle Teil eines Prozesses des Loslassens ist. Es ist jedoch auch in Ordnung, wenn man nicht sprechen möchte. Esther, die ein großes Portrait gemalt hatte, sagte, sie sei während der zweistündigen Malphase in einen sehr tiefen und wortlosen Dialog mit sich selbst getreten und sei nun in der Gesprächsphase nicht in der Lage, sich durch Worte auszudrücken.

Es kommt auch vor, dass jemand mit physischem Schmerz in Kontakt tritt oder beispielsweise Kopfschmerzen auflöst, unter denen er oder sie noch vor dem Malen gelitten hatte. Sollten während des Malens Schmerzen auftreten, so werden sie normalerweise bald nach dem Malen wieder verschwinden. Wenn Sie einen Körper, Beine oder einen Kopf gemalt haben, kann sich dies auf die entsprechenden Teile ihres eigenen Körpers auswirken. Mehrere Frauen meiner Kunstgruppe klagten heute nach Ablauf der zwei Stunden über Müdigkeit und fragten sich, woher dies kommen könnte. Ich glaube, dass diese Müdigkeit oftmals damit zusammen hängt, dass wir durch die Schwingungen der verschiedenen Farben und Formen mit tiefen Ebenen der Psyche in Kontakt treten und diese ausdrücken. Sind wir mit täglichen Aktivitäten beschäftigt und haben keine Zeit, mit unseren Gefühlen in Kontakt zu treten oder sie auszudrücken, bauen wir in der Regel unterschwellige Spannungen auf.

Erhalten wir dann beim kreativen Ausdruck die Möglichkeit, unsere Energie frei fließen zu lassen, kann dies wie das Öffnen eines Schleusentores wirken: Vielleicht verspüren wir sowohl Erleichterung als auch ein momentanes Gefühl von Müdigkeit. Durch den Kontakt mit unserem Körper verlangsamen wir unser Tempo und fühlen dann oftmals eine Erschöpfung, die sich hinter unserer Geschäftigkeit aufgebaut haben mag. Eine Teilnehmerin berichtete, sie gehe manchmal direkt nach der Malsitzung ins Bett und schlafe bis zum nächsten Morgen. Eine andere Teilnehmerin erzählte, dass eventuelle Müdigkeit schnell vorübergehe und sie sich dann entspannt und ausgeglichen fühle. Eine weitere Teilnehmerin sagte, sie fühle sich so beschwingt, dass sie Probleme habe, ins Bett zu gehen.

Es ist von großer Bedeutung, die Bilder nicht gleich am Ende einer Sitzung zu analysieren, sondern die Farbe trocknen zu lassen und sich bis zur Analyse etwas Zeit zu nehmen. Zu Beginn ist es ratsam, regelmäßig während eines Zeitraums von mindestens sieben Wochen zu malen, bevor man die Bilder analysiert. Nicht einzelne Bilder sind wichtig, sondern vielmehr der Bilderfluss ist aussagekräftig. Es ist wunderbar zu sehen, wie viele verschiedenen Bilder gemalt wurden und dass jede Person über ihren ureigenen, unverwechselbaren Ausdruck verfügt. Durch die Arbeit mit einem solchen Zugang zur Kunst können die Teilnehmer lernen, sich nicht mehr mit anderen zu vergleichen und Eifersucht und Konkurrenzdenken abzulegen. Diese Arbeit kann bei den Teilnehmern einen tiefen Eindruck hinterlassen, der meist noch mehrere Tage nachwirkt. Deshalb ist es wichtig, auf seinen Körper zu achten, sich gesund zu ernähren und zwischen den Sitzungen genügend zu schlafen.

Analysesitzung

Nach sieben Ausdruckssitzungen, in denen wir malen oder modellieren, halte ich eine Analysesitzung ab. Es ist nun an der Zeit, das zu betrachten und zu integrieren, was in der künstlerischen Arbeit zutage trat. Es ist wichtig, Anfang und Ende der Besprechung festzulegen. Eine Analyse kann von drei Stunden bis hin zu zwei oder drei Tagen dauern. Enthalten die Bilder offensichtlich schmerzvolle oder stark persönliche Themen, sollte man die Person immer fragen, ob sie diese Themen in der Gruppe besprechen möchte.

Den Fluss betrachten und fühlen

Nehmen Sie sich die Zeit, jede Arbeit zusammen mit der betreffenden Teilnehmerin intensiv in Stille zu betrachten und über die Bilderreihe zu meditieren. Geben Sie den Farben und Formen Zeit, damit sie ihre Wirkung entfalten können. Achten Sie auf die Gefühle, die sich beim Betrachten einstellen. Alles, was Sie geschaffen haben, ist Teil eines lebendigen Flusses. Bei der Analyse sollten Sie dem, was während des schöpferischen Prozesses zutage getreten ist, mit Zärtlichkeit und Respekt begegnen. Manchmal sind wir regelrecht erstaunt, wenn wir uns die Entwicklung innerhalb einer Bilderreihe vergegenwärtigen und sehen, welche Bilder wir zu Beginn einer Bilderreihe gemalt haben. In dieser Phase ist es hilfreich, zu schreiben, angefangen bei einem Titel für jedes Bild und jede Skulptur. Versuchen Sie, herauszufinden, welche Themen in einer Arbeit präsent sind und ob es wiederkehrende Themen sind. Überlegen Sie gleichzeitig, inwiefern die Bilder Geschehnisse in Ihrem Alltag oder Ihren Träumen widerspiegeln. Betrachten Sie die Formen, Farben und Figuren in der Bilderreihe. Achten Sie darauf, ob Sie nur mit bestimmten Farben gemalt haben und welche Farben Sie gemieden haben. Versuchen Sie, den zugrundeliegenden Fluss zu erspüren und wo dieser Sie hinführen könnte. Lassen Sie sich keinesfalls entmutigen, wenn Sie dies alles nicht intellektuell erfassen können.

Versuchen Sie einen oder mehrere Sätze zu schreiben, um Ihr Gefühl zu einer Reihe auszudrücken. Nach dem Schreiben erhält jede Person eine begrenzte Zeit, um ihre Reflexionen mit der Gruppe zu teilen. Handelt es sich um eine große Gruppe, kann diese Übung paarweise gemacht werden. Die künstlerische Arbeit war ein erster Schritt des Nach-innen-Lauschens und des Geburtsprozesses. Der verbale Ausdruck ist nun ein weiterer Schritt dahin, seinen eigenen Gefühlen mit Anerkennung und seiner Innenwelt mit Achtung zu begegnen. Nachdem eine Teilnehmerin ihre Eindrücke mit der Gruppe geteilt hat, können wir ein paar Fragen stellen, die ihr helfen sollen, sich ihrer Innenwelt bewusster zu werden oder diese besser nach außen tragen zu können. Wir sollten jedoch nicht Fragen stellen wie: »Warum hast du gerade diese Farbe verwendet?«, »Wie hast du diesen tollen Effekt hinbekommen?« oder »Welchen Pinsel hast du verwendet?«. Solche Fragen lenken die betreffende Person von ihren Gefühlen und der Atmosphäre ihrer Bilder ab.

Integrieren der Bilder: Farben

Wählen Sie nach der Betrachtung der Bilderreihe ein Bild aus, mit dem Sie sich eingehender befassen möchten. Erstellen Sie eine Liste aller Farben, die Sie verwendet haben, und schreiben Sie neben jede Farbe mindestens sechs Worte, die Sie mit der jeweiligen Farbe verbinden. Schreiben Sie so frei wie möglich, ohne zu intellektualisieren, z. B. so:

Blau: Himmel, Wasser, Geschwindigkeit, Kornblume, Klarheit, Besänftigung, Majestät, Beruhigung, Sinken
Gelb: Energie, Sonnenlicht, Frühling, Gesang, schnelles Fließen, Weichheit, Blütenblatt

Unsere Assoziationen mit Farben sind sehr persönlich. Vielleicht haben wir eine Schwäche für eine bestimmte Farbe oder eine Abneigung gegen eine andere oder verbinden gewisse Farben mit Jahreszeiten oder bestimmten Lebensabschnitten. Möglicherweise haben wir auch manche Farben gemieden. Arbeiten wir jedoch weiter mit dieser Methode, werden sich unsere Assoziationen zu bestimmten Farben verändern.

Es ist nicht meine Absicht, im Rahmen dieses Buchs lange Betrachtungen zu sämtlichen Farben vorzunehmen. Ich möchte jedoch auf einige Farbaspekte näher eingehen. Im Allgemeinen sind warme Rot-, Orange- und Gelb-Töne aktivierende Farben, die eine konzentrationsfördernde und belebende Wirkung haben. Diese Farben verbinden uns mit der Erde, der physischen Welt und dem Körper. Blau- und Violett-Töne sind aussöhnende Farben mit einer beruhigenden und kühlenden Wirkung, die eher mit Raum und Ausdehnung verbunden sind. Obwohl die Beschäftigung mit Farbsymbolik sicherlich hilfreich sein mag, ist es wichtiger, dass jede Person ihre eigene fühlende Verbindung zu den einzelnen Farben aufbaut. Ich werde noch etwas detaillierter auf bestimmte Farben eingehen.

Viele Menschen haben starke emotionale Verbindungen mit gewissen Farben. Das stellte ich bei den Farben Schwarz und Lila, vor allem aber bei Rot fest. Manche sagen, sie hegten eine Abneigung gegen Rot und würden niemals etwas Rotes tragen, während sich andere in Gegenwart dieser Farbe unwohl fühlen oder sich gar weigern, sie anzusehen. Einige Menschen meiden diese Farbe während mehrerer Monate, und wenn sie sie schließlich verwenden und entdecken, welche Gefühle diese Farbe zutage fördert, kann dies einen Prozess in Gang setzen, der starke Emotionen freisetzt. Im Farbspektrum zwischen Weiß und Schwarz steht Rot an letzter

Stelle und ist somit die Farbe mit dem weitesten Spektrum. Es gibt eine Vielzahl verschiedener Rot-Töne. Ein bestimmter Rot-Ton steht mit der Buddhi-Ebene des Bewusstseins in Verbindung. Rot hängt auch mit dem Ungleichgewicht zwischen Säuren und Basen zusammen – stets auch ein emotionaler Zustand. Tibeter würden die anfängliche Verwendung der Farbe Rot durch einen Lehrer anleiten lassen, der dem Schüler unterstützend zur Seite steht. Bei vielen Menschen stimuliert die Schwingung der Farbe Rot bestimmte Gefühlszustände und kann Emotionen wie Wut, Gewalt oder Angst vor Gewalt hervorbringen. Im Kapitel »Heilkunst und Kreativität« erwähnte ich bereits, dass Rot mit dem Wurzel-Chakra und Orange mit dem Hara-Chakra in Verbindung steht.

Bevor ich anfing, regelmäßig zu malen, mochte ich Rot nicht und fühlte mich unwohl, wenn ich diese Farbe verwendete oder trug. Kurz nachdem ich mit dem Malen begonnen hatte, verwendete ich sie spontan in meinen Bildern. Sie brachte viele Emotionen zum Vorschein, die mit Leiden in Verbindung standen. Diese rote Phase dauerte eine Weile an und floss, oftmals von starken Emotionen begleitet, in meine Bilder ein. Ich entfernte mich von meinen anfänglichen Assoziationen der Farbe Rot mit Angst, Gewalt, Schmerz, Blut und Leiden. Im Lauf der Zeit verband ich Rot mit Lebendigkeit, Leidenschaft, Flamenco, Freude, Kraft, flammender Lebenskraft. Die spontane Verwendung von Rot unterstützte mich dabei, Emotionen freizusetzen, mit denen ich viele Jahre gekämpft hatte. Die regelmäßige Meditation und Arbeit mit Energieübungen boten mir eine Möglichkeit, mit den Gefühlen, die diese Farbe zutage förderte, umzugehen und mich durch sie hindurchzubewegen. Inzwischen empfinde ich es als große Erleichterung, Rot nicht mehr meiden zu müssen. Rot wurde sogar zu einer meiner Lieblingsfarben, die ich sehr häufig trage.

Felicity hatte während mehr als zwanzig Jahren Antidepressiva genommen. Nach einigen Monaten der gemeinsamen Arbeit begannen wir, über die Angstzustände zu sprechen, die ihren Depressionen vorausgegangen waren. Sie war in einer streng katholischen Familie in einem ländlichen Gebiet Frankreichs aufgewachsen. Ihre Probleme hatten in der Kindheit begonnen, als sie in einem Zimmer schlafen musste, in dem ein bemaltes Kruzifix über der Türe hing. Der Anblick des an der Christusfigur herabtropfenden roten Blutes hatte sie in schreckliche Angst versetzt und ihr Albträume beschert, in denen sich Blutbäche von der Statue auf sie ergossen. Nie zuvor hatte sie mit jemandem darüber sprechen können. Dieselbe schreckliche Angst überkam sie, wenn sie als Erwachsene ein Kruzifix sah oder mit der Kirche zu tun hatte. In ihrem Leben hatte sie systematisch die Farbe Rot vermieden. Als wir schließlich darüber sprachen, stimmte sie zögernd zu, ihre Visionen zu malen. Dies brachte nicht nur viele unterdrückte Emotionen an die Oberfläche, sondern auch ein enormes Gefühl von Erleichterung. Sie fühlte sich zunehmend lebendiger, da sie nicht mehr so viel Energie dafür aufwenden musste, ihre Gefühle zurückzuhalten, und somit mehr Kontrolle über ihr Leben hatte.

Schwarz lässt oft mit Tod oder Dunkelheit verbundene Ängste aufsteigen, die bis ins Embryonalstadium im Mutterleib zurückreichen können. Häufig wird diese Farbe mit Unbekanntem in Verbindung gebracht. Deshalb fürchten sich viele Menschen vor Schwärze. Das Schwarze steht auch mit dem Ur-Raum in Verbindung, verfügt über große Sanftheit und absorbiert andere Farben, so dass es oft bei Transformationsprozessen in der Aura präsent ist. Tritt Schwarz in Bildern auf, steht es nicht notwendigerweise mit etwas Negativem in Verbindung, sondern kann auch ein Indikator für das Durchlaufen einer Transformation sein. In manchen Fällen können jedoch große Flächen von Grau-, Braun- und Schwarz-Tönen auf eine depressive oder melancholische Neigung hinweisen.

Auch Lila ist eine Farbe, die starke Reaktionen hervorrufen kann und die viele Menschen entweder mögen oder gänzlich vermeiden. Lila ist eine Mischung aus Blau und Rot und kann uns mit einer Bewegung in Verbindung bringen, die uns über unsere Emotionen hinausführt. Manche Menschen verbinden mit Lila Tod, Macht und Ernsthaftigkeit, weshalb sie die Farbe nicht mögen.

Gestalten und Formen

Nehmen Sie sich Zeit, auf andere Aspekte des Bilds zu achten. Da unsere Bilder Unverarbeitetes aus dem Unbewussten zutage fördern, können wir sie auf ähnliche Weise wie unsere Träume deuten. Alles, was wir beim spontanen Malen auf Papier bannen, ist eine Widerspiegelung der Ereignisse in unseren Energiefeldern. Wir können uns unsere Kenntnisse der Wirkungsweise von Energien und der Heilkunst bei der Deutung unserer Bilder zunutze machen. Betrachten Sie die Gestalten, Formen, Jahreszeiten, Tageszeiten und die Elemente Erde, Wasser, Feuer, Luft. Welche Elemente sind präsent, welche fehlen (siehe auch Kapitel 6)? Achten Sie darauf, wo diese Elemente sich auf dem Papier befinden. Verwendete die betreffende Person das gesamte Blatt oder nur einen Teil? Was befindet sich oben, was unten, was rechts und was links?

Wir können die rechte Seite des Bilds als Analogie zur rechten Körperhälfte und die linke Seite als Analogie zur linken Körperhälfte betrachten. In den vorhergehenden Kapiteln wurde bereits erläutert, dass die rechte Körperhälfte für die Bewegung hin zum Ausdruck und zur Tat stehen kann, während die linke Körperhälfte für die Verbindung zu jemandes innerem Selbst und seinen Gefühlen steht. Der obere Teil des Blatts kann widerspiegeln, was sich im Kopfbereich und auch in Beziehung zum höheren Bewusstsein abspielt. Menschen mit Problemen in der unteren Körperhälfte möchten nicht gerne auf der unteren Blatthälfte arbeiten oder meiden die Verwendung kräftiger Farben. Sie neigen dazu, in den Mittel- und Oberteil des Blatts zu entschweben und haben dabei häufig ein Problem damit, sich auf ihre Visionen zu konzentrieren oder diese zu materialisieren. Eine Vision zu »erden« und auf den Boden der Tatsachen herunterzuholen, kann sich für sie als innerer Kampf gestalten, denn unbewusst halten sie sich selbst von der Erde und ihrer unteren Körperhälfte fern. Haben Menschen Schwierigkeiten mit der Erdpolarität, so kann sich dies auch durch Unbeweglichkeit, Langsamkeit und übermäßige Detailverliebtheit bemerkbar machen, so als wären sie auf den Erdboden gefallen und hätten nun Schwierigkeiten, wieder hochzukommen. Sofern das Bild eine Bewegung zeigt, achten Sie darauf, in welche Richtung sie verläuft.

Weist das Bild Muster auf, sollten Sie zählen, in wieviele Abschnitte das Muster unterteilt ist. Achten Sie darauf, ob Zahlen in das Bild integriert sind. Achten Sie auf jedes noch so kleine Detail. Achten Sie vor allem darauf, was eine bestimmte Form für Sie bedeutet. Falls erforderlich, können Sie später auch noch andere Quellen wie Informationen zu eventuell vorkommenden Symbolen oder Zahlen zu Rate ziehen. Schreiben Sie sich Ihre Entdeckungen auf. Gehen Sie dann zurück an den Anfang ihrer Aufzeichnungen, und lesen Sie sich Ihre Notizen nochmals aufmerksam durch.

Setzen Sie sich nach einer Weile hin, und meditieren Sie über das Bild. Sie können sich auch vorstellen, Sie befänden sich selbst in ihrem Bild. Erlauben Sie weiteren Gefühlen oder Worten, hochzukommen, und versuchen Sie sodann, in einigen prägnanten Sätzen eine Zusammenfassung des Bilds aufzuschreiben. Teilen Sie ihre Zusammenfassung nun einem Partner oder der Gruppe mit. Dies kann einige überraschende Aspekte zum Ergebnis haben. Wir können uns selbst auch fragen, mit welchem Teil unseres Körpers oder welchem Chakra dieses Bild in Verbindung steht. Ein Bild, in dem Feuer abgebildet ist, kann eine Verbindung zum Solarplexus darstellen. Wir erinnern uns, dass der Solarplexus mit Selbstakzeptanz und Selbstliebe oder mit Ängsten in Verbindung steht. Ein großer, brauner Bär, der durch den Wald stapft, kann eine Verbindung zu unserem Hara-Chakra und unserer eigenen Kraft und Instinkt-Energie darstellen.

Dialog-Arbeit

Ein weiterer Schritt des Integrierens ist es, mit den Gestalten und Formen in unserem Bild in den Dialog zu treten. Mit geschlossenen Augen können wir uns vorstellen, dem Prinzen in der Ritterrüstung aus unserem Bild gegenüberzustehen und ihn zu fragen, welche Botschaft er uns übermitteln möchte. Wir können die große Welle oder die ausgedörrte Erde auf unserem Bild ansprechen, und sie werden uns antworten. Sonia, eine Tänzerin, malte einen wunderschönen blauen Vogel, der in der Mitte des Bilds hoch über der Erde Pirouetten drehte. Im Gespräch mit dem Vogel wurde ihr bewusst, dass der Vogel mit ihrem Herzen in Verbindung stand. Der Vogel hatte Zeit, sich zu entspannen und Inspiration zu schöpfen, indem er sich auf den Luftströmungen wiegte und in den Lüften spielte. Er konnte auf die Erde hinabblicken und all dic Geschäftigkeit auf dem Boden betrachten, ohne dabei sich selbst oder die Freude in seinem Herzen zu verlieren. Sie fing an, den Vogelflug in einem langsamen, zutiefst bewegenden Ausdruck zu tanzen, und erkannte dabei, dass es sich bei dem Vogel um ihre innere Freude handelte, die sie stets begleitete, wenn sie sich nur die Zeit nahm, sich mit ihr zu verbinden.

Isabelle malte ein einsames, auf einem Hügel vor einem funkelnden Sternenhimmel stehendes Haus mit hell erleuchteten Fenstern. Anfangs verband sie dies mit ihrem eigenen Gefühl von Einsamkeit. Im Dialog mit dem Haus eröffnete sich ihr jedoch eine andere Variante. Es erzählte ihr, es sei nicht unglücklich, obwohl es fern von anderen Häusern oder Menschen stehe. Die Stille des Landes half ihm, auf sich selbst zu hören. Nachts konnte es der Musik der Sterne lauschen. Die Menschen, die in diesem Haus lebten, waren Künstler, die sich auf die feinen Schwingungen des Geistes der Natur eingestimmt hatten und dies mit anderen teilen wollten. Dafür standen die hell erleuchteten Fenster. Am Ende des Dialogs willigte das Haus ein, das Lied der Sterne zu singen, ein einfaches Lied von unbeschreiblicher Kraft und Schönheit. Während des Lieds wurde jeder, der ihm lauschte, in eine andere Stimmung versetzt. Einige nahmen Farben wahr oder sahen Bilder, die sie anschließend malen oder zeichnen konnten. Den Möglichkeiten sind keine Grenzen gesetzt.

Leite ich gemeinsam mit meinem Mann, der Musiktherapeut ist, Gruppen, arbeiten wir ähnlich. Ein Falter auf einem Bild wird zu Schmetterlingsmusik, an der sich die ganze Gruppe beteiligt. Ein junger Mann mit einer Lernstörung, der gerne große Lastwagen malte, konnte dem Lastwagen durch Trommeln und Singen klanglichen Ausdruck verleihen. Dies führte ihn dazu, einige der Aggressionen, die er zurückgehalten hatte, auf spielerische und sichere Weise auszudrücken. Versuchen Sie stets, zu erspüren, ob es möglich ist, das Gefühl des Bilds durch ein anderes Medium wie Gesang, Tanz, Musik oder Poesie auszudrücken. Auf diese Weise können wir den uns umgebenden Raum mit uns selbst füllen, um die Realität unserer Gefühle auszudrücken. Dies hat eine höchst ermächtigende Wirkung.

Wir erlauben dem, was in unserem Inneren steckt, gesehen und gehört zu werden und Auswirkungen auf andere zu haben. Das ist mit unserer aktiven Bewusstseinsebene verbunden, mit der wir in Kontakt treten, wenn es uns gelingt, den geschäftigen Verstand zur Ruhe zu bringen. Der Kontakt mit dem aktiven Bewusstsein ermöglicht uns, aus unserer eigenen Weisheit zu schöpfen oder, anders ausgedrückt, Eigenschaftsenergie in unseren Körper aufzunehmen. Nur wenn sich das Hara-Chakra im Gleichgewicht befindet, können wir in Kontakt mit unserer inneren Führung treten. Je länger wir auf diese Weise arbeiten, desto mehr gewöhnen wir uns daran, auf uns selbst zu hören und desto tiefer sind die Ebenen der intuitiven Weisheit und des gefühlten Wissens, mit denen wir in Kontakt geraten. Zuerst werden wir dies vornehmlich in unserer künstlerischen Arbeit tun, bald wird es uns jedoch zur zweiten Natur. Wir finden heraus, dass wir Entspannung in der Gegenwart, Vertrauen in das Leben und ein Gefühl der Zufriedenheit erlangen können, indem wir uns aus uns selbst heraus nähren. Dies ist ein Weg, wie Menschen Frieden finden können und Frieden in der Welt gestiftet werden kann.

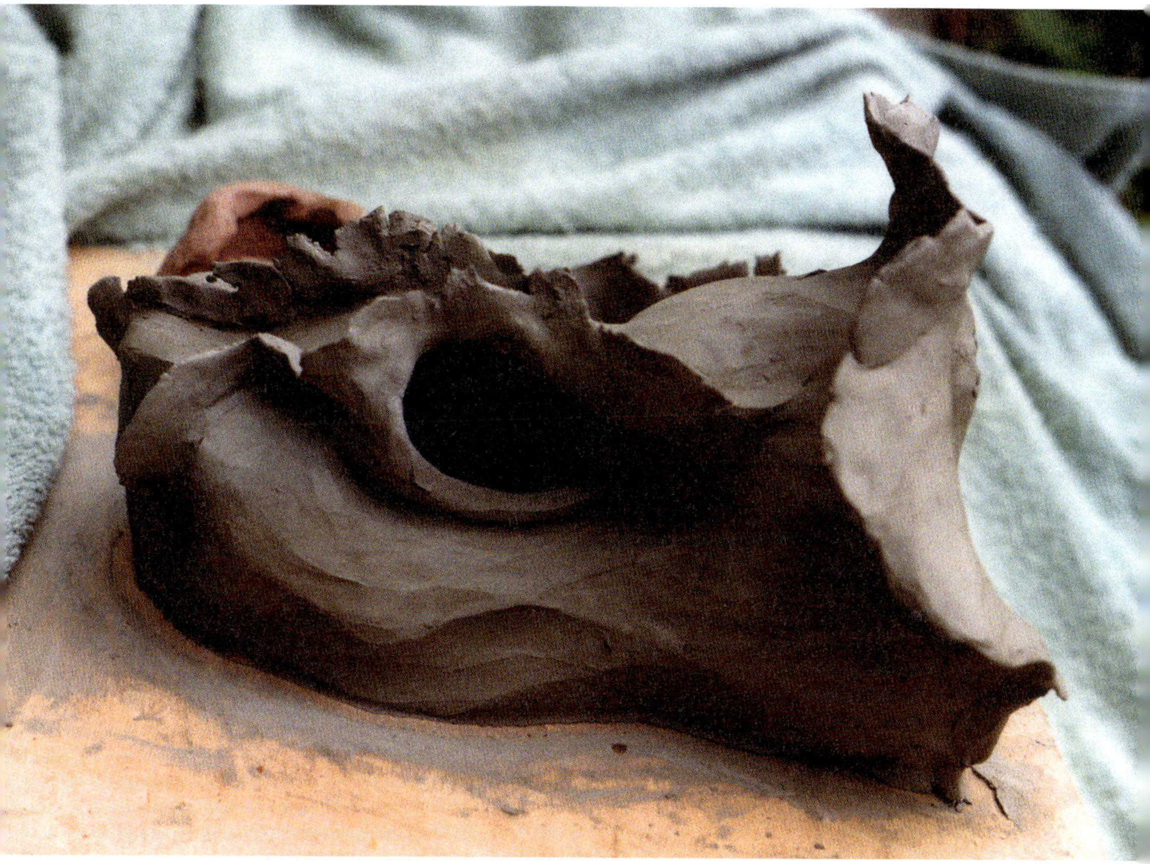

▲ **Die Erde wird sprechen** (1998)

Und die Erde wird sprechen

Der dunkle, graue Ton ist kalt und nass,
er riecht nach Eisen in meinen Händen.
Hämmernd, leerend, Raum schaffend,
mehrere Monate, seit ich ihn zuletzt berührte.
Ich beginne langsam, die kalte Oberfläche zu liebkosen,
zu lauschen, bis meine Hände eine Richtung vorgeben.
Ein Ohr, keines Menschen Ohr, vielmehr der Erde Ohr,
ein Ohr, das fließenden Wassern lauscht,
dem Vogelsang, den Schreien ungezählter Schlachten,
den Tränen vieler Mütter, dem Atem vieler Liebender.
Aus dem Ohr tritt ein Gesicht hervor, unbekannt,
das Gesicht der Erde, es liegt versteckt
an dunklem Ort wie das Zwergengold,
dort, wo der Regenbogen endet.

Das gab's noch nie: Einfach so auf das Gesicht
der Erde zu stoßen, wo Gott leibte und lebte.
Die Erde mit geschlossenen Augen, gleich einer blinden Frau,
die erlauscht, erspürt aus dem Urgrund des Fühlens.
Ein Gesicht, das Zeugnis gibt von allem, das es je berührte.
Ihr Körper fasst die Erinnerung ganzer Jahrhunderte und
hat noch nicht gesprochen. Und doch bereitet sich dieses vor:
Beim Formen des Gesichts schuf meine Hand ein Loch.
Langsam beginnt ihr Atmen, tiefes Einatmen.
Sie sammelt Worte, bald schon wird sie sprechen,
wird die Geheimnisse ausschütten, die sie hütete
wie edle Metalle tief in ihren Eingeweiden.

Meine Hände spüren die Nähe einer Person,
in Stille wartend, die Knie bis zum Mund angezogen.
Ein Adlertänzer sang einen heiligen Gesang.
Die blau-weiße Vogelmaske auf dem Gesicht,
fließt seine Stimme in die Landschaft und schafft
einen Raum, in dem man der Erde lauschen kann.
Zwischen Ein- und Ausatmen der Erde,
am Ende des Liedes des Adlertänzers,
ein Augenblick tiefer Stille, der sich der Ewigkeit
auftut, schwanger ist, darauf wartet, geboren zu werden.

Lange verborgen in den Knochen – niemand weiß, was sie fühlte.
Bald schon wird die Erde alte Geheimnisse enthüllen.
Die Felsen und Bäume entsinnen sich ihrer Gefühle,
wie Gold erscheint die Weichheit Liebender an einem Frühlingstag,
schwarzer Hass von Soldaten, die rotes Kinderblut vergießen.
Die Erde wird sprechen, so dass die Flüsse gereinigt werden,
so dass ihre Lebenskraft wieder frei fließen kann, so dass sie
erneut Vertrauen fühlt, dass
die Fußspuren aller, die ihr Antlitz betreten, Gottes sind,
so dass sie ihre Augen wieder öffnen kann, ohne Furcht
vor dem, was sich ihr zeigt.

▸ **Durch die Wand** (Frau mit Dreieckshaupt, 1999)
Und die Rosenblütenblätter fallen, eins nach dem anderen
durch die Kühle, leuchtende Farben im Grau,
hinab auf die Knochen, ihre blutenden Füße, in die Erde hinein.
Rosenrot, gelb, weiß für die Kinder,
füllen die Luft mit Süße
für all das kurze Leben.
Dass wir in Freude leben,
dass wir blühen und gedeihen,
dass wir uns fühlen, wenn wir erschaffen,
dass Grausamkeit und Leid enden
und Schmerz sich verwandelt,
umschlossen von einem sich öffnenden Herzen.

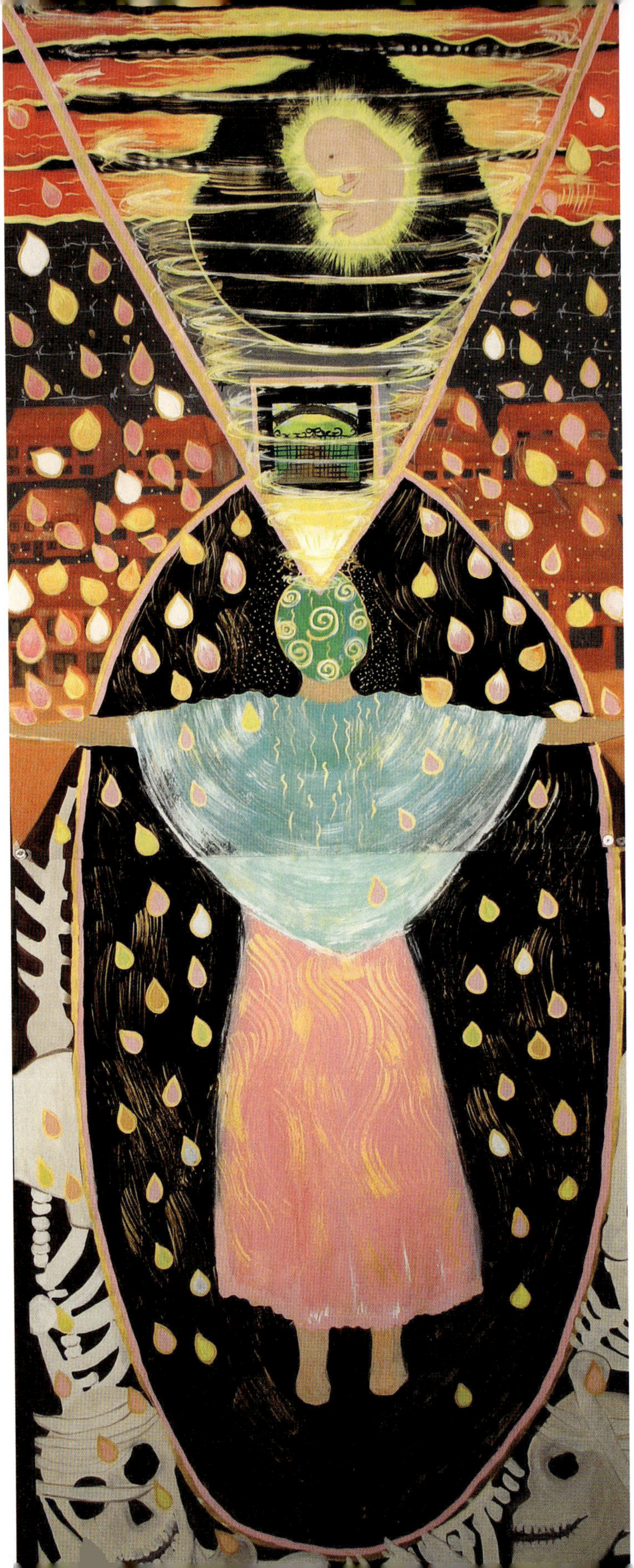

5 Kreativität als Weg tiefer Transformation

Nur in Ihrem eigenen Innern lebt jene andre Wirklichkeit, nach der Sie sich sehnen. Ich kann Ihnen nichts geben, was nicht in Ihnen selbst schon existiert, ich kann Ihnen keinen andern Bildersaal öffnen als den Ihrer Seele.
Hermann Hesse[15]

ÜBER EINEN LÄNGEREN ZEITRAUM HINWEG regelmäßig angewendet, weist die Arbeit mit dem spontanen Ausdruck große Ähnlichkeit mit Meditationspraktiken auf. Es handelt sich um aktive Meditation, da wir nicht stillsitzen, sondern unseren Geist fokussieren und unsere Hände verwenden, um schöpferisch tätig zu sein. Der Dalai Lama sagt, unser gegenwärtiges Bewusstsein sei die Summe des Bewusstseins unserer früheren, in unendliche Vorzeiten zurückreichenden Existenzen. Je nachdem, in welchem Maß wir an uns arbeiten und uns auf die schöpferische Tätigkeit vorbereiten, spiegeln unsere Bilder oder Modelle also verschiedene Dimensionen unseres Selbsts wider. Zudem ermöglicht uns diese Arbeit, unser Leben zu entschleunigen, unsere Konzentration zu schulen und, wenn wir dieser Arbeit regelmäßig nachgehen, in einen Prozess der Transformation unserer Emotionen einzutreten, um uns zunehmend für unsere Qualitäten zu öffnen. Während dieser Tätigkeit müssen wir so wenig wollend und kontrollierend wie möglich sein.

Der große Vorteil der aktiven Meditation liegt darin, dass sie auch Menschen zugänglich ist, die sich von anderen Meditationsformen nicht angesprochen fühlen und meditativen Praktiken gegenüber skeptisch eingestellt sind. Zudem wirkt sich diese Tätigkeit sehr vorteilhaft auf Menschen aus, die nicht über die anfängliche Ruhe verfügen, sich der stillen Versenkung und der Bewusstseinsarbeit hinzugeben. Ich habe diese Methode bei einer Vielzahl verschiedener Teilnehmergruppen angewendet, so z. B. in einem Zentrum zur Suizidprävention, mit Gefängnisinsas-

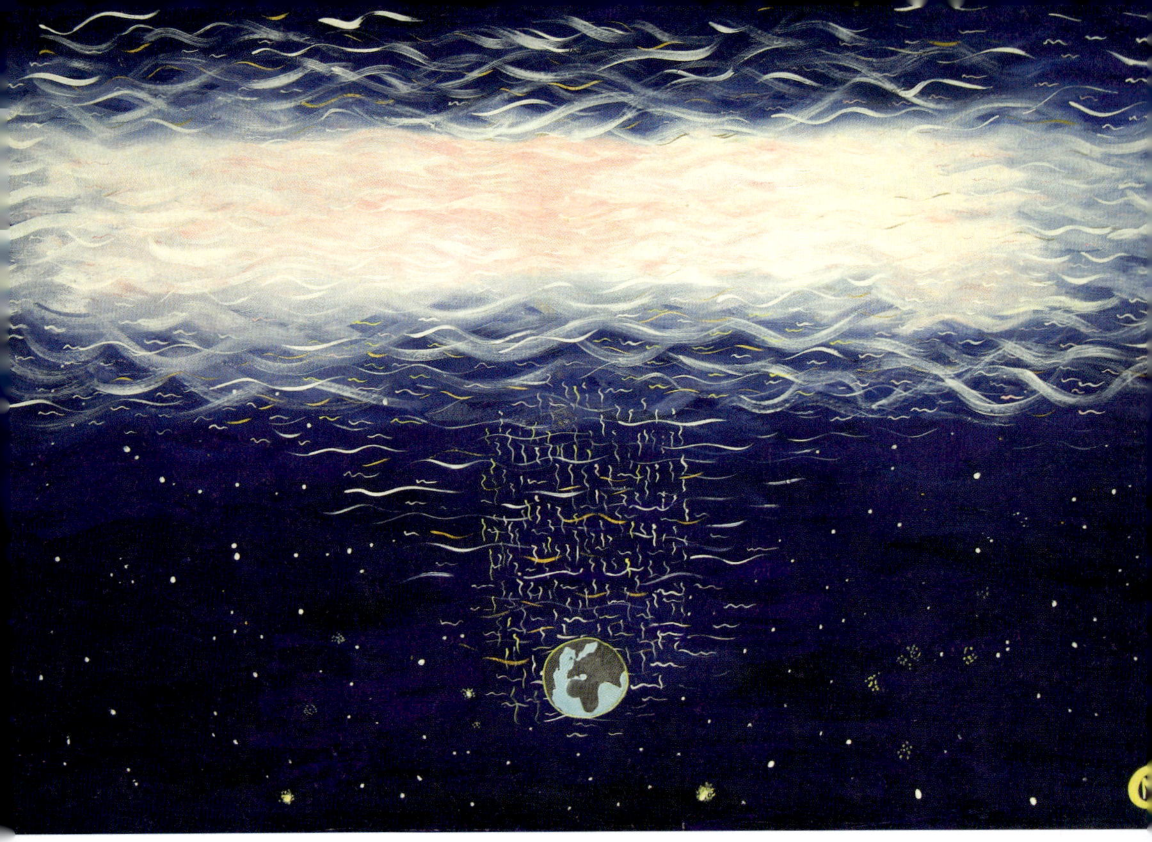

▲ **Die Liebe über der Erde** (1993)
Ich nutze gerne die Ruhe der Nacht, um zu malen. Es war bereits spät, als ich mit diesem Bild begann. Nach einer Weile hatte ich plötzlich das Gefühl, nach oben, hoch in den Himmel über dem Haus gezogen zu werden. Alles war ruhig und still, und ich schien mich höher und höher zu bewegen, bis ich mich über der Erde befand. Ich sah, wie eine Konzentration weicher, rosafarbener »Liebes-Energie« auf die Erde strahlte, die so dringend der Heilung bedarf. Ich erkannte auch, dass dieses Erlebnis als Symbol für die Eigenschaftsenergie steht, die wir alle in uns tragen und die uns umgibt und nur darauf wartet, in unserem Leben zum Einsatz zu kommen. Je mehr wir unsere eigenen Blockaden heilen und unsere Polarität ins Gleichgewicht bringen, desto besser können wir diese Energie aufnehmen, um sie über das Herz an andere weiterzugeben. Nachdem ich das Bild gemalt hatte, schrieb ich den folgenden Text: »Es ist diese zunehmende Schwingung der Liebe, die zu einer Schwingungszunahme im Energiefeld der Erde führt und vielen Menschen ermöglicht, ihr Bewusstsein deutlich anzuheben. Wir sind in einen natürlichen Entwicklungsprozess eingebunden: eine kollektive Bewegung weg von der Angst, hin zur Liebe. Seit dem letzten Krieg hat sich diese Energie erhöht und fördert nun viele ehemals verborgene Gefühle und Emotionen zutage, die es mit Hilfe des zunehmenden Bewusstseins zu transformieren und zu reinigen gilt. Obwohl das Leben in der heutigen Zeit nicht einfach ist, ermöglicht diese Zeit auch große Bewusstseinssprünge, wenn wir vertrauensvoll und aufrichtig vorwärts schreiten«.

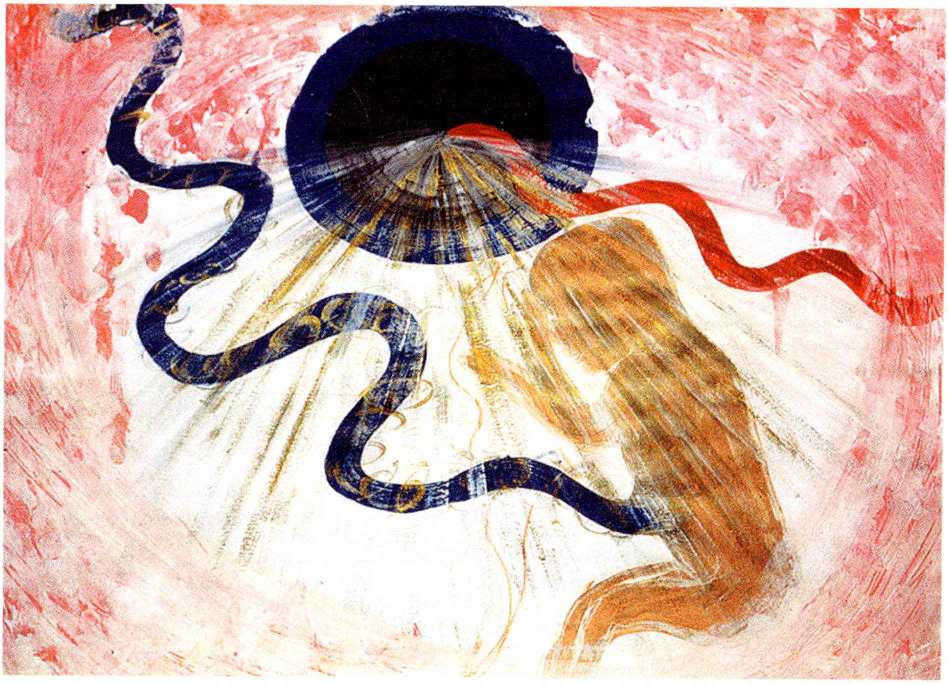

▲ **Sich dem Universum öffnendes Selbst** (1990)
Das Bild zeigt, wie die persönliche Nabelschnur durch eine mit der universellen Quelle verbundene Nabelschnur ersetzt wird. In Verbindung mit dem Nabel und dem Solarplexus stehende Energieblockaden in der Körpermitte können sich wie ein Gürtel anfühlen, der eine Trennung zwischen der oberen und unteren Körperhälfte erzeugt. Unsere individuellen und kollektiven Ängste, die unseren Ausdruck beschränken, werden im Solarplexus festgehalten. In der Nabelgegend werden Erlebnisse festgehalten, die zur Störung des fühlenden Kontakts mit unserem Selbst führen, wie z. B. die Emotionen unserer Mutter, die wir im Mutterleib aufgenommen haben, eine schwere Geburt, unerledigte Reste aus Beziehungen oder Schockerlebnissen. Wenn es uns gelingt, diese Emotionen zu transformieren und die Energie im Nabelbereich freizusetzen, können wir dieses Gefühl des Einsseins, der Verbundenheit mit allen Dingen, wiederentdecken. Es entsteht, wenn wir uns dem Rhythmus des Lebens öffnen. Wir können durch den Wald gehen und uns eins mit den Bäumen fühlen, uns von der Stille der Sternennacht nähren. Wir können uns vom Ausdruck der Gefühle unseres Herzens regelrecht mitreißen lassen. Atmen wir sacht durch den Bauch, können wir die Welt durch unsere Empfindungen und Gefühle erleben, wie dies meiner Erfahrung nach viele Babys und Kleinkinder tun. Einige Wochen, nachdem ich dieses Bild gemalt hatte, las ich eine Stelle in einem Buch über einen schamanischen Initiationsritus in Afrika, der mit einem ähnlichen Prozess zu tun hatte. Die Initianten wurden durch Meditationspraktiken und lange Fastenzeiten geführt, um die Verbindung zu ihrer Mutter, symbolisiert durch die Nabelschnur, zu durchtrennen und sich dem Universum zu öffnen.

sen, Arbeitslosen, Kindern, in Gruppen zur Selbstentwicklung sowie in Meditationsgruppen.

Die Nutzung des spontanen Ausdrucks bietet uns die Möglichkeit, eine neue geistige Routine zu erlernen, bei der wir nach innen gehen und Gefühle in einer sichtbaren Form nach außen tragen. Zudem kann der spontane Ausdruck den nächsten Schritt für Menschen darstellen, die ihr Innenleben bereits mit Hilfe der Psychotherapie oder anderer Techniken erforscht haben, da es ein Schritt zu einem Zustand vollständigen Aktiv- und Unabhängigseins ist. Er lehrt uns die Bewegung von innen nach außen und ist eine Möglichkeit, sich durch emotionale Beschränkungen hindurchzuarbeiten, in Kontakt mit eigenen Qualitäten zu treten und sich dem Rhythmus des Lebens zu öffnen. Da bildnerische Arbeit grundsätzlich eine nonverbale Tätigkeit ist, ermöglicht sie, dass tiefere Ebenen des Selbsts an die Oberfläche treten und erkannt werden, die ansonsten von Ausdrucksangst und defensivem Sprachgebrauch zurückgehalten worden wären. Das Erlernen des Ausdrucks ist ein wichtiger Schritt in jedem Entwicklungsprozess. In der heutigen Welt ist das schlichtweg eine Notwendigkeit.

Viele Kinder reagieren höchst sensibel auf Energien und Stimmungen, lernen jedoch nicht, ihrer Wahrnehmung Ausdruck zu geben und werden entmutigt, wenn sie solches selbständig versuchen. Sie wachsen damit auf, dass sie einen Großteil ihres Ausdrucks zurückhalten, da ihnen das Stillhalten im Kindesalter die Möglichkeit zum Selbstschutz bot. Durch meine Arbeit mit vielen Erwachsenen, die solche introvertierten Strukturen aufweisen, habe ich erkannt, welch ausgezeichnetes Werkzeug die spontane Kreativität zum Erlernen des Gefühlsausdrucks und somit zur natürlichen Erweiterung der eigenen Energie darstellt. Während dieser inneren Weitung ist die betreffende Person weniger anfällig dafür, sich überrannt zu fühlen und durch dominantere oder ausdrucksstärkere Menschen in ihr Schneckenhaus zurückgestoßen zu werden. »Es ist, als hätte ich einen Ganzkörper-Regenschirm geöffnet«, »Ich fühle mich erfüllt von mir selbst«, »Mein ganzes Energiefeld weitete sich aus, und ich habe das Gefühl, mich endlich entspannen zu können«, »Ich fühlte mich so groß und voller Energie, dass ich noch Stunden nach dem Malen nicht schlafen konnte«.

Die Kreativität ist mit dem innersten Kern oder der Essenzenergie verbunden, die sich im Zentrum der Wirbelsäule befindet. Diese Energie dehnt sich aus, wenn wir die männliche und weibliche Seite in uns wieder zusammenbringen, beispielsweise wenn wir schöpferisch tätig sind. Dies ermöglicht uns eine Art feinstofflicher Regeneration. Es ist der Weg, der uns aus dem Stauwasser hinaus in den vollen Fluss der eigenen Lebensenergie führt. Der künstlerische Prozess ermächtigt uns, indem er uns lehrt, Vertrauen in uns selbst und in getroffene Entscheidungen zu gewinnen. Die künstlerischen Arbeiten fungieren oftmals als Spiegel und als Werkzeug, um verschiedene, zuvor meist unsichtbare Dimensionen unseres Selbsts sichtbar zu machen und uns somit zu mehr Selbsterkenntnis zu verhelfen.

Die Arbeit mit künstlerischen Medien bietet uns einen sicheren Anker im Hier und Jetzt, der uns ermöglicht, innere Hindernisse zu überwinden, ohne dass wir dabei befürchten müssten, im Chaos zu versinken. Verfügen wir über Einblicke in den Aufbau des Menschen, die verschiedenen Ebenen der Energiefelder sowie die Energiezentren und ihre Verbindungen mit Farben, Emotionen und den Elementen, dann wird es uns leichter fallen, den Fluss der Kreativität zu steuern. Es ist wichtig, sich in Erinnerung zu rufen, dass wir alle eine intuitive Intelligenz in uns tragen, die uns zu unseren eigenen Qualitäten führt, gleichgültig, welche momentanen Hindernisse sich uns in den Weg stellen mögen.

Dem Schweizer Heiler Manuel Schoch zufolge handelt es sich bei allen Problemen um blockierte Qualitäten, die nach Ausdruck verlangen. Halten Sie also stets Ausschau nach dem Silberstreif, der sich auch hinter den dunkelsten Wolken abzeichnet. Oftmals identifizieren wir uns mit den Wellen auf der Wasseroberfläche, mit verschiedenen Emotionen, und haben vergessen, dass wir nach vorne getragen werden von einer viel sanfteren Unterströmung, die sich tief unter der Wasseroberfläche befindet und der die Wellen nicht das geringste anhaben können.

Die Arbeit mit dem spontanen Ausdruck in Verbindung mit unseren Gefühlen und unserem Bewusstsein bewirkt, dass sich unser Körper und unsere Atmung gleichsam umkehren, so als machten wir kehrt und gingen flussaufwärts bis zu der Stelle, an der die Quelle aus der Erde entspringt: Diese Reise gestaltet sich für jeden unterschiedlich. Einigen mag sie relativ leicht fallen, für andere mag sie eine Herausforderung sein, deren Ausführung viel Geschick und ein hohes Maß an Bewusstheit erfordert. Je freier unsere Lebensenergie fließen kann, desto kraftvoller und selbstsicherer wird unser kreativer Ausdruck sein.

Bildinhalte

Wenn wir mit dieser Art von Arbeit beginnen, ist der kreative Fluss womöglich voller Geröll, Astwerk, alten Glasflaschen und Plastiktüten, die auf der Wasseroberfläche dahin treiben, und an manche Stellen liegen vielleicht sogar große Felsbrocken, die den Fluss umleiten. Vielleicht hat sich an einer Stelle durch all den angeschwemmten Müll ein großer Damm gebildet. Im Wasser befinden sich jedoch auch Gold und Silber und Juwelen, die wir bei der Arbeit entdecken können. Sobald Sie einen Raum schaffen, in dem sich das innere Selbst Ausdruck verleihen kann, werden viele Bilder an die Oberfläche kommen.

Wie auch in der Meditation können während der Arbeit Emotionen zutage treten, Erinnerungen können sich spontan einstellen, oder wir kommen mit freudiger Erregung, Glück, Trauer, Freude oder einem ganzen Strang kreativer Gedanken in Kontakt. Dies kann sogar Reaktionen unseres physischen Körper auslösen. Die Motive, die sich in Ihren Bildern finden, kommen aus Ihrem Unterbewusstsein und bergen enormes Potenzial zur Steigerung der Bewusstheit und des Verständnisses ihrer selbst. Die Bilder und Skulpturen, die Sie erschaffen, werden Sie auf ganz individuelle Weise und in Ihrem eigenen Tempo vorwärts führen und Ihnen so ermöglichen, Harmonie und Heilung in Ihr Leben zu bringen. Manchmal fördert unser Unbewusstes inspirierende und erhebende Bilder ans Tageslicht, die Sie auf Ihrer Reise bestärken und ermutigen werden. Stella schrieb folgende Zeilen zu ihren Bildern: *»Durch meine Bilder bin ich in Kontakt mit einem starken Gefühl der Führung getreten, so als wäre ich auf eine Weise behütet und beschützt. Den Symbolen und den Farben kann ich entnehmen, dass ich dabei bin, mich meiner Spiritualität in einer ganz unerwarteten Weise zu öffnen. Da ich mich nie an meine Träume erinnern kann, bieten mir meine Bilder viel Einblick in mein Selbst und die Prozesse in meinem Inneren. Das hilft mir, ruhiger zu werden und darauf zu vertrauen, dass momentan Veränderungen vor sich gehen, auch wenn es keine äußeren Anzeichen dafür gibt.«*

Es ist auch möglich, dass wir durch das Arbeiten mit Farben oder durch das Modellieren mit Ton ganz unerwartete Lösungen zu Problemen finden. Die Erfahrung, die wir beim Malen oder Modellieren machen, ist ebenso wichtig wie das konkrete Bild oder die konkrete Skulptur, die wir dabei erzeugen. Ingrid sagte einmal nach einer Sitzung: *»Als ich heute ins Atelier kam, war ich wegen eines Vorfalls in der Arbeit geknickt und wütend, und diese Gefühle schienen sich in den Ton zu ergießen – langsam fühlte ich mich wohler und modellierte zu meiner Überraschung eine tanzende Figur. Bei der Analyse fing ich dann schließlich an, ein mit der Figur verbundenes Lied zu singen, und fühlte mich auf dem Nachhauseweg richtig glücklich.«*

Mitunter rufen die Bilder bei ihren Malern schmerzhafte Emotionen wach, wie z. B. Kindheitserinnerungen oder unverarbeitete Traumata. Oft entdecken Menschen, dass sie plötzlich in der Lage sind, sich konstruktiv mit zuvor nur schwer zu lösenden Blockaden, die mit non- bzw. präverbalen Strukturen in Verbindung stehen, auseinanderzusetzen. Denn das Malen und Modellieren gibt uns ein nonverbales Mittel an die Hand, unsere Gefühle auszudrücken, denen wir später noch verbal Ausdruck verleihen können, wenn wir dies möchten. Um solch schwierige Strukturen zu lösen, bedarf es jedoch meist vieler Sitzungen und Bilder.

Eine Frau nahm an einer wöchentlichen Malgruppe teil, da sie infolge eines Umzugs in eine neue Umgebung und der Geburt von Drillingen unter relativ schweren Depressionen litt. Obwohl sie nie zuvor gemalt hatte, fiel es ihr sehr leicht, sich durch ihre Bilder auszudrücken. Sie begann eine ganze Bilderreihe zu malen, durch die sie einerseits erkannte, dass ihre gegenwärtigen Probleme mit ihrer Kindheit zu tun hatten, und andererseits in Kontakt mit einer starken, schöpferischen Energie treten konnte, die offenbar im Tanz Ausdruck finden wollte. In der Kreativarbeit hatte sie ein Mittel gefunden, in Kontakt mit ihren Gefühlen zu treten und ihnen auf eine für sie ganz neue Weise Ausdruck zu verleihen. Sie fing an, in ihrer Familie Bedürfnisse, Hilfewünsche sowie ihre Grenzen zu äußern – und nach einer Weile legten sich ihre Depressionen. Sie nahm nun auch Flamenco-Unterricht und entdeckte ein wunderbares Gefühl der Lebendigkeit.

Unser inneres Selbst nimmt sich die Zeit, die es braucht, und die Veränderungen werden durch Kreativarbeit Schritt für Schritt herbeigeführt. Wo soeben noch eine Wüste war, entsteht plötzlich neues Leben, wo soeben noch Dunkelheit und Kampf herrschten, ist plötzliche Sonnenschein und Kinderspiel. Indem wir uns angesichts dieser Prozesse in Geduld üben, lernen wir, auf unseren eigenen Sinn für den rechten Augenblick zu hören und ihm zu vertrauen. Wir können auch Gefühle, die mit spirituellen Erlebnissen oder »unbekannten« Dimensionen unseres Selbsts in Verbindung stehen, spontan in Farbe und Form ausdrücken. Solche Erfahrungen sind meist multidimensionaler Natur und lassen sich anfangs nicht in Worten ausdrücken. Ein wichtiger Teil dieses Ansatzes ist es, aufzuzeigen, wie die Kraft und die Bewusstheit unserer spirituellen Ebene genutzt werden kann, um Probleme zu transformieren.

Vor zwei Wochen malte Ella in einer meiner spontanen Kunstgruppen ein Bild, dessen Entstehung ein schmerzhafter Prozess für sie gewesen war. Es zeigte eine schreiende Frau mit blutüberströmtem Gesicht. Sie verweilte bei diesem Bild und fühlte Angst, Trauer und emotionalen Schmerz. *»Vielleicht steht das mit meiner ersten Ehe in Verbindung, in der mich mein Mann schlug. Ich verbrachte viel Zeit in Therapie und dachte, nun über diesen Schmerz hinweg zu sein. Deshalb überrascht es mich, ihm erneut zu begegnen.«*

Dieses erste Bild hatte sie verhältnismäßig schnell zu Beginn der zweistündigen Sitzung gemalt. Wir sprachen ein wenig und gingen dann zu ihrem nächsten Bild über, einem abstrakten Bild in Pastellgrün und Gold. Sie ging ganz in ihrer Arbeit au. Nachdem sie das Bild beendet hatte, erzählte sie mir, dass dies »das Rückgrat Gottes« sei und sie in diesem kreativen Zustand gesehen habe, dass alles Leben sich stets im Fluss, stets im Zustand der Schöpfung befände. Während sie dieses zweite Bild malte, war sie so konzentriert und stand in so tiefem Kontakt mit sich selbst, dass sie sich zur Gänze aus den schmerzvollen Gefühlen des ersten Bilds befreien konnte. Ihr drittes Bild an diesem Nachmittag stellte einen Kreis dar, in dessen Mitte sich ein fahler Lichtschein befand. Es zeigte den Usprung allen Lebens.

In jenen zwei Stunden hatte sie eine tiefe Quelle der Inspiration angezapft. Da sie dies durch Farben ausgedrückt hatte, hatte sich die Verbindung bis zu ihrem innersten Kern ausgeweitet und ihr gesamtes Energiefeld erfüllt. *»Ich habe ein herrliches Gefühl von Fülle und Inspiration, so als hätte ich an Wahrheiten gerührt, mit denen ich immer in Kontakt bleiben möchte, da sie mir Sicherheit und tiefe Freude vermitteln.«* Die schmerzvollen Gefühle hatten sich auf das erste Bild bezogen und waren an die Oberfläche getreten, während sie mit ihrem Bild weiter in die Tiefe vordrang. Diese Emotionen hatten eine tiefe Weisheit der Gefühle blockiert, die zutage treten konnte, sobald die anderen Emotionen schwanden.

Lenken wir unsere Aufmerksamkeit aufs Malen oder Modellieren, wird es der feinstofflichen, höherschwingenden Inspirationsenergie möglich, sich durch den Körper zu bewegen und Bereiche stagnierender oder blockierter Energien zu durchdringen. Das hat zur Folge, dass uns eine hochpräzise und durchdringende energetische Bewegung in Form einer absteigenden Spirale tiefer in unser Selbst hinabführt und die Blockaden im unteren Körperbereich auflöst. Vielleicht erinnern Sie sich daran, dass es im Kapitel »Heilkunst und Kreativität« hieß, wenn wir Erfahrungen nicht integrieren oder verdauen können, verdrängen wir diese Situationen mit Hilfe unserer Gedanken aus dem Bewusstsein, und diese Situationen verdichten sich im unteren Teil des Körpers zu Energieblockaden. Die Blockaden sammeln sich im Hüft- und Beckenbereich, was als Blaufärbung wahrgenommen werden kann. Unterdrückte Energie erzeugt einen Engpass, der Energie in der physischen Ebene festhält und dazu führt, dass das gesamte Energiesystem nicht ordnungsgemäß funktioniert.

Felix war gerade tief versunken in ein Bild des Meeres und bat mich wenig später um ein Gespräch. Er erzählte mir, wie er einst eine wunderschöne, alte Violine gestohlen hatte, um sie einer Kundin zu verkaufen. Als er kam, um den Verkauf abzuwickeln, weigerte sie sich, ihm den vereinbarten Betrag zu bezahlen. Er bekam einen Wutanfall, warf die Violine zu Boden und trampelte darauf herum, bis sie völlig zerstört war. Er war sichtbar aufgelöst, während er mir diese Geschichte erzählte, meinte jedoch, dass dieses Erlebnis zu jener Zeit keine größeren Emotionen in ihm geweckt habe. In den folgenden Monaten brach diese Geschichte beim Malen noch mehrmals aus ihm heraus. Daraus ergab sich ein Gespräch über seine Liebe zur Musik, sein Bedauern darüber, nie ein Instrument gelernt zu haben, und was er nun dagegen tun könne. Zudem hatte er jetzt eine Möglichkeit, über sein selbstzerstörerisches Verhalten zu reflektieren. Dies ist ein gutes Beispiel dafür, wie der kreative Fluss Blockaden zugänglich macht und uns Wege bietet, Traumata freizusetzen und loszulassen.

Bei der spontanen Kreativarbeit wird das, was sich im Unbewussten befindet, nach und nach in Bewegung gebracht und in unseren Bildern oder Modellen sichtbar gemacht. Die unbekannte oder versteckte Seite unseres Selbsts wird auch als Schatten bezeichnet. Der Begriff Schatten bezieht sich allgemein auf den Inhalt des Unbewussten, wir können jedoch auch ganz konkret die Schatten vergangener Situationen oder von Personen, die uns verletzt oder zurückgewiesen haben, festhalten. In unserer Aura können wir Schicht um Schicht unterdrückte Energie-Erinnerungen festhalten. Diese Schichten werden in Bewegung versetzt, sobald diese von der höherschwingenden Energie durchdrungen werden, die durch die Vereinigung der männlichen und weiblichen Seite aufgenommen wird. Die oberste Schicht enthält beispielsweise Unpersönliches oder Ebenen, die uns vertraut sind, wie z. B. emotionale Muster, und die nächst tiefere Schicht kann Erinnerungen aus früheren Phasen unseres Lebens freigeben.

Die nachfolgenden Schichten offenbaren unter Umständen noch tiefere Erinnerungsmuster, die z. B. von Geburtstraumata oder Traumatisierungen aus früheren Leben herrühren können. Sie können allein durch unsere Gefühle, in Verbindung mit dem bewussten Gewahrsein dieser Situationen, aufgelöst werden, wodurch die zuvor in ihnen gehaltene Energie freigesetzt wird. Da wir häufig malen, was sich in unserer eigenen Aurastruktur befindet, können wir über unsere Bilder »sehen«, was in unserem Inneren vor sich geht.

Gleichzeitig werden wir inmitten dieser unterschiedlichen Gefühlsstränge Augenblicke der Anmut, Inspiration und Führung erfahren, die uns unserem innersten Kern, unserer Weisheit der Gefühle und einer kollektiven Ebene näherbringen. Arbeiten wir regelmäßig mit unserem Ausdruck, vollzieht diese blockierte Energie eine befreiende Bewegung, die es uns ermöglicht, die Blockaden aus unserer unteren Körperhälfte in die mentale Aura zu transportieren. Wird diese Energie freigesetzt, bewegt sie sich aufwärts durch den Solarplexus, damit sie über das Herz im Äußeren verwendet werden kann.

Es ist uns möglich, in intensiven Kontakt mit der Natur, den Elementen, dem Wind, der Dunkelheit oder dem Himmel zu treten, einfach, indem wir diese malen oder modellieren. Regelmäßig hatte ich das Gefühl, durch den Ausdruck einen Kreislauf zwischen dem Innen und dem Außen zu schaffen, was mich zu einem Gefühl der Verbundenheit mit meinem Motiv führte. Ähnliches erfuhr Ina beim Modellieren einer Plastik: *»Während des Modellierens erinnerte ich mich an ein Erlebnis, das ich kürzlich hatte: Ich stand vor einer Kirche und beobachtete, wie die Schwalben ihre Jungen, die in einem Nest im Gemäuer saßen, vor einem Unwetter fütterten. Im Anflug beschrieben sie Wellen, Zirkel und Bögen. Während ich mich in das Formen des Ton versenkte, wurden meine Finger von der fühlenden Erinnerung an meine Beobachtung durchströmt, und mir schien, als wäre ich Teil jener Wellenbewegungen der Vögel. Während ich an der Rückseite der Plastik arbeitete, drang ich in einen Zustand tieferer Konzentration vor und empfand plötzlich das Gefühl einer freudvollen Grenzüberschreitung, die mich eins mit allem Leben sein ließ.«*

Bei der Arbeit können wir mit unseren Sinnen in Kontakt treten, wir können das Herbstfeuer riechen, das wir gerade malen, wir können den Geruch des Meeres und den von Sonnenlicht beschienenen Sand wahrnehmen und die Weichheit des Rückens fühlen, den wir gerade modellieren. Je mehr Übung wir beim spontanen Ausdruck haben, desto tiefer tauchen wir in unsere Erlebnisse ein und können ein elementares, intuitives Wissen über unser Motiv erlangen. Wir können in unserem Inneren in eine Tiefe vordringen, in der uns Erfahrungen der Weitung, des Seins und der Stille zuteil werden. In jenen Momenten der Verbindung nähren wir uns von unseren eigenen Gefühlen.

Vielleicht traten auch die urzeitlichen Künstler, die Tiere an Höhlenwände malten, in diesen mystischen Zustand der Einheit mit den von ihnen dargestellten Tieren ein. Manchmal werden mir folgende Fragen gestellt: »Werde ich von all diesen verschiedenen Eindrücken nicht überwältigt?« oder »Klingt das nicht etwas beunruhigend?« Nein, in uns wirkt eine innere Intelligenz, die dafür sorgt, dass immer nur so viel zutage tritt, wie wir zu verarbeiten in der Lage sind. Es ist stets hilfreich, über die Erfahrungen, die man während des Malens oder Modellierens macht, zu sprechen, da wir unsere Erfahrungen auf diese Weise integrieren können, wie in Kapitel 3 unter »Analysesitzung« beschrieben.

Kreativblockaden

Viele Menschen, übrigens auch Künstler, fühlen sich gelegentlich blockiert, unfähig, zu arbeiten, und versuchen, die Ursachen dafür zu ergründen. Zu hartnäckige oder ausgedehnte Analyseversuche, um zu den Ursachen unserer Blockade vorzudringen, tragen jedoch nicht immer zur Lösung des Problems bei. Meine Erfahrung in der Arbeit mit Menschen mit temporären Blockaden zeigt mir, dass sie das Gefühl haben, sich in der Schwebe zu befinden, keine Entscheidungen treffen zu können oder nicht zu wissen, welche Richtung das eigene Leben nehmen soll. Es ist wichtig, sich zu vergewissern, ob das Gefühl des Steckengebliebenseins nicht daher stammt, dass man sich selbst unter Druck setzt, etwas zu erzeugen oder darzubieten, das nicht dem eigenen Gefühl entspricht und das so die eigene empfindsame, fühlende Seite verschließt.

Beim Gefühl des Blockiertseins kann es sich um eine vorübergehende Phase handeln, die durch eine kurze Auszeit, ein Gespräch mit einem verständnisvollen Menschen oder die spielerische Arbeit mit anderen kreativen Tätigkeiten kuriert werden kann. Ist das Steckengebliebensein nicht nur vorübergehender Natur, so steht es gewöhnlich mit einem der drei unteren Chakren, meist dem Wurzel-Chakra, in Verbindung. Wie im Kapitel »Heilkunst und Kreativität« dargelegt, ist das Wurzel-Chakra der Bereich, in dem Gefühle von Unsicherheit, Minderwertigkeit oder Versagen festgehalten werden. Diese emotionalen Strukturen können bewirken, dass sich ein Mensch blockiert und handlungsunfähig fühlt. Solche Strukturen können sich durch wiederholte Schock- oder Angsterlebnisse oder durch den Einfluss unausgeglichener Autoritäten, wozu auch Eltern zählen können, aufbauen. Was auch immer die Ursache sein mag, die Wirkung hat zur Folge, dass ein beträchtlicher Teil der Lebensenergie eines Menschen zurückgehalten und nicht genutzt wird. Die Kreativenergie befindet sich in einem Stau, der sich häufig aus vielen gespeicherten Emotionen zusammensetzt. Oftmals kann man durch die Malweise einer Person spüren, ob ihre Lebensenergie seit jeher unterbrochen war oder auf andere Weise beeinträchtigt wurde. Vielleicht fällt es ihr schwer, sich zu konzentrieren oder sich länger einem Bild zuzuwenden, vielleicht malt sie nur zögernd und blickt sich ständig um. In einer Situation festzustecken – ich nenne dies »in der Schwebe sein« – in der man unfähig ist, zu handeln oder seine Energie anhaltend in eine bestimmte Richtung zu lenken, kann äußerst schmerzvoll sein. Ein Beispiel hierfür wäre eine Person, die viele Ideen hat und vielleicht sogar hoch intuitiv ist, der es jedoch sehr schwerfällt, genug Konzentration und Durchhaltevermögen aufzubringen, um etwas Konkretes zu realisieren. Es ist höchst destruktiv, zu lange in diesem Zustand der Schwebe zu verharren, da diese Emotionen im Lauf der Zeit zunehmen. Wird

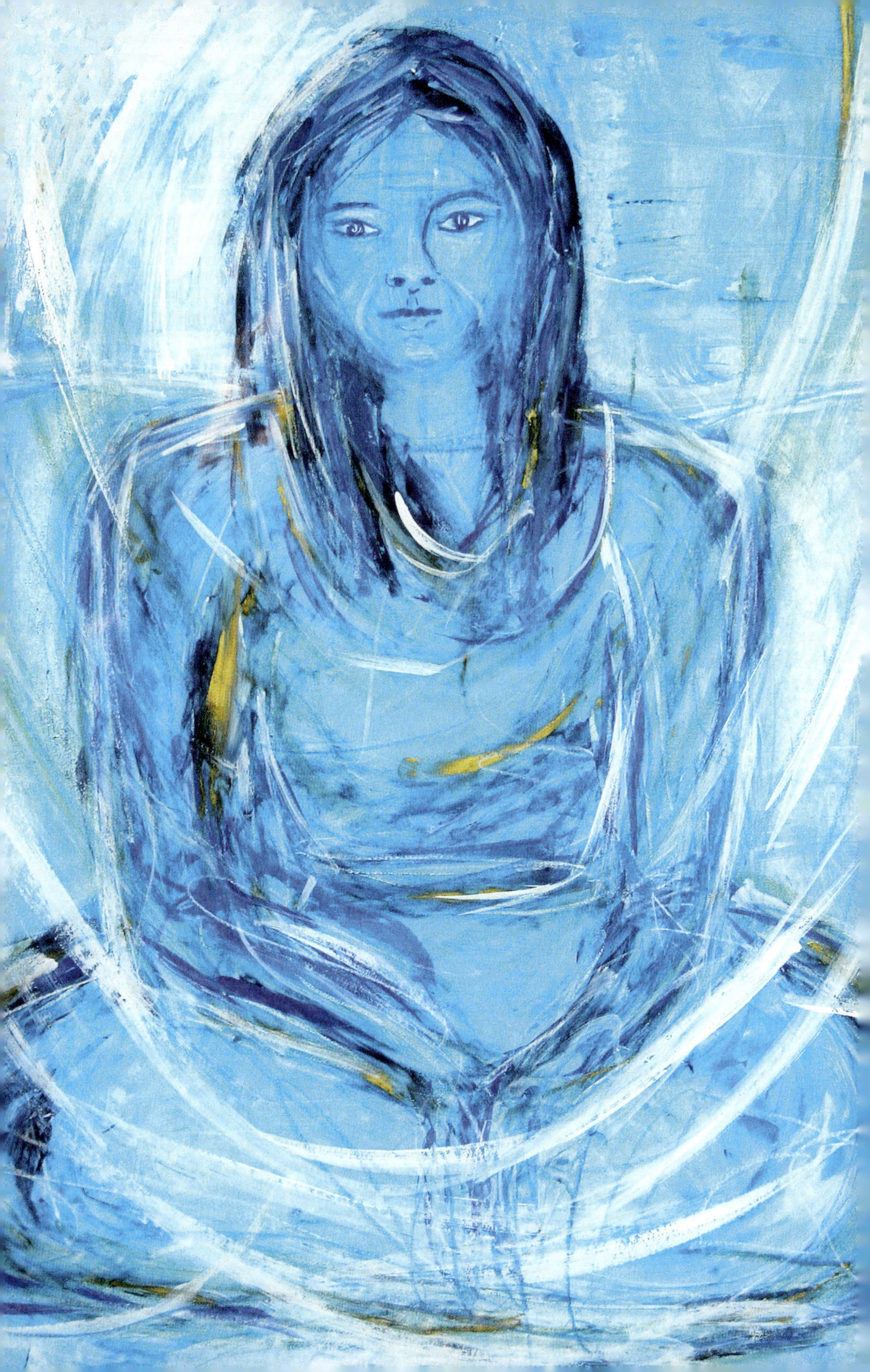

◂ **Indianer-Hügel** (1996)

Jenseits der welligen Wiese, des Froschteichs und des Wegs erstreckt sich vor mir der Wald in die Weite. Ich sitze unter einer Eiche und lausche dem Summen der Insekten, dem Klopfen des Spechts zu meiner Linken und dem aus der Ferne kommenden Motorengeräusch eines Traktors. Blätter segeln herab, Eicheln fallen zu Boden, eine trifft gerade mein linkes Knie. Vielleicht ist dies ein Zeichen, dass ich mit dem Schreiben beginnen soll. Mein Herz schwillt an, wird weich, und alles um mich herum wird zu einem Teil von mir. Der flinke Schwalbenflug zieht als Schwall der Freude über meine Brust – und auch der jähe Sprung der Maus mit dem wachen Blick. Am Fuß des Hügels grasen braune Kühe, und während ich beobachte, wie eine langsam durchs samtene Gras trottet, ist es, als stapfe sie über den weichen Grund meines Herzens. Als ich beobachte, wie zwei Bussarde hoch am Himmel über zwei Kühen gleiten, scheint es, als schraubten sie sich höher und höher in sich immer weiter ausdehnenden Spiralen. Und so schaffen diese Spiralen auch Raum in mir, als ob ich ihren Flug, ihre Verbindung zu dieser blauen Weite teilen könnte. Alles, was ich durch meine Sinne wahrnehme, hinterlässt einen Eindruck auf meinem Sein, so dass es sich geradezu anfühlt, als brächte die Bewegung der Bussarde mir und vielleicht auch der Erde Heilung.

▸ **Durch die Höhle der Schädel – zum Kristallwasser** (1997)

Ich habe mich den ganzen Tag blockiert gefühlt, und gegen Abend beschließe ich, diese Stimmung zu beenden, indem ich zu singen beginne. Ich trete in sehr kraftvollen Gesang und rhythmisches Stampfen ein und finde mich im Inneren einer Höhle voller Schädel tief unter der Erde wieder. Nach dem Singen male ich. Zu Beginn ist das Bild größtenteils gelb, hell und sonnig, während ich mich noch eine Weile auf die Suche begebe. Dann, als eine Figur mit ausgebreiteten Armen erscheint, finde ich meine Richtung und male schnell. Es geschieht vollkommen intuitiv. Ich denke nicht darüber nach, was ich tue. Nun, einen Monat später, nehme ich eine Analyse vor: Mein Gefühl sagt mir, dass die Frau furchtlos, entschlossen und gut bei Kräften ist. Sie ist bereit, vorwärtszugehen und ihre Angst zu überwinden. Sie trägt eine Halskette aus Bärenklauen und ein Bärenfell. In jeder Hand trägt sie einen Schädel. Sie muss durch die Schädel, die auf dem Boden der Höhle liegen, hindurchgehen und sich nach links wenden. Vom Eingang aus sieht sie nicht, was sich in der Höhle befindet. Sie wird durch den türkisenen Diamanten unterstützt. Dieser verbindet sie mit ihrer spirituellen Stärke, die sie durch das Gebet aufgebaut hat – eine Dimension der Weite und der Freude. Sie wird zudem durch die Gegenwart des Kometen gestärkt, der in Richtung Süden zieht, was meinem Gefühl nach mit der Gelegenheit, alte Strukturen zu transformieren, zu tun hat. Sie wendet sich nach Osten, der aufgehenden Sonne entgegen, in die Richtung der Geburt und neuer Impulse. Ihr Rücken zeigt nach Westen, der Richtung des Sonnenuntergangs, des Todes und des Endens, während ihre Arme eine Nord-Süd-Achse beschreiben. Indem sie sich ihrer Angst stellt, d. h. durch die Schädel auf dem Boden hindurchgeht, ist sie in der Lage, in Kontakt mit einer Quelle zu kommen, die sie inspiriert, reinigt und nährt, dem Kristallwasser. Viele andere haben sich bereits auf diese Reise begeben, gelangten jedoch nicht über diesen Punkt hinaus. Ein Reisender verdurstete sogar neben der Quelle. Es fühlt sich wie eine Prüfung auf einer Initiationssuche an – sich an einen Ort jenseits der Angst zu begeben.

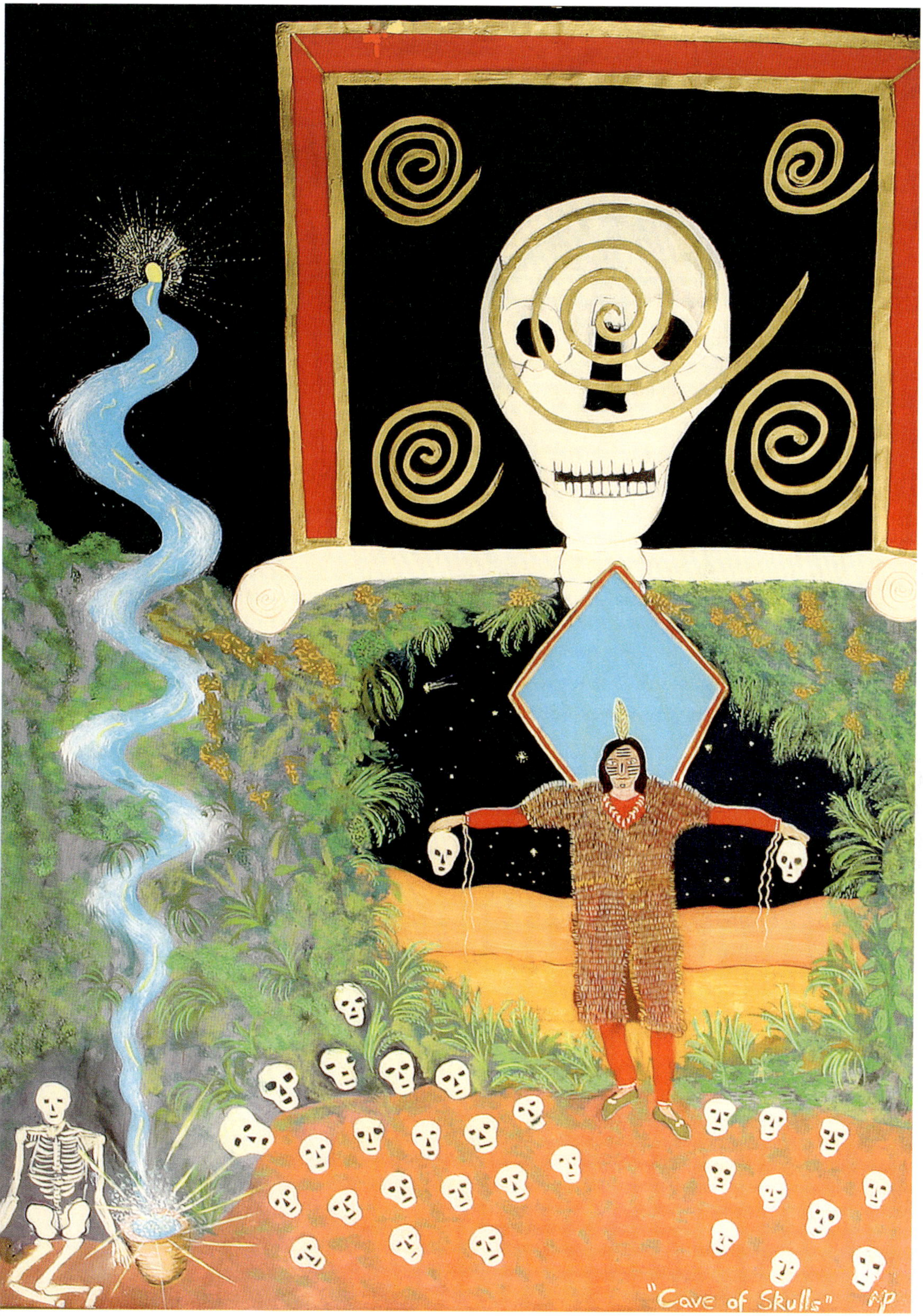
"Cave of Skulls"

Energie nicht in eine bestimmte Richtung kanalisiert, wendet sie sich gegen sich selbst, was ein noch größeres Maß an Ungleichgewicht zur Folge hat.

Eine positive Möglichkeit, Angst und Gefühle des Steckengebliebenseins aufzulösen, ist es, sich mit gegenwärtig empfundenen Gefühlen auseinanderzusetzen. So kann beispielsweise für einen Maler der Tanz, für einen Tänzer der Gesang und für einen Schriftsteller die Arbeit im Garten hilfreich sein. Es kann auch helfen, sein eigenes Medium einzusetzen, um das Gefühl des Steckengebliebenseins zu erforschen. Manchmal genügt es, das Gefühl des Steckengebliebenseins eine halbe Stunde lang zu singen, aufzuschreiben, zu malen oder zu tanzen, damit die Energie, die zuvor durch das Problem blockiert war, in Bewegung gebracht wird. In dieser Zeit des Aktivseins beginnt man, sich zu bewegen, und tritt nach und nach in eine andere Dimension seines Selbsts ein. Hinter dem schwarzen Klecks auf dem Papier kommt nun ein Garten voller Blumen an einem Frühlingsmorgen zum Vorschein oder ein Vogel, der hoch am Himmel fliegt. Entscheiden wir uns immer wieder, unserem Selbst in Phasen des Steckengebliebenseins auf kreative Weise Ausdruck zu verleihen, so wird dies nach und nach zum Reflex, und wir fühlen uns diesen Phasen weniger ausgeliefert. Es handelt sich dabei um das genaue Gegenteil davon, seinen Kopf gegen eine Wand zu schlagen oder einen Wutanfall zu bekommen, weil die Dinge nicht dem eigenen Willen entsprechend laufen. »Ich möchte ein schönes Bild malen, aber ich kann nicht« oder »Ich will jetzt sofort ein erfolgreicher Bildhauer sein«. Diese Einstellung ist nicht gerade förderlich.

Oftmals sind Geduld, Vertrauen und Sanftheit erforderlich, um sich aus dem Gefühl des Steckengebliebenseins hinauszubewegen. Vielleicht brauchen wir einfach Zeit, um dies zu lernen. Durch eine wiederholte Handlung entsteht eine neue mentale Routine. »Meine Gedanken bleiben in der Gegenwart, ich lasse alle Ambitionen fallen und male heute. Das wird mich weiterbringen. Und dann werde ich morgen malen – und übermorgen usw.« Die Bewegung vom Steckengebliebensein hin zum Fluss lässt sich durch den spontanen kreativen Ausdruck lehren und erlernen. Die Arbeit mit Affirmationen, einfachen Meditationen sowie Energie- und Bewusstseinsübungen kann die Bewegung aus dem Steckengebliebensein unterstützen und stärken.

Mariannes Erlebnis ist ein gutes Beispiel für die Bewegung von der Angst und dem Steckengebliebensein hin zum Fluss und zum offenen Raum. Eines Tages wollte sie mich vor der Malgruppe sprechen, da sie sich seit mehreren Wochen in Depression und Minderwertigkeitsgefühlen gefangen fühlte. Begonnen hatten diese Gefühle einige Wochen zuvor mit einem Beziehungsproblem. In der zweistündigen Malsitzung malte sie einen Burghof, in dessen Umfriedung sich ein Tor befand. In der Mitte des Burghofs wuchs ein großer Mimosenbaum, der in voller Blüte stand, daneben wuchsen weitere blühende Bäume. Während des Malens fühlte sie sich erfrischt und lebendig, und die Emotionen, die sie mitgebracht hatte, verblassten. Ihr Bild zeigte ihr, dass sie unter dem Gefühl des Steckengebliebenseins einen wunderschönen, süß duftenden, blühenden Baum in sich trug. Dieser symbolisierte ihre Lebenskraft und somit auch ihre Kreativität, die unter den oberflächlichen Emotionen wohlauf war und sie auf neues Terrain führte – symbolisiert durch das geheimnisvolle Tor in der Mauer, das sie nur zu öffnen brauchte.

Robert, ein älterer Teilnehmer meiner Gefängnis-Kunstgruppe saß seit fünf Jahren seine Strafe ab und war während dieser Zeit durch viele Schwierigkeiten gegangen. Als ich ihn traf, wirkte er abwesend, stark depressiv und ohne echte Verbindung zu seinem Körper. In einem letzen Versuch hatte ihn sein Sozialarbeiter in die Malgruppe geschickt. Er klagte über diverse Gesundheitsprobleme. Zu Beginn malte er mechanisch, wollte sich seine Bilder kaum ansehen, sondern gleich zum nächsten übergehen. Er bewegte den Pinsel über das Blatt, als streiche er eine Wand an: von oben nach unten und von links nach rechts. Ich forderte ihn auf, sich die Bilder mit mir zusammen anzusehen und die verschiedenen Farben und kleinen Details wahrzunehmen. Gelegentlich malten wir zusammen an einem Bild. Dies ermutigte und motivierte ihn. Er begann, mit mehr Ernsthaftigkeit zu malen, die richtigen Farben zu mischen und auf Details zu achten. Je mehr er sich in seinen Ausdruck vertiefte, desto weniger beklagt er sich über seinen Gesundheitszustand. Er nahm ab, fühlte sich zunehmend wohler und fing an, regelmäßig in seiner Zelle zu malen. Er sagte, das Malen habe ihm gezeigt, dass er den gegenwärtigen Moment genießen und schöpferisch sein könne und er, obwohl er im Gefängnis sei, stets eine Wahl habe. Wurde er in seinem Alltag mit Problemen und Enttäuschungen konfrontiert, begegnete er diesen Situationen mit einer viel philosophischeren Einstellung.

Je mehr wir versuchen, unsere wahren Überzeugungen zum Vorschein zu bringen, ihnen eine Form zu geben, desto weiter dringen wir in Energieblockaden vor, die uns in begrenzenden Mustern gefangen hielten. Wenn wir vorwärts gehen und malen oder modellieren, durchdringen wir eine alte Überzeugung mit einer neuen. Das kann man mit dem Waldboden vergleichen, auf dem sich viele Laubschichten befinden, die wir als unsere überholten Überzeugungen betrachten können; sind wir stark genug, vorwärts zu gehen, können wir mit unseren neuen, grünen Trieben die Erde und das abgestorbene Laub durchdringen. Wiederholte Aktivität und kleine, ausdauernde Schritte lassen schließlich neue Triebe entstehen, die langsam Blüten hervorbringen. Konzentrieren wir uns und vertiefen uns in eine Tätigkeit, die uns Freude bereitet, wird unser Körper von Kopf bis Fuß mit Energie durchströmt, und wir fühlen uns erfrischt. Das liegt daran, dass Sie Ihr Inneres nach außen tragen und dadurch einen Kreislauf in Gang setzen, der ihnen ein Gefühl der geistigen Ausweitung und Ruhe beschert.

Glaubensüberzeugungen

Der japanische Schriftsteller Kenji Myazawa schrieb 1926: »*Die Vorstellung des ›Berufskünstlers‹ sollte verworfen werden. Jeder sollte sich als Künstler fühlen. Jeder sollte sich erlauben, seine innere Stimme zu sich sprechen zu lassen. Und jeder, der dies tut, ist ein Künstler.«*[16] Oftmals sind wir jedoch mit irrigen Annahmen über Kunst aufgewachsen. Wir haben gelernt, dass es sich bei Künstlern um Menschen mit besonderen Gaben handelt, die talentiert zur Welt kommen und sich von anderen Menschen unterscheiden. Sofern wir nicht das Glück hatten, zum Künstler geboren zu sein, könnten wir nicht schöpferisch sein.

Künstler werden entweder auf Podeste gestellt oder angstvoll beäugt, da viele Menschen ihre eigene Kreativität oder ihre Angst davor auf sie projizieren. Es kursiert eine Vielzahl falscher Vorstellungen über sie: Künstler führten ein unstetes Leben am Rand der Gesellschaft, verdienten kein Geld, würden Drogen nehmen oder zuviel trinken und sich letzten Endes ein Ohr abschneiden oder verrückt werden. Oftmals dienen Künstler Menschen, die sich ihrer eigenen Kreativität nicht öffnen, sowohl als positive als auch negative Projektionsfläche. Wollen wir mit unserer Kreativität arbeiten, dann sollten wir überprüfen, was es unserer Überzeugung nach bedeutet, Künstler zu sein, und was uns daran hindert, selbst einer zu sein. Es lohnt sich, darüber nachzudenken, was in der eigenen Familie über Künstler oder Schriftsteller gedacht oder gesagt wurde. Diese Überzeugungen können in unserem Unbewussten wirken und unsere Einstellung gegenüber unserer Kreativarbeit beeinflussen. Wie kann man seine kostbare Zeit zum Malen oder Schreiben verwenden, wenn die eigenen Eltern überzeugt waren, dass diese Tätigkeiten bloße Zeitverschwendung seien? Hat Ihr Vater je von verrückten Künstlern gesprochen, die angeblich in Dachkammern verhungerten? Oder dass man mit Kunst kein Geld verdienen könne, dass es sich bei Kunst um unnützen Luxus handle?

Zu tieferen Schichten vordringen

Arbeiten wir regelmäßig mit unserem spontanen Ausdruck, so werden wir Zugang zu tieferen Schichten unseres Selbsts erhalten, und alle Blockaden unserer Kreativität werden zutage treten. Diese Bewegung bringt uns auch in stärkeren Kontakt mit unseren Gefühlen und unserer Intuition. Der Vertiefungsprozess gestaltet sich bei jedem Menschen unterschiedlich, er hängt davon ab, in welchem Maß die betreffende Person in Kontakt mit ihrem Körper und ihren Gefühlen steht. Manche bringen vielleicht beim Malen zeitweise starke Emotionen zum Ausdruck, während andere eher auf einer symbolischen Ebene arbeiten, und wieder andere arbeiten vielleicht gleich von Beginn an auf einer Ebene der Inspiration, die mit intuitiver Erkenntnis verbunden ist. Sind wir in diesen Prozess der kreativen »Befreiung« eingetreten, dann schaffen an die Oberfläche kommende Blockaden für gewöhnlich Raum, um Gefühle, Intuition und symbolisches Wissen auszudrücken. Und so findet während einer gewissen Zeit eine Pendelbewegung zwischen diesen unterschiedlichen Ebenen statt.

Wie ich bereits aufgezeigt habe, steht am Beginn der Arbeit mit der spontanen Kreativität stets ein Gleichgewicht. Es benötigt Zeit und Vertrauen, um unserem Ausdruck eine gewisse Stetigkeit zu geben. Nachdem wir die ersten Stromschnellen bezwungen haben und entweder himmelhoch jauchzend oder zu Tode betrübt gewesen sind, wird sich eine Ruhe und Ausgewogenheit einstellen, die es uns ermöglicht, zunehmend Stärke aufzubauen und in beständigere Verbindung mit tiefen Ebenen unseres Selbsts zu treten.

Als ich mit dem Malen begann, gab es Zeiten, in denen ich mich entmutigt fühlte, aber spontan sehr erhebende Bilder malte, die mir Mut und Vertrauen schenkten. Umgekehrt kamen zu Zeiten, in denen ich mich wohlfühlte, Strukturen an die Oberfläche, die eine größere Herausforderung darstellten. Zunehmend gewann jedoch der gesamte Prozess an Stetigkeit, da der Fluss großer Vertiefung konstanter wurde und die intuitiven Bilder, die mich mit meiner inneren Weisheit oder Einsicht verbanden, zunahmen.

Karma

Der Lernprozess, Gefühl und Handlung in der Kreativarbeit miteinander zu verbinden, kann mit einem Diamantbohrer verglichen werden, der die Energie nach unten, hin zur Erde lenkt. Arbeiten wir zudem mit Meditation, so ist es möglich, dass wir in einen Transformationsprozess eintreten, der uns mit den Tiefenstrukturen konfrontiert, die unseren Problemen zugrunde liegen. Viele Muster können wir durch Therapie oder Meditation verändern. Gewisse Tiefenstrukturen, die mit der Verbindung von Gefühl und Handlung zu tun haben, können jedoch nur durch Praxis verändert werden. Der spontane Ausdruck bietet uns ein Mittel, um neue mentale Muster zu erlernen. Ich füge diesen Abschnitt über Karma ein, da es meiner Erfahrung nach höchst hilfreich ist, im Bewusstsein zu tragen, dass uns die Arbeit mit dem spontanen Ausdruck in Bereiche führen kann, die mit Erinnerungsspuren vergangener Leben zu tun haben. In meinen Kunstgruppen erlebe ich immer wieder, wie Menschen Szenen oder Stimmungen aus vergangenen Leben malen. Vielleicht ist es nicht in jedem Fall nötig, bewusst mit diesen Erinnerungen zu arbeiten, in einigen Situationen drängt es sich jedoch regelrecht auf. Der Begriff Karma hat verschiedene Bedeutungsebenen:

1. Auf Sanskrit bedeutet »Karma« Handlung, Tat oder Arbeit. Er bezieht sich auf das spirituelle Gesetz von Ursache und Wirkung, demzufolge gute oder schlechte Handlungen, Gedanken oder Worte in dieser oder einer späteren Inkarnation zu dem betreffenden Individuum zurückkehren.
2. Er kann sich zudem auf die Summe aller guten oder schlechten Handlungen, Gedanken oder Worte aus dieser oder einer früheren Inkarnation beziehen, die das feinstoffliche Erbe eines Individuums darstellen.

3. In einer allgemeineren Bedeutung wird der Begriff Karma im Sinn von Schicksal oder Vorsehung verwendet.

In unserem Leben existieren drei unterschiedliche Ebenen individueller Verantwortung, die Verantwortung gegenüber unseren Gedanken, Worten und Handlungen. Bei dem Karma, das jedem von uns anhaftet, handelt es sich vor allem um gewohnheitsmäßige Tendenzen, die von Leben zu Leben weitergegeben werden. Diese Gewohnheiten und unterdrückten Erinnerungen befinden sich im Unbewussten und stehen mit den unteren Chakren in Verbindung. Wir können sie als wiederkehrende geistige Muster erleben, die sich uns in unserer Einstellung und unseren Gedanken zeigen. Sie können die Ursache physischen und psychischen Leidens in unserem gegenwärtigen Leben sein.

Das am schwersten zu transformierende Karma steht mit unseren Handlungen in Verbindung. Tief in unserem Unbewussten können wir Erinnerungsspuren vergangener Handlungen festhalten. Es ist beispielsweise möglich, dass wir in einem Vorleben Opfer oder Täter aggressiver Übergriffe waren oder andere Taten, die aus einem Ungleichgewicht entsprangen, vollbracht haben, ohne in Kontakt mit unseren Gefühlen gewesen zu sein. Führen wir Handlungen aus, ohne auf unser Gefühl oder Gewissen zu achten – z. B. indem wir jemanden belügen oder bewusst verletzen – bauen sich in unserer Aura größere oder kleinere Blockaden auf. Energieblockaden, die auf Handlungen aus Ungleichgewichten heraus zurückzuführen sind, stehen vor allem mit den unteren drei Chakren in Verbindung. Solche Blockaden werden auf emotionaler Ebene als Wut, Depression, Schuldgefühle, Minderwertigkeitsgefühle, Angst, Lethargie, mangelnder Lebenswille, Unfähigkeit zu handeln oder Angst vor Verantwortung erfahren. Diese Emotionen rauben uns unsere Stärke und hindern uns daran, uns selbst Vertrauen entgegenzubringen, uns zu behaupten und uns mit unserer Kraft zu verbinden.

Die spontane künstlerische Arbeit bietet einen wunderbaren Weg, solche tiefen und oftmals schwerwiegenden Strukturen zu transformieren, die in der Therapie nur mühsam zu bearbeiten sind, da ihr emotionaler Gehalt mitunter sehr intensiv sein kann. Derartige Auswirkungen tiefer Schockerlebnisse sind größtenteils nonverbaler Art, und das Malen bietet uns eine Möglichkeit, diese Emotionen im Stillen, in unserem eigenen Tempo zu »betrachten« und zu fühlen. Vielleicht müssen wir während vieler Monate immer wieder dasselbe Thema malen, um bestimmte Emotionen nach und nach loslassen zu können. Wir sollten uns stets in Erinnerung rufen, dass wir in der schöpferischen Betätigung unsere Gefühle mit unserem Ausdruck verbinden. Dies soll uns befähigen, uns im Fluss zu bewegen, der schließlich dafür sorgt, dass wir durch Schwierigkeiten hindurchgehen, anstatt in ihnen steckenzubleiben.

Der fortschreitende kreative Prozess führt uns dazu, unsere Kanäle zu reinigen, so dass wir letztlich aus tieferen Ebenen unseres Selbsts schöpfen können, die mit unserer eigenen Weisheit und unseren gegenwärtigen Qualitäten in Verbindung stehen und über emotionale oder karmische Strukturen erhaben sind.

Kollektive Ängste

Ich habe mich entschlossen über kollektive Ängste zu schreiben, da die Felsbrocken, die am schwierigsten aus dem kreativen Fluss zu entfernen sind, sehr häufig mit einer von uns personalisierten Form jener Ängste zu tun haben. Die Angst ist das größte Hindernis dabei, Selbsterkenntnis zu erlangen und mit Hilfe unserer Kreativität unbekanntes Terrain zu erforschen. Bei den kollektiven Ängsten handelt es sich um die Angst vor Krankheit, Wahnsinn, Sexualität und vor dem Tod. Diese Ängste existieren im kollektiven Unterbewusstsein und können als Tabus erfahren werden, die bestimmen, welche Verhaltensweisen eines Individuums in einer Gesellschaft toleriert werden und welche nicht. Sie setzen sich aus dem zusammen, was wir als Gesellschaft von früheren Generationen geerbt haben, insbesondere in Form kirchlicher Lehren. Alle kollektiven Ängste haben mit Angst vor dem Unbekannten und vor Kontrollverlust zu tun. Diese vier Ängste sind mit der Angst vor verschiedenen Autoritäten verbunden, die Beschränkungen darüber verfügt haben, was wir zu wissen und nicht zu wissen oder zu tun und zu lassen haben. In dem Maß, in dem wir lernen, unsere Gefühle auszudrücken und unsere Selbsterkenntnis mit Hilfe von Selbsterfahrung zu vergrößern, befreien wir uns von den kollektiven Ängsten.

Arbeiten wir mit unserer Kreativität und versuchen, unsere Begrenzungen zu transformieren, können wir unseren Ängsten begegnen, entweder symbolisch in den spontanen Bildern oder Skulpturen oder auf direktere Weise. Zuerst begegnen wir meist unseren eigenen, individuellen Ängsten, wie z. B. der Angst vor einer bestimmten Person, Angst vor der Dunkelheit oder Angst vor Spinnen. Versuchen wir, uns jenseits unserer eigenen Ängste zu bewegen, können wir in Kontakt mit einer oder mehreren der kollektiven Ängste sowie unserer personalisierten Ausprägung dieser Ängste kommen. Die kollektiven Ängste sind stark im Mittelalter verwurzelt. Denn zu jener Zeit wurden Themen wie Tod, Sexualität, Krankheit und Wahnsinn tabuisiert, indem gewöhnlichen Menschen verboten wurde, sich damit auseinanderzusetzen.

Im 13. Jahrhundert fand ein großer Umbruch in den europäischen Gesellschaften statt. Viele Menschen zogen in Städte, der Handel entwickelte sich, die Macht der Kirche nahm zu, und männliche Studenten konnten sich in der Medizin unterweisen lassen. Es war zudem eine Zeit der sozialen Unruhe, in der die Pest über ganz Europa hinwegfegte. In jener Epoche nahm auch die Hexenverfolgung ihren Anfang. Im Lauf der folgenden 500 Jahre wurden Millionen von Menschen ihres Glaubens wegen verbrannt. Unter den Gefolterten und Verbrannten waren viele Naturheilkundige, Hebammen oder weise Frauen, die über intuitives Wissen verfügten. Es war ihnen verboten, ihre Kenntnisse anzuwenden. Taten sie es doch, wurden sie getötet und zum Schweigen gebracht, und so wurde die Behandlung physischer und psychischer Gesundheitsprobleme (Krankheit und Wahnsinn) zur Domäne männlicher Ärzte, die an Universitäten ausgebildet wurden. Sexualität und Tod wurden schließlich zum ausschließlichen Fachgebiet männlicher Priester erklärt, die sich mit der Seele und dem Leben im Jenseits beschäftigten. Das Volk wurde gefügig gemacht, indem man in den Menschen Ängste schürte, sie würden ewige Verdammnis, Höllenfeuer, Blitz und Donner und andere Qualen über sich ergehen lassen müssen, wenn sie nicht gehorchten und vom »rechten« Weg abkämen. Die Lehre der christlichen Kirche des Mittelalters bewirkte eine Spaltung zwischen Körper und Seele, wodurch auch die Medizin von der Spiritualität abgegrenzt wurde. Es entstand eine innere Zweiteilung, die einen idealen Nährboden für Ängste abgab. Angst ist direkt mit Unkenntnis und Abhängigkeit verbunden.

Viele Menschen sind zutiefst durch die religiöse Erziehung geprägt, die man ihnen als Kind angedeihen ließ, selbst wenn ihnen ihr Verstand sagt, sie hätten sich davon befreit. Aus eigener Erfahrung sowie der Arbeit mit anderen weiß ich, dass man auf Ängste und Schuldgefühle stößt, wenn man in tiefere Bereiche der Intuition und der Gefühle vordringt und lernt, Energien wahrzunehmen. Inzwischen glaube ich, diese Ängste hängen damit zusammen, dass die intuitiven, gefühlsbetonten Praktiken gegen die kirchliche Ermahnung, nicht vom »rechten« Weg abzukommen, verstoßen. Mitunter erlebte ich, wie ganze Wolken diffuser Ängste aufstiegen, die ich nur schwer ausmachen oder identifizieren konnte. Besonders erstaunt war ich, als ich eine Phase durchmachte, in der große Angst vor der Hölle und vor Bestrafung sowie Formulierungen aus Gottesdiensten und der Bibel in mir aufstiegen, an die ich mich bewusst gar nicht mehr erinnern konnte. Ich hatte das Gefühl, Jahrhunderte der Angst und der Konditionierung loszulassen. Während dieser Zeit recherchierte ich auf verschiedenen Websites, die sich mit dem Thema Hölle beschäftigen, und entdeckte eine, auf der behauptet wurde, sie verfügten über eine Aufnahme aus der Hölle, die auf dem Meeresgrund gefunden worden sei! Schreckliches Stöhnen und Wehklagen war dort zu hören! Der Geist des Mittelalters ist also auch im Internet anzutreffen.

Durch Eindrücke, die in Bildern, Träumen und Meditationen hervortraten, konnte ich nun verstehen, was in mir vorging. Dies gab mir den Mut, tiefer zu schürfen und weiter voranzugehen, gleichgültig, welche Emotionen während des Prozesses hochstiegen. Dieser Prozess der Meditation durch spontane Kunst erinnerte mich auch an das Tibetische Totenbuch, das der toten Person für die Reise durch das Jenseits die Anweisung gibt, sich nicht ablenken zu lassen, welche angsteinflößenden Visionen sich ihr (in ihren Bildern) auch darstellen mögen, sondern weiter ihrem Ziel entgegenzugehen. Wir dürfen nicht aufgeben, wenn wir in Bereiche kommen, die uns unbekannt sind oder zeitweise schwierig erscheinen. Nichts ist von Dauer, alles verändert sich, und welche Bilder auch zum Vorschein kommen mögen, sie kommen aus der Leere. Einmal erzählte ich meine Erlebnisse einem tibetischen Arzt, der nur lachte und erwiderte »*Leere, Angst vor Leere, haha ...*«.

Die Angst vor Krankheit ist meistens mit Unwissenheit und einem Gefühl der Machtlosigkeit verbunden, die uns glauben lässt, Krankheit sei etwas, das auf geheimnisvolle Weise einfach so in unser Leben trete. In den vergangenen zwanzig Jahren machte die Alternativmedizin einen gewaltigen Schritt nach vorne und konnte aufzeigen, dass eine nachweisbare Verbindung zwischen Lebensstil, Stress, Einstellungen, Gefühlen und Krankheit besteht. Heilung tritt nicht einfach ein, indem man Pillen schluckt, sondern indem man sich aktiv auf die Suche nach Gesundheit begibt und Lebensstil, Ernährung und Überzeugungen verändert. Die Angst vor Krankheit schwindet, sobald wir erkennen, dass wir Einfluss auf unseren Gesundheitszustand haben, und dies wiederum können wir durch die Arbeit mit unserer Kreativität erlernen.

Es besteht zweifellos eine Verbindung zwischen dem Unterdrücken oder dem Missbrauch der eigenen Energie und der Angst vor Krankheit. Eine Person in einer Lebenslage, in der ihr Ausdruck eingeschränkt ist und in der sie nicht mehr darauf vertraut, eine Lösung zu finden, beginnt vielleicht, über Krankheiten oder das Sterben zu fantasieren. Sie sucht nach einer Lösung, doch aufgrund ihrer Begrenzungen setzt sie ihre Energie auf destruktive Weise ein. An verschiedenen Punkten meines Lebens hatte ich Träume, in denen ich ermahnt wurde, die Richtung, in die ich mich bewegte, genau zu betrachten und eine Veränderung vorzunehmen, da ich ansonsten krank werden würde. Ich hörte auf meine Träume und nahm positive Veränderungen in meinem Leben vor. Später hatte ich einen weiteren Traum, in dem mir gezeigt wurde, dass ich mich nun wieder außer Gefahr befände. Da sich Energie stets in eine Richtung bewegen muss, sucht sie sich selbst auf destruktive Weise Ventile, wenn wir sie nicht auf positive, kreative Weise nutzen.

In diesem Zusammenhang las ich mit großem Interesse einen Artikel von Tenzin Choedrak, dem Leibarzt des Dalai Lama, der 21 Jahre lang in chinesischer Gefangenschaft war. Er schrieb, um die geistige Gesundheit der Tibeter sei es vor der chinesischen Invasion von 1959 weitaus besser gestanden, da sie damals glücklicher gewesen seien. Vor 1959 war das Leben der Tibeter fest im Buddhismus verankert gewesen, und dies habe sich förderlich auf das seelische Wohlbefinden ausgewirkt. Psychosomatische Krankheiten wären in Tibet praktisch unbekannt gewesen. Seit 1959, so schreibt er, »*hinterlässt alles, was sie erlebt haben und mit ansehen mussten, einen tiefen, negativen Eindruck in ihrem Geist und beeinträchtigt das Kontinuitätsprinzip, den subtilsten Teil des Geistes: Sie erleben einen gewaltigen Schock.*« Während der vergangenen vierzig Jahre hätten sich in tibetischen Gemeinschaften aufgrund des physischen und psychischen Leids, das den Tibetern von den Chinesen zugefügt worden ist, viele zuvor unbekannte psychosomatische Krankheiten herausgebildet.

Ich habe erlebt, wie sich der Zustand von Menschen mit körperlichen Schmerzen oder anderen Gesundheitsproblemen sehr zum Positiven veränderte, nachdem sie mit dem spontanen Malen begonnen hatten. Stella, eine Frau, die unter Asthma und vielen Allergien litt, war in einer sehr schwierigen Familie aufgewachsen, in der sie nur wenig Raum fand, Fähigkeiten jenseits des rein Materiellen zu entwickeln. Manchmal kam sie außer Atem zur Malgruppe und fürchtete, nicht malen zu können. Sie war erstaunt, als sie entdeckte, dass sie sich entspannen und ruhig atmen konnte, wenn sie sich in die Malerei vertiefte.

Ein anderer Teilnehmer litt unter heftigen Kopfschmerzen und kam manchmal mit starken Beschwerden zur Malgruppe. Er fand heraus, dass er den Schmerz auf das Papier malen und sich Linderung verschaffen konnte, um das nächste Bild zu malen. Die Bilder, die er danach malte, boten ihm tiefe intuitive Einblicke in die Ursache seiner Kopfschmerzen.

Vor kurzem erlebte Jani beim Modellieren, wie sie von einem Zustand großer Sorge in einen Zustand der Ruhe kam: Anfangs modellierte sie eine kopflastige Struktur ohne Boden. Nach zwei Stunden stillen Arbeitens verfügte ihre Skulptur jedoch über starke Beine und einen grazilen, nach oben verlaufenden Schacht, der widerspiegelte, dass sie sich während der Sitzung entspannt und ihre Situation akzeptiert hatte.

Angst vor Sexualität

Die Einstellung bezüglich der Sexualität, die wir mit dem christlichen Abendland verbinden, entwickelte sich während der ersten vier Jahrhunderte, als das Christentum seine Anfänge als abweichlerische Sekte nahm. Über Jahrhunderte hinweg kämpften Männer mit der Frage der Sexualität, mit der Angst, von ihren Instinkten überwältigt zu werden. Für viele schien die Lösung darin zu liegen, sie gänzlich zu unterdrücken, zölibatär zu leben und ihr Leben höheren Zielen zu widmen. Seit den Anfängen des Christentums wurden Sexualität und Spiritualität als Gegensätze betrachtet. Zunehmend wurde die Sexualität zugunsten spirituellen Wachstums vernachlässigt. Meinem Verständnis nach gehören Sexualität und Spiritualität zusammen und sind Teil derselben Energie – wir können unser Selbst nicht in zwei Hälften spalten. Jedoch müssen wir unser Herz und Gefühl mit unserem sexuellen Ausdruck verbinden.

Je mehr wir daran arbeiten, ein Gleichgewicht zwischen unseren Polaritäten herzustellen, also zwischen den männlichen und weiblichen Energien in uns sowie zwischen Ausdruck und Verständigung, desto besser lernen wir, Ängste in Verbindung mit Sexualität zu überwinden. Sexualität steht mit dem wässrigen Bereich des Körpers in Beziehung und weist zudem eine starke Verbindung zu unserer Kreativität auf. Arbeiten wir mit spontaner Kunst, so ist es wahrscheinlich, dass wir mit Erinnerungen an positive oder negative sexuelle Erlebnissen in Kontakt kommen, die wir möglicherweise bereits vergessen hatten. Der kreative Ausdruck bietet uns eine Möglichkeit, komplexe emotionale oder physische Erlebnisse auf nonverbale Weise auszudrücken. Während der Arbeit tauchen wir in den Energiefluss ein, der uns durch schwierige Gewässer trägt, aus denen wir zuvor keinen Ausweg zu kennen schienen.

Der kreative Ausdruck gibt uns die Möglichkeit, unsere Instinktenergie zu erforschen und zu transformieren und zu lernen, unser Gefühl und unsere Intuition mit unserer Sexualität zu verbinden. Die Angst vor Sexualität hat auch mit der Angst vor dem anderen Geschlecht sowie vor der eigenen, entgegengesetzten Polarität zu tun. Sie kann somit mit der Angst davor verknüpft sein, was das Unbewusste wohl zutage fördern würde, wenn diese kraftvolle Verbindung hergestellt wäre. Meist können wir mit Ängsten in Verbindung stehende Blockaden nicht frontal in Angriff nehmen. Auf diese Weise würden wir die Ängste nur vergrößern. Vielmehr sollten wir diesen Ängsten erlauben, in ihrem eigenen Tempo an die Oberfläche zu steigen, um sie sodann mit Hilfe von Meditation und durch den Kontakt mit unserem höheren Bewusstsein zu transzendieren.

Angst vor Wahnsinn

In ihrem Buch über Kunsttherapie schreiben Caroline Case und Tessa Dalley: »*Neue Experimente in der Malerei treffen auf soviel Widerstand, weil wir fürchten, dem Wahnsinn Tür und Tor zu öffnen. Da man während des Schaffensprozesses mit einem Gemälde interagiert und einen Teil seiner selbst hinein legt, kann man dabei mit Überraschungen und einem Verlust der Kontrolle über vorherrschende Umstände konfrontiert werden. Regelrechte Monster lassen sich so in unserer Phantasie entdecken ...*«.

Um die Angst vor Geisteskrankheit betrachten zu können, müssen wir uns zuerst ansehen, was »normal« ist, denn geistig Kranke gelten als abnormal. Normal kann bedeuten, dass man gesellschaftliche und kulturelle Normen erfüllt, sich dem anpasst, was die Mehrheit tut. Die Angst vor Wahnsinn kann also teilweise mit einer Angst vor normüberschreitendem Verhalten zu tun haben. Die kollektive Angst vor Wahnsinn hat mit dem Unterdrücken der eigenen, intuitiven, weiblichen Weisheit zu tun. Äußere Autoritäten verfolgten diese Weisheit über Jahrhunderte hinweg, indem sie Ängste schürten und Gewalt anwandten, um Menschen zu unterdrücken, die eine Gefahr für eben jene Autorität darstellten. In unserer Gesellschaft werden wir weiterhin konditioniert, unserem eigenen Gefühl zu misstrauen. Die Angst vor Wahnsinn hat mit der Angst vor Emotionen, der Angst vor unserem Inneren und der Angst vor Kontrollverlust zu tun. Auf den Archetypus der Verrückten werde ich in Kapitel 6 eingehen.

Wenn wir neue Bereiche unseres Gefühlslebens erforschen, können wir in Berührung mit vielen ungewöhnlichen und unerwarteten Bildern und Gefühlen kommen. Wir fühlen uns durch die Farben und Formen, die sich auf das Papier ergießen, erregt und überrascht, weshalb das regelmäßige Malen in der Gruppe sehr unterstützend wirken kann. Am Ende der Sitzung können wir uns im Raum umsehen und die vielen verschiedenen Motive, Farben und Formen betrachten, die in die Bilder der anderen eingeflossen sind. In gewisser Weise geht es darum, sich daran zu gewöhnen, dass unser kreativer Fluss beim spontanen Malen über eine Eigendynamik und einen eigenen Rhythmus verfügt, den wir nicht kontrollieren können.

Es ist stets hilfreich, sich beim Malen in der Gruppe an den Gruppenleiter oder, wenn wir alleine malen, an den Therapeuten oder einen Freund zu wenden und über die Bilder und Formen zu sprechen, die in der spontanen künstlerischen Arbeit auftreten. Manchmal müssen wir uns Zeit nehmen, zutage tretende Eindrücke zu integrieren. Es kann sinnvoll sein, andere Ausdrucksformen (Dialogarbeit, kreatives Schreiben) einzusetzen, um das, was in unseren Bildern an die Oberfläche steigt, weiter zu erforschen. Wir sollten uns stets vergegenwärtigen, dass sämtliche Emotionen, die in unserer künstlerischen Arbeit zum Vorschein kommen, Teil einer Klärung sind, die den Weg freimacht, so dass wir tiefere Aspekte unseres Selbsts zum Ausdruck bringen können.

Angst vor dem Tod

Die Angst vor dem Tod kann dazu führen, dass wir uns vor dem Leben fürchten, übermäßige Kontrolle anstreben und Angst vor dem Handeln und dem Ausdruck haben. Diese Angst kann sich auch dadurch äußern, dass wir Reisen ins Unbekannte vermeiden, Veränderungen ablehnen oder davor zittern, alte Gewohnheiten aufzugeben.

Ein Beispiel dafür ist Tom, mit dem ich während eines Zeitraums von mehreren Monaten gearbeitet habe. Er hatte einen wiederkehrenden Albtraum, in dem er von einer großen, grauen Wolke überwältigt wurde und überzeugt war, ersticken und sterben zu müssen. Als er die Wolke malte, erkannte er, dass sie sich stets zu seiner Linken, leicht oberhalb seines Kopfs befand. Nach einer Reihe von Sitzungen konnten wir mit Hilfe unserer Vorstellungskraft mit diesem Bild arbeiten und entdeckten, dass die Wolke aus Wasser bestand und das Wasser mit einem starken Gefühl von Traurigkeit, das aus verschiedenen Abschnitten seines Lebens herrührte, in Verbindung stand. Nach und nach konnte er mit diesen Gefühlen Verbindung aufnehmen und so die Wolke auflösen. Auf symbolische Weise »starb« er tatsächlich, indem er die strenge Kontrolle seiner Gefühle aufgab und so die Angst vor der eigenen Traurigkeit in Selbstakzeptanz und größere Sanftheit umwandelte.

Im Rahmen meiner Arbeit in Frankreich begegneten mir viele Menschen, die unverarbeitete Gefühle über den Tod Angehöriger in sich trugen und die während der Mal- oder Modelliersitzungen an die Oberfläche kamen. Die Angst und Verwirrung über den Tod scheint damit zusammenzuhängen, dass man den Tod nicht als natürliches Ereignis, als Teil des Lebensflusses, betrachten oder einordnen kann. Die beste Art, diese Angst zu beschreiben, gelang mir mittels intuitivem Schreiben: *»Die Angst vor dem Leben und die Angst vor dem Tod sind ein und dasselbe und sind im Grunde* *mit der Vergangenheit verbunden. Diese Angst hat nur wenig mit dem gegenwärtigen Moment zu tun. Man könnte sagen, die Angst vor dem Tod ist eine Folge des Karmas oder steht mit Karma in Verbindung. Letzten Endes haben wir Angst vor uns selbst, davor, was wir getan haben oder uns in Unwissenheit geschaffen haben. Ein Kind wird voller Unschuld in diese Welt hineingeboren, um zu leben und zu wachsen und sich einer neuen Lebenserfahrung zu öffnen. Es hat ein offenes Herz. Das Gesetz der Anziehung sorgt dafür, dass dieses Kind in eine Familie hinein geboren wird, in der die Eltern das widerspiegeln, was im Unbewussten des Kindes verborgen liegt – das, was an die Oberfläche kommen muss, damit dieses Wesen Heilung erlangen und wieder Teil eines Ganzen werden kann. Somit besteht hier einerseits eine Verbindung zur Unschuld und andererseits zu dem, was im Verborgenen liegt und möglicherweise das genaue Gegenteil ist, z. B. Schuld, Hass oder Angst. Diese zwei Aspekte existieren nebeneinander im selben Körper. Somit verfügt auch jeder Mensch über Qualitäten und das Potenzial für Liebe und Verständnis.*

Das unschuldige Kind zeigt uns die Schönheit des Lebens, die Schönheit des innersten Kerns unseres Selbsts, der ewig währt. Das Kind erinnert uns daran, dass sich das Leben immerfort selbst erneuert, und stets neue Möglichkeiten für Transformation, Heilung und Wachstum bietet, gleichgültig, was zuvor gewesen sein mag. Das unschuldige Kind läuft auf der Wiese Schmetterlingen hinterher und weint ganz natürlich, ohne zu überlegen, ob dies richtig oder falsch sei. Es lebt in Einklang mit seinem eigenen Wesen und der Lebenskraft, die alles Leben durchfließt.

Alle Prozesse, die sich damit beschäftigen, den Geist sowie Spuren vergangener Handlungen, die aus Unwissenheit erfolgten, zu transformieren, führen uns unweigerlich an einen Punkt, an dem wir mit dem Aspekt der Unschuld und festgehaltenen Emotionen, wie z. B. Schuld, konfrontiert werden. In diesem Zusammenhang können wir jene Emotionen, die sich dem Licht der Unschuld widersetzen, als das betrachten, was wir Angst vor dem Tod oder Angst vor dem Leben nennen. Das Leben bedarf keiner ständigen Beobachtung und Kontrolle. Das Leben wird Sie sicher auf seiner Strömung tragen, wenn Sie sich in Einklang mit der Stimme ihres Gewissens, den Gesetzen des Lebens, der Wahrheit und der Liebe befinden und das Leben selbst achten. Sie sind dann Teil des Lebens, stehen mitten im Leben und sind gleichzeitig Teil dieses ewig währenden Flusses. Sicherheit können wir nur finden, indem wir die grundlegenden Gesetze des Lebens achten und in Einklang mit diesen Gesetzen leben.«

Jenseits der Angst

Häufig habe ich schon beobachtet, wie Menschen dadurch, dass sie im kreativen Fluss blieben, lernten, ihre Gefühle, ihre Kraft und ihre Freude authentisch auszuleben und wie diese nach und nach stärker wurden als die verschiedenen Beschränkungen, die sie oftmals seit der Kindheit davon abgehalten hatten, ihr Potenzial zu leben. Susie hatte gestern in meiner Donnerstagsmalgruppe für Frauen ein sehr intensives Erlebnis, das das zuvor Beschriebene gut veranschaulicht. Als Kind hatte sich ihr Vater stets in ihr Leben eingemischt und ihr beim Malen gesagt, was sie malen und welche Farben sie verwenden sollte. Als Erwachsene bereitete es ihr Schwierigkeiten, anderen Grenzen zu setzen und mit starken Persönlichkeiten umzugehen. Nachdem sie im Atelier zu malen begonnen hatte, kam dieses Thema sogleich an die Oberfläche. Gelegentlich überkamen sie Gefühle und Erinnerungen in Verbindung mit ihrer Kindheit. Ihre Träume spiegelten diesen Prozess der Befreiung von äußerer Einmischung wider. Manchmal hielt sie den Konflikt zwischen dem, was sie tun wollte, und dem, was ihr verinnerlichter Vater ihr diktierte, nicht mehr aus. Dann übermalte sie ihr Bild einige Male. In dieser Woche begann sie, ein großes S, umgeben von einer wunderschönen Landschaft, in die Mitte des Blatts zu malen. Trotz der aufsteigenden schmerzvollen Gefühle und entgegen ihrem Wunsch, das Bild zu zerstören, gelang es ihr, weiterzumachen. Nach einer Weile fügten wir an der rechten Seite ein Blatt an. Zu ihrer Überraschung befand sich bald über den Bergen ein Adler, der auf sie zuflog. Da es ihr letzten Endes gelungen war, auf ihre eigenen Gefühle zu hören, sie ernst zu nehmen und so zu malen, wie sie es wollte, konnte sie die Einmischung und Autorität ihres Vaters durchbrechen. Sie entfaltete ihre eigene Stärke, symbolisiert durch den Adler.

Wie Susie können wir an einen Punkt gelangen, an dem es uns leichter und leichter fällt, unserer eigenen Wahrheit zu folgen und alle Felsbrocken, die sich womöglich im Strom unseres Geistes befinden, zu umschiffen. Haben wir dies durch den künstlerischen Ausdruck gelernt, können wir unseren Willen in Verbindung mit unseren Gefühlen dazu verwenden, in unserem Leben zu erschaffen, was immer wir möchten, und unsere Träume Wirklichkeit werden lassen.

Tonglen

Gebetsfahnen flattern im Wind,
breiten sich am wolkenlosen Himmel aus:
Om mani padme hung –
Om mani padme hung.
Wogen in der leuchtend hellen Atmosphäre.
Farben vibrieren im weiten Blau.
Eine tanzende, singende Weitung
im Ozean aus Leid und Schmerz.
Der Vajra-Geist, die diamantene Kraft,
sieht dies mit weit geöffnetem Herzen.
Ein Ruhepol, der nichts fürchtet.
Es ist der Wind, der die Gebetsfahnen wehen lässt,
der einen immensen Raum erschafft,
der Leid und Freude birgt,
sich der schimmernden Einheit öffnet,
mit dem Bussard emporsteigt ins weite Blau.

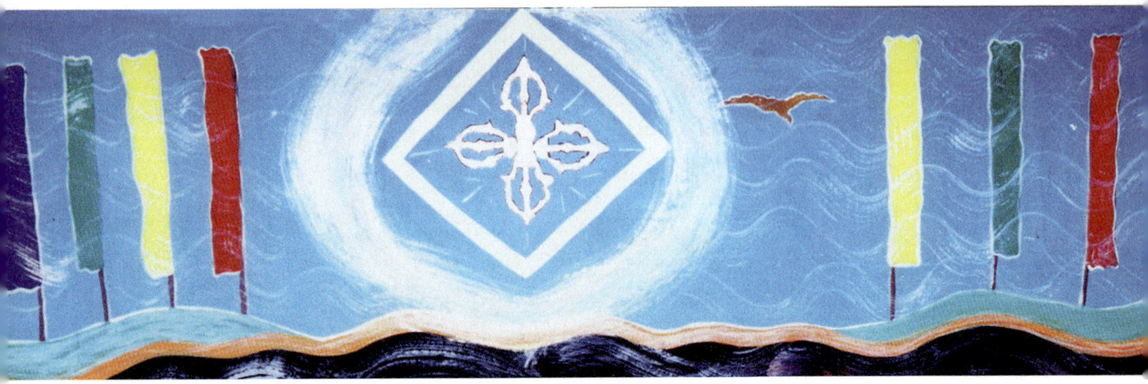

▲ **Tonglen** (1999)

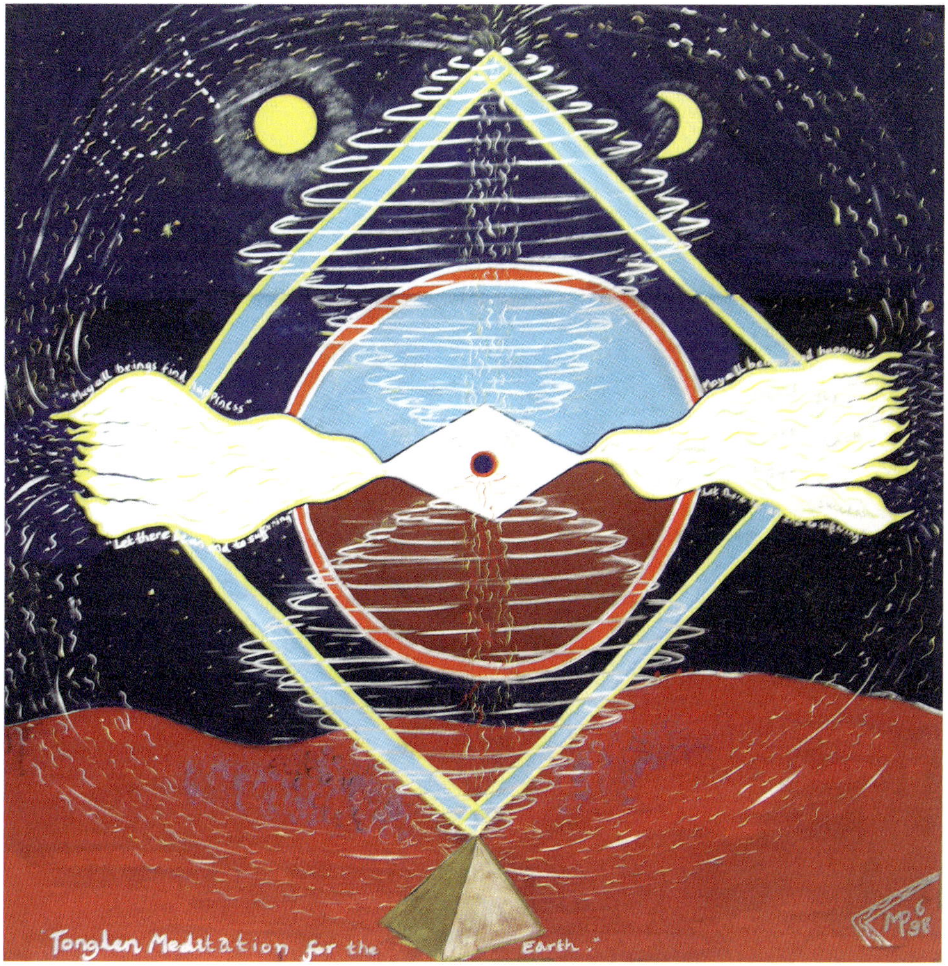

▲ **Tonglen-Meditation für die Erde** (1999)

6
Den kreativen Prozess unterstützen

Wir können unsere Kreativarbeit auf vielfältige Weise bereichern und unterstützen. Ich erläuterte bereits, wie uns die Aura und die Chakren oder der Einsatz von Energieübungen und Meditationen bei der Arbeit mit unserer Kreativität helfen können. In diesem Kapitel werde ich darauf eingehen, wie uns die Arbeit mit unserem Geist, mit Träumen und Bilddeutungen, mit Gebeten, Klängen und Musik dabei unterstützen kann, eine tiefere Verbindung zu unseren Gefühlen aufzunehmen, ein besseres Verständnis des Prozesses, den wir gerade durchlaufen, zu erlangen und somit unseren kreativen Ausdruck zu unterstützen.

Um unserer Energie und Kraft zu ermöglichen, frei in unsere Kreativarbeit einzufließen, müssen wir Überzeugungen transformieren, die uns bisher begrenzt und beschränkt haben. Wir wuchsen größtenteils in Schulsystemen auf, in denen uns beigebracht wurde, es sei wichtig, uns intellektuelles Wissen anzueignen, Bücher zu lesen und die Fähigkeiten des Intellekts durch das Lernen zu vergrößern. Lernen wird mit der Aufnahme von Informationen von außen gleichgesetzt, und so lernen wir das Tun, jedoch nicht das Sein. Selten wird Kindern beigebracht, sich zu entspannen, in Kontakt mit ihrer inneren Weisheit zu treten und ihrem eigenen Rhythmus zu folgen. Zu Hause lernen sie auch meist, ihre Zeit zu füllen, geschäftig zu sein, auf die Bedürfnisse anderer zu achten und dabei die eigenen Bedürfnisse zu vernachlässigen. Meine Großmutter musste stets etwas tun. »Müßigkeit ist aller Laster Anfang« sagte sie, wenn sie mich als Kind im Garten erwischte, wie ich scheinbar Tagträumen nachhing. Dabei war ich doch glücklich, den Duft der Blumen zu riechen und dem Summen der Bienen zu lauschen.

Wir leben in einer Gesellschaft, in der es so viel Zerstreuung gibt, die unsere Aufmerksamkeit von uns selbst weglenkt. Wir werden mit Bildern und Geräuschen überflutet, mit schnellen und unglaublich gewalttätigen Filmen, die uns nicht auf Dauer nähren können. Viele Menschen verbringen beträchtliche Zeit mit Fernseh- oder Videokonsum, im Kino oder bei der Arbeit am Computer. Jüngste Studien zeigen, dass Kinder heutzutage aufgrund der vielen Stunden, die sie täglich vor Bildschirmen verbringen, körperlich weniger aktiv sind. Eine Kollegin, die während vieler Jahre in der Schweiz Klavier- und Geigenunterricht für Kinder erteilt hatte, erzählte mir vergangenes Jahr, sie gebe praktisch keine Stunden mehr, da immer weniger Kinder Musikinstrumente erlernen wollten. Sie sagte, es handle sich um eine allgemeine Tendenz, die auch ihre Kollegen betreffe. Ein Faktor, den sie dafür verantwortlich machte, war die viele Zeit, die Kinder am Computer und mit Fernseh- und Videokonsum verbringen.

Unsere Augen und unser Sehsinn verbinden sich leicht mit der Begierde, so dass wir wollen, was wir sehen. Wir fühlen uns angezogen von dem, was sich außerhalb unseres Selbsts befindet. Dies lenkt uns schnell fort von unseren tieferen Bedürfnissen und unserer eigenen Richtung. Obwohl uns äußere Quellen inspirieren und stimulieren können, muss ein Gleichgewicht zwischen Stimulation von außen und eigener Aktivität und zwischen dem Verarbeiten von Eindrücken und dem Lauschen auf die eigenen Gefühle herrschen. Wir benötigen Zeiten der Stille, um uns von uns selbst, unseren Gefühlen und der leisen Stimme in uns zu ernähren. Um kreativ zu sein, müssen wir Zeit für uns selbst haben, Zeit für die Stille, Zeit, um auf unsere Gedanken, unsere Bedürfnisse und unsere innere Stimme zu lauschen. Durch ein Zuviel an Reizen von außen sind wir oft überlastet. Wir entwickeln eine Art spiritueller Verdauungsstörung, wenn wir in unserem Leben nicht über Zeiten der Ruhe und Stille verfügen, um uns mit uns selbst beschäftigen zu können. Menschen, die unter körperlichen Beschwerden oder emotionalen Krisen leiden, die durch diesen Überlastungsstress hervorgerufen wurden, finden in der Regel große Erleichterung durch eine gewisse Zeit der Ruhe und Stille. Können wir uns in der Stille mit unserem Selbst verbinden und diese Verbindung stabilisieren, indem wir sie regelmäßig nähren, beispielsweise durch tägliche Meditation oder Kreativarbeit, wird uns dies enorme innere Kraft verleihen, um unseren Alltag zu meistern. Die moderne Mystikerin Bernadette Roberts beschreibt diesen »Ruhepol« in ihrem Buch »Jenseits von Ego und Selbst«: *»Dem Wollen zugrunde liegt [...] der göttliche Ruhepol, und wenn der Wille still und ruhig ist, hat er optimalen Zugang zum Ruhepol. Aus diesem Grund verhindert unser Verlangen nach Diesem und Jenem den Zugang zum göttlichen Ruhepol. Deshalb gilt der ›wunschlose‹ Zustand im spirituellen Leben als besonders wertvoll. [...] ›Ruhepol‹ meint also einen erlebbaren, aber nicht lokalisierbaren ›Punkt‹ in uns, an dem der Mensch Gott begegnet.«*

Der aktive und der geschäftige Geist

Um in Kontakt mit dem »Ruhepol« zu treten, auf den sich Bernadette Roberts bezieht, muss man sein Tempo verlangsamen, sich entspannen und durch eine einfache Meditationspraktik den Kontakt mit dem aktiven Geist herstellen, dem natürlichen, ausgedehnten Geisteszustand, den man im tibetischen Buddhismus

Rigpa nennt. Es gibt zwei Ebenen des Geistes: den »aktiven Geist«, den ich gerade beschrieben habe, und den »geschäftigen Geist«, der den aktiven Geist oftmals verdeckt oder verschleiert. Der geschäftige Geist wird durch unsere Begierden, unsere Emotionen und den Solarplexus gesteuert. Er beschäftigt sich mit verschiedensten physischen Aktivitäten, wie dem Erlangen von Bildung oder Wissen. Unter Druck kann der geschäftige Geist in kreative Denkvorgänge eingreifen oder diese gar blockieren.

Der geschäftige Geist gerät aus dem Gleichgewicht, wenn er zu vielen Reizen von außen oder Emotionen, wie Zurückweisung oder dem Gefühl des Nicht-gut-genug-Seins ausgesetzt ist, nach dem Motto »wenn ich mich nur mehr anstrenge und dieses oder jenes Ziel erreiche, dann werden ›sie‹ mich endlich lieben«. Diese Art von Emotionen ist häufig eine Reaktion auf frühkindliche Erlebnisse und kann auf die Geburt oder die pränatale Phase zurückgehen. Bei einer Person mit stark emotionalem Antrieb können Anspannungen in der Körpermitte, im Bereich des Solarplexus und des Nabels, auftreten, die dazu beitragen können, dass im Alltag viel Geschäftigkeit unter Stress und Druck herrscht. Diese Person würde ihre gesamte Energie und ihre Bestrebungen fast ausschließlich drauf richten, Ziele auf der physischen Ebene zu erreichen. Es kann sein, dass diesem Antrieb eine tiefere, fühlende Verbindung zum eigenen Selbst und zu anderen entgegenwirkt. Ein bekanntes, wenn auch überzeichnetes Beispiel hierfür wäre der Geschäftsmann, der über viele Jahre hinweg von früh bis spät arbeitet und davon besessen ist, reich und erfolgreich zu werden, dabei jedoch seinen Körper, seine Gefühle und Beziehungen zu ihm nahe stehenden Menschen vernachlässigt. Diese Art von Antrieb kann zu einer Vielzahl physischer Probleme und einem massiven Gefühl der Unzufriedenheit führen. Es gibt viele Menschen, die nicht unbedingt Geschäftsleute sind und dennoch von dieser Motivation angetrieben werden, wenngleich auch auf subtilere, weniger extreme Weise. Wollen wir durch Kreativarbeit und Meditation einen tiefergehenden Kontakt mit unseren Gefühlen herstellen, kommen wir nicht umhin, uns ehrlich zu fragen, in welche Richtung unser Leben verläuft und welche Motive uns antreiben.

Das Gegenteil dieses Leistungstriebs ist eine Person, deren rechte, intuitive Gehirnhälfte mit dem Herzen verbunden ist. Ist dies der Fall, möchte man dafür akzeptiert werden, dass man sich, so wie man ist, Ausdruck gibt. Dies ist eine viel sanftere Situation, in der es nicht um Härte oder Leistungsstreben geht, sondern vielmehr darum, sich im Einklang mit den eigenen Gefühlen zu verhalten und der Bewegung der eigenen Energie, die zum Ausdruck strebt, zu vertrauen. Dies ist auch genau die Verbindung, die wir beispielsweise durch das spontane Malen herstellen können. Deshalb ist die Arbeit mit der spontanen Kreativität eine so kraftvolle Heilweise. Erlauben wir uns die Verwirklichung eines sanften, authentischen Ausdrucks, kann uns dies dabei unterstützen, unsere eigene Mitte zu finden und uns auf den aktiven Geist auszurichten. Die Verbindung von authentischen Gefühlen mit dem Ausdruck führt uns weg von der Härte und den Bestrebungen eines unausgeglichenen, durch Emotionen motivierten Antriebs.

Zumeist beginnen wir irgendwo auf dem schmalen Grat zwischen Macht und Gefühl oder Intellekt und Intuition. Es kann Mut erfordern, sich von subtileren Formen des Antriebs und deren Schattenseite in Form von Ängsten und Ausdrucksverweigerung zu einem weichen und natürlichen Ausdruck hinzubewegen. Eine stabile Verbindung zu unserem aktiven Geist herzustellen, ist ein Prozess der Entschleunigung und des Sanftwerdens, der Zeit erfordert, da wir uns möglicherweise in der Gewohnheit von »Geschwindigkeit und Aggression« gefangen finden, die sich im Lauf vieler Jahre aufgebaut hat. Da unsere materialistische Gesellschaft Menschen dazu ermutigt, mehr zu wollen, gierig zu sein, zu beschleunigen und immer mehr zu tun, handelt es sich bei »Geschwindigkeit und Aggression« um gesellschaftlich akzeptierte habituelle Praktiken.

Um uns vom geschäftigen Geist zum aktiven Geist zu bewegen, müssen wir innerlich weich werden und uns entspannen, so wie wir es auch tun, wenn wir kreativ sein möchten, um von unserem Stillezentrum aus zu malen, zu tanzen oder zu singen. Eine gute Möglichkeit, aus dem Zustand der Anspannung und des Drängens herauszutreten, ist es, sich bequem hinzulegen, durch den Bauch einzuatmen, ruhige Musik zu hören, die Nabelgegend zu massieren und dann eine Erdungsübung durchzuführen. Hinter der Anspannung kann sich eine Anhäufung von Stress, emotionalem Schmerz oder gar Tränen verbergen. Schaffen wir einen Raum für diese Gefühle, gelingt es uns oftmals, die Anspannung zu lösen, den Bauch zu entspannen und die Atmung tiefer werden zu lassen. Das erleichtert den Übergang vom Tun zum Sein.

Gleiches können wir auch durch einen Aufenthalt in der Natur oder durch Meditation erreichen. Wir können den Geist zur Ruhe bringen, indem wir während eines Zeitraums von bis zu einer Stunde in eine Richtung blicken. Fokussieren wir einen Punkt, so ermöglichen wir, dass unsere Gedanken zur Ruhe kommen und tiefere Ebenen unseres Selbsts zum Vorschein kommen. Ist der geschäftige Geist zur Ruhe gelangt, können wir den Übergang in einen Zustand der Ausweitung und des Seins vollziehen. Der aktive Geist kann sodann auf Weisheit oder Wissen zurückgreifen, womit wir nicht in Kontakt geraten, wenn wir auf der physischen Ebene geschäftig sind. Ich wurde von den Schriften der amerikanischen Indianer inspiriert, insbesondere von einem Text, in dem es heißt, zur Schule zu gehen, sei schön und gut, das Schullernen entwickle jedoch nur den Geist und verhärte das Herz. Der Autor schreibt weiter, die Natur sei seine Schule gewesen, und er hätte alles Notwendige gelernt, indem er im Wald gesessen sei. Ich glaube, er spricht hier von der Ruhe oder dem Ruhepol, der ihm ermöglichte, sich zu öffnen und die Beziehung mit fühlender Weisheit und einem Gefühl des Einsseins aufzunehmen.

Ursprünglich absolvierte ich eine Ausbildung zur Psychotherapeutin und verbrachte viele Jahre damit, verschiedene Begebenheiten aus meinem eigenen Leben und dem Leben anderer zu betrachten. Ich gelangte so zu der Erkenntnis, dass all diese Begebenheiten zum geschäftigen Geist gehören. Die Kindheit, das Erwachsenenalter und selbst unsere vergangenen Leben können voller Leid sein. Dies ändert jedoch nichts an der Tatsache, dass unser Leben relativ kurz ist. Während einer gewissen Zeit mag es notwendig sein, die eigene Geschichte und den eigenen Schmerz anzuerkennen und zu verstehen. Ich verstand jedoch, dass uns das regelmäßige Praktizieren des spontanen Ausdrucks und einfacher Meditation lehrt, wie wir die Pforten zu einer neuen Bewusstheit öffnen können. Wir können uns damit abfinden, dass wir Emotionen, wie Gefühle von Blockiertheit oder Schmerz, empfinden und nicht in der Lage sind, sie zu verstehen. Wir können jedoch auch lernen, emotionale Muster zu beobachten, um sie sodann zu verändern. Was möchte ich tun? Wieviel Zeit möchte ich auf Gefühle wie Schmerz und Trauer verwenden? Würde ich lieber etwas anderes mit meiner Zeit anfangen, und wohin führt mich diese neue Wahl? Vielleicht zu einem Zustand des freudvollen Lebens in der Gegenwart?

Wir können lernen, zu unterscheiden und zu wählen. Manchmal ist es richtig, bei Emotionen zu verharren, manchmal können wir uns jedoch entscheiden, stattdessen etwas Kreatives, das uns Freude bereitet, zu tun. Wir können beispielsweise malen, mit Ton arbeiten oder schreiben. Zu Beginn ist es vielleicht nicht einfach, uns Ausdruck zu verleihen. Obwohl die anfängliche Emotion noch eine Weile andauern kann, nachdem wir in Aktion getreten sind, wird sie sich jedoch für gewöhnlich auflösen, und wir werden im Fluss der Kreativität und des Lebens vorwärts getragen. Diese Verbindung zwischen Gefühl und Handlung manifestiert sich, wenn wir einen weiten Raum schaffen, der uns ermöglicht, eine Richtung zu finden, die uns aus einer bestimmten Begebenheit oder dem Zustand der Anspannung heraus und in die Entspannung, die Weite und die Freude hinein führt. Das Schöne an der Kreativität ist, dass uns der Fluss des Lebens in der Mitte des Stroms nach vorne in den gegenwärtigen Moment, in »die große Stille« trägt.

Joy, eine Teilnehmerin in einer meiner Kunstgruppen, traf verstimmt ein und ließ diese Emotion in ihr Bild einfließen. Daraufhin malte sie eine schwarze Fläche, die das Rot umrahmte. Ich befragte sie zu den verschiedenen Farben. Rot stand für den Schmerz, den festen Knoten in ihrem Magen und die Anspannung in ihrem Brustkorb. Schwarz stand für die Stille, das Universum, das Ur-Nichts, den Raum, der uns alle umfasst. Ich fragte sie, warum sie sich mit dem Rot identifiziere, wo doch die schwarze Fläche ebenso groß wie die rote wäre. Sie betrachtete ihr Bild, begann zu lächeln und erlaubte sich, in die Schwärze einzutreten. Unvermittelt begann sie zu weinen: *»Das ist unglaublich, mir war nicht bewusst, dass so etwas möglich ist. Sobald ich mich mit der Schwärze verbinde, schwindet all der Schmerz, und ich bin von Frieden erfüllt. Dann trete ich in das Rot ein, und der Schmerz kehrt zurück. Trete ich wieder in die Schwärze ein, kann ich dort verharren und kann das Rot und alles, was damit in Verbindung steht, beobachten. Dieses Bild zeigt mir ganz deutlich, dass ich meine Emotionen selbst wählen kann.«*

Bild- und Traumdeutung

Träume sind enorme Quellen der Inspiration, der Führung und der Unterstützung, die uns klare Botschaften zu allen Aspekten unseres Lebens, unserer Gesundheit, unserer Beziehungen mit anderen und unserer Kreativität übermitteln. Wie die Motive unserer spontanen Bilder sind auch Träume Botschaften aus dem Unterbewusstsein. Die Bilder und Symbole unserer Träume lassen sich auf ganz ähnliche Weise wie die Motive und Symbole unserer Bilder deuten. Dies hilft uns, die intuitive Weisheit in unseren Träumen und Bildern zu verstehen und zu nutzen.

Es gibt viele Ansätze der Traumdeutung, die alle ihre Gültigkeit haben. Mein System der Bild- und Traumdeutung basiert auf Erkenntnissen über Energien, Chakren, die Elemente, Farben und deren Entsprechungen zu Körperregionen, Emotionen und dem Entwicklungsprozess. Es gibt verschiedene Ebenen des Träumens und Malens. In manchen Träumen oder Bildern werden offensichtlich unsere Tageseindrücke verarbeitet. Andere Träume oder Bilder spiegeln hingegen unseren inneren Wachstumsprozess wider, die inneren Konflikte, die schrittweise Bewegung hin zur Selbstheilung. Darüber hinaus können unsere Träume und Bilder auch tieferer Natur sein und mit unserer inneren Führung in Verbindung stehen.

Je mehr Aufmerksamkeit wir unseren Träume schenken und mit ihren weisen Botschaften arbeiten, desto klarer und präziser wird die Führung. Die Träume erinnern uns stets daran, was wir tun sollten, um uns vorwärts zu bewegen und innere Balance und inneren Frieden zu erlangen. Manchmal stellen uns unsere Träume Fragen, die wir beantworten müssen. Eine meiner elementaren Regeln für die Traumarbeit besagt, dass man zuerst das Gefühl, die vorherrschende Atmosphäre des Traums betrachten und sich die Gefühle und Assoziationen, die die betreffende Person mit ihrem Traum verbindet, anhören sollte. Für die Traumdeutung in Verbindung mit unserer Entwicklung und Kreativität ist es hilfreich, sodann unser Wissen über die Energiefelder zum Einsatz zu bringen. Wir können damit beginnen, uns die Elemente und Farben, die in unseren Träumen oder Bildern auftauchen, sowie deren Entsprechungen mit Chakren und Körperregionen näher anzusehen.

Die vier Elemente

Träume, in denen Wasser vorkommt – Flüsse, Seen, Meere, Swimmingpools, Schnee und Eis –, zielen auf den wässrigen Bereich des Körpers, der mit Vitalität und Kreativität in Verbindung steht. Wie erwähnt, ist dieser Aspekt mit dem Hara-Chakra verknüpft. Bei Menschen mit guter Beziehung zu ihrem Selbst sind die mit diesem Bereich verbundenen Emotionen Ruhe, Kreativität und eine ausgewogene Sexualität. Weist dieser Körperbereich Blockaden auf, können starke emotionale Störungen, wie Destruktivität oder Gewalt, auftreten. Träume von klarem, ruhigem Wasser, in dem sich das Sonnenlicht spiegelt, zeigen uns, dass wir über ein gutes

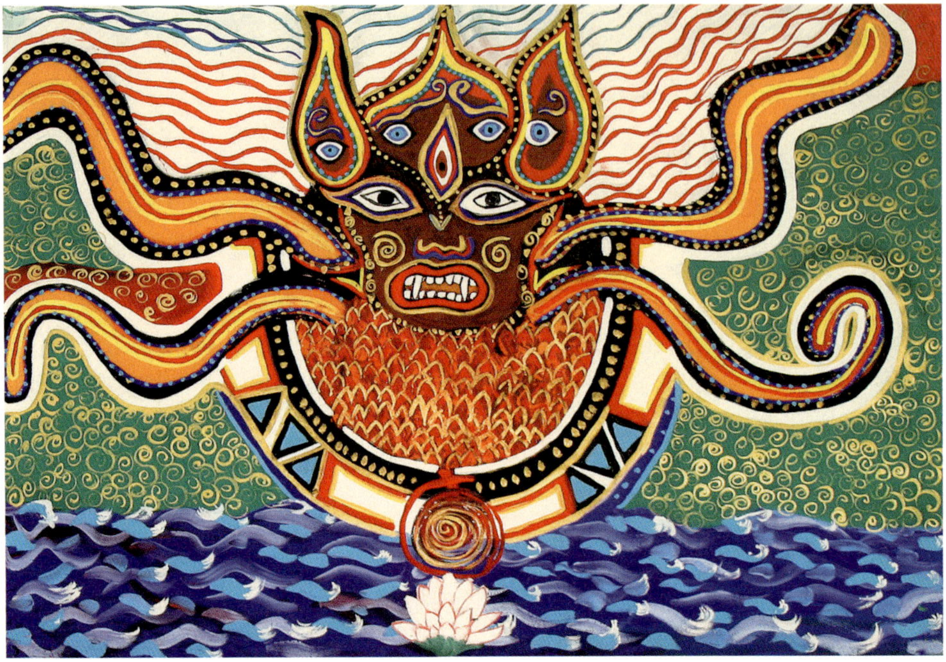

▲ **Wächter der Wasser** (1995)
Ich bin der Wächter der Wasser.
Du hast dich in mein Element vorgewagt.
Hast du nun auch die Stärke, mir
in die Augen zu sehen und weiterzugehen?

▸ **Schwarze Madonna** (1993)
»Das Selbst ist nicht eine Person, es ist viele Personen, eine Vielzahl von Erfahrungen, die zusammen ein Ganzes ergeben. So wie die Blütenblätter, die sich um den Stempel reihen, wie ein Kreis von Menschen aus verschiedenen Kontinenten, verschiedenen Ländern, die sich an den Händen fassen. Dies sind die Frauen und Männer, die liebten, lachten, litten und anderen Leid verursachten. Die ganze Bandbreite menschlicher Erfahrungen. All diese unterschiedlichen Wesen akzeptieren ihren Platz in diesem Muster, das die Entstehung dieser zum Zentrum hinströmenden Bewegung ermöglicht. Im Zentrum ist die Schwarze Madonna. Sie, die sich jenseits der Dualität befindet, die alle Erfahrungen in sich vereinigt, die Geburt und Tod, Anfang und Ende als stille Zeugin beiwohnt. Es ist notwendig, alle Lebenserfahrungen zu akzeptieren und sich mit ihnen auszusöhnen, um zu ermöglichen, dass sich die Bewegung beschleunigt, je weiter man sich dem Zentrum nähert. Die äußere Ebene des Kreises steht für die vielen menschlichen Existenzen, das Reich der physischen Erfahrung. Sich dem Zentrum anzunähern, bedeutet, tief im eigenen Inneren Freude zu finden, einen Ort der Ruhe und der Stille zu finden … Frieden, der sich allem Verstehen entzieht.«

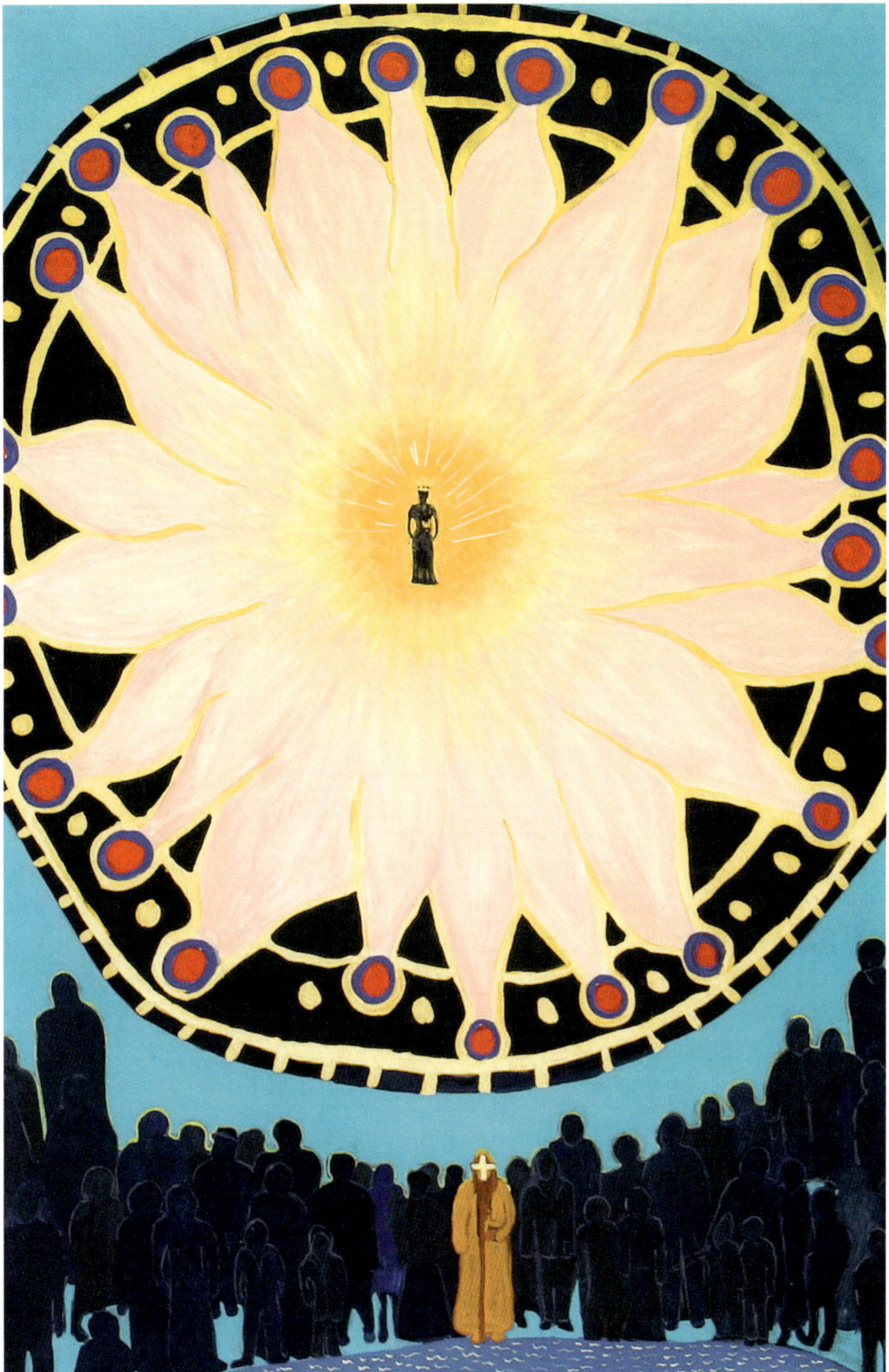

Gleichgewicht verfügen und dass die Kontrolle unserer Emotionen die Beeinflussung unsere Instinkte durch Licht oder höhere Bewusstseinsenergie ermöglicht. Umgekehrt zeigen Träume von aufgewühlter See und hohen Wellen eine Störung der Hara-Energie an. Solche Träume lassen ein emotionales Ungleichgewicht vermuten, das einer kreativeren Nutzung der Wasserenergie entgegenwirkt. (Siehe auch Daniel Perrets Bücher über die Arbeit mit den fünf Elementen in der Musik.)

Unsere Träume und Bilder zeigen uns, wie wir unsere Schwierigkeiten transformieren können. Clarissa Pinkola Estés erzählt in ihrem Buch »Die Wolfsfrau« die Parabel von La Lorena, in der ein Fluss durch Vernachlässigung und Zurückweisung verschmutzt wird. Nähren wir den kreativen Fluss in unserem Inneren, nährt und bewässert dieser wiederum das Land und bringt neues Leben hervor. Fließen die Flüsse in Ihren Träumen schnell, sind sie lebendig, befinden sich darin springende Fische und spielende Otter? Kommen in Ihren Träumen Delphine vor, die aus dem Wasser springen und Sie sanft anstupsen? Wenn Sie eine deutliche Botschaft über einen Traum erhalten haben, wie können Sie sich dann positiv verändern?

Das Wasser aus Ihren Träumen symbolisiert Ihre Gefühle, Ihre weibliche Seite, Ihren kreativen Fluss sowie die Verbindung zu Ihrem Unbewussten. Die Ozeane und Meere haben mit dem Mond zu tun, der die Gezeiten kontrolliert und das Weibliche symbolisiert. Träumen wir von verschmutztem und stehendem Wasser, weist dies auf eine innere Stagnation hin. Das Wasser kann auch gefährliche Tiere bergen, die miteinander kämpfen. Haie oder Krokodile in einem abgeschlossenen Raum können anzeigen, dass unsere Kreativität, die nicht genutzt wird oder über kein Ventil verfügt, sich in Destruktivität wandelt. Nehmen Sie solche Träume ernst, und handeln Sie dementsprechend. Wir können in unseren Träumen malen, singen oder tanzen. Vielleicht träumen wir von einem großen Fisch in einem kleinen Teich – was benötigt er? Können wir diesem Fisch helfen, fließende Gewässer zu erreichen? Tauchen in unseren Bildern und Träumen Wale und Delphine auf, können diese für verspielte, spontane und weise Teile unseres Selbsts stehen.

Ich erinnere mich an das Bild einer Teilnehmerin eines Workshops, das eine Höhle voller hüpfender und quakender Frösche zeigte. Die Teilnehmerin war gerade dabei, sich nach und nach für ihre Kreativität zu öffnen, und fühlte sich dadurch ermutigt, dass sie soviel Lebendigkeit in sich vorfand. Eine Teilnehmerin meiner wöchentlichen Malgruppe arbeitete während mehrerer Wochen an einem Wal, der unvermittelt in ihren Bildern aufgetaucht war. Der Wal war verwundet, blutete und befand sich im kleinen Aquarium eines Restaurants eingesperrt. Sally erkannte, dass der Wal für sie selbst, für die Verbindung zu ihren Instinkten und Gefühlen und einer Dimension uralter Weisheit stand. Sie schrieb Gedichte und Lieder über ihren Wal, zwischen den wöchentlichen Sitzungen träumte sie von ihm. Es handelte sich um einen intensiven Prozess, in dem sie lernte, einen instinktiven Teil ihrer selbst, den sie zuvor unterdrückt hatte, zu verstehen und freizulegen. In ihren Träumen befreite sie den Wal aus dem Restaurant, und in der Gruppe malte sie, wie der Wal im freien Ozean schwamm. Noch mehrere Wochen, nachdem sie die Bilder gemalt hatte, spürte sie in der Meditation die Anwesenheit des Wals. Die kreative Arbeit und ihre Träume halfen ihr, Veränderungen in ihrem Leben vorzunehmen, so dass sie ihre Gefühle besser annehmen und ihnen mehr Raum geben konnte.

Auf einer profaneren Ebene träumen wir vielleicht von Badezimmern und Toiletten, davon, wie wir ein Bad nehmen, unter der Dusche stehen oder auf die Toilette gehen. Diese Träume zeigen uns, dass wir uns in einem Reinigungsprozess befinden, in dem wir alte, möglicherweise beschränkende Strukturen loslassen. Schnee und Eis beziehen sich auf gefrorene, durch Emotionen zum Erstarren gebrachte Energie, die zum Schmelzen gebracht werden muss. Der wässrige Bereich unseres Körpers steht auch mit dem Geschmackssinn und der Farbe Orange in Verbindung. In Bildern und Träumen kann auch die Farbe Blau auf diesen Körperbereich hinweisen. Malen wir den unteren Bauchbereich und die Genitalien, so kann dies auch Emotionen widerspiegeln, die mit diesem Bereich zu tun haben.

Tritt die Erde in einer beliebigen Form in unseren Bildern oder Träumen auf, weist dies auf das Wurzel-Chakra und die damit verbundenen Emotionen hin sowie auf unsere Verbindung zum Geruchssinn, dem instinktiven Selbst. Sie hat damit zu tun, ob wir uns grundsätzlich sicher und beschützt fühlen und wie wir unseren Alltag meistern, wobei der jeweilige Zustand der Erde mögliche Veränderungen in unseren Einstellungen oder Strukturen anzeigt. Arbeiten wir an emotionalen Tiefenmustern, dann träumen wir vielleicht vom Fundament eines Gebäudes, von Erdarbeiten oder Kellergewölben. Vielleicht befinden wir uns auch unter der Erde oder in einer Höhle, was den weiblichen Aspekt symbolisiert. Erdbeben und einstürzende Gebäude zeigen, dass in unserem Leben eine große Veränderung in Gang ist oder bevorsteht, in der uns alte Strukturen keinen Halt mehr bieten.

Wird die Erde im Frühjahr gründlich gepflügt und für die Aussaat vorbereitet, kann uns dies zeigen, dass die Zeit reif ist, ein neues Projekt zu beginnen. Ist es hingegen Herbst, und das Korn ist reif und bereit für die Ernte, befinden wir uns in einer Phase, in der wir den Lohn für etwas erhalten, das wir seit geraumer Zeit vorbereitet haben. Vielleicht ist die Erde auf unserem Bild aber auch ausgedörrt und mit Unkraut übersät, so dass nichts gedeihen will, wie das unfruchtbare Land des Fischerkönigs. Welche Veränderungen können wir in unserem Alltag vornehmen, damit die kreativen Ideen in unserem Inneren auf fruchtbaren Boden fallen?

Simon kam in die Malgruppe, nachdem er einen Traum von einer wunderschönen, kräftigen Pflanze gehabt hatte, die jedoch langsam zu welken begann, da sie sich in einem zu kleinen Topf befand. Als er den Traum malte, erkannte er, dass die Pflanze seit zwanzig Jahren in ein und demselben Topf steckte. Er war seit zwanzig Jahren verheiratet, und sein Traum machte ihm deutlich, dass er seine Einstellungen verändern musste, um mehr Raum und Offenheit in seine Ehe zu bringen.

Feuer, das in unseren Bildern und Träumen vorkommt, steht mit dem Solarplexus-Chakra, dem Zentralbereich unseres Körpers, in Verbindung. Ein behagliches, kontrollierbares Feuer in einem Kamin kann beispielsweise eine Situation von zunehmender Selbstakzeptanz, Selbstliebe und der Transformation von Emotionen symbolisieren. Befindet sich eine Person in einem unkontrollierten emotionalen Zustand, der von Angst und Wut beherrscht wird und möglicherweise destruktive Züge hat, wird das Feuer in unseren Träumen vielleicht wild lodern und außer Kontrolle geraten. Feuer steht auch in Verbindung mit der Verdauung und der Umwandlung von Nahrung. Träume von Nahrung, Kochen, Küchen oder Essen können uns also auf eine Verbindung zum Solarplexus und den damit zusammenhängenden Emotionen hinweisen. Wir können auch klare Träume haben, die uns zeigen, dass wir auf unsere Essgewohnheiten achten und eventuell fasten, unseren Körper entgiften oder bestimmte Nahrungsmittel zu uns nehmen sollten.

Unsere Verdauung hat einen starken Einfluss auf den Geist (tibetische Ärzte sagen, die Verdauung sei der Sitz des Geistes). Werden unsere Ess- und Trinkgewohnheiten also von Emotionen gesteuert, so beeinflusst dies wiederum unsere Fähigkeit, zu denken und klar zu »sehen«. Der Solarplexus verbindet uns auch mit dem Sehsinn. Erscheinen also in unseren Träumen oder Bildern essende oder trinkende Menschen, kann dies auf eine Verbindung zum Solarplexus hinweisen. Ist ihr Ess- und Trinkverhalten ausgewogen, welche Stimmung strahlen sie aus? Um Nahrung aus tieferen Ebenen unseres Inneren aufnehmen zu können, müssen wir unsere Ängste transformieren. Der Solarplexus gleicht einem Portal, durch das sich sämtliche Energie, die wir in den unteren Chakren freisetzen, auf ihrem Weg nach oben hindurch bewegen muss, um schließlich zum Herzen zu gelangen, wo sie nach außen abgegeben werden kann. Ähnlich verhält es sich mit der Energie unserer kreativen Impulse, die den Körper durchströmen muss, um sich in einer Form manifestieren zu können. Befindet sich die Verdauung im Gleichgewicht, und herrscht Harmonie in unserem Gefühlsleben, kann dieser Strom ungehindert in beide Richtungen fließen. Wütet in unseren Träumen jedoch ein loderndes Feuer oder begegnen wir Menschen unter Alkohol- oder Drogeneinfluss, kann uns dies darauf hinweisen, dass unsere Körpermitte nicht auf eine Weise funktioniert, die sich unterstützend auf unsere kreativen Bemühungen auswirkt.

Das Element Luft steht mit dem Brustkorbbereich, den Lungen und dem Herzen in Verbindung. Mit diesem Körperbereich sind zwei unterschiedliche emotionale Aspekte verbunden: Freude, Mitgefühl und Freiheit oder aber Depression und Selbstmitleid. Das Herz weist eine starke Verbindung zu Inspiration sowie unseren tiefsten Gefühlen und Qualitäten auf. Ausgedehnte, offene Landschaften, ein weiter Himmel, ein sanfter Windhauch und schöne Naturszenen in unseren Träumen und Bildern verbinden uns mit dem Herzen. Bewohner der Lüfte, wie Vögel, Bienen und Schmetterlinge, können eine Verbindung zu unserem Herzen herstellen. Flugzeuge, Heißluftballone und Reisen durch die Lüfte können eine Bewegung oder Veränderung im Zusammenhang mit Herzensgefühlen anzeigen. Da unsere Gefühle ausgedrückt werden müssen, sollten Sie stets auf die Herzensverbindung achten, wenn Sie von ihren Bildern oder anderen kreativen Projekten träumen. Leiden wir in unseren Träumen unter Platznot, sind wir eingesperrt oder abgeschnitten von der Natur, so sind dies Anzeichen dafür, dass sich der Luftbereich nicht im Gleichgewicht befindet. Die Umgebung kann grau, verschmutzt, dunkel und bedrückend sein. Solche Symbole können darauf hinweisen, dass Depression, Selbstmitleid oder die Ablehnung des eigenen Selbsts uns daran hindern, eine echte Verbindung zu unserem Herzen herzustellen. Das Herz ist mit dem Tastsinn sowie mit den Farben Grün und Rosa verbunden.

Das Thema Farben wurde bereits im Kapitel »Heilkunst und Kreativität« behandelt. Sind wir uns der Verbindungen zwischen Farben und Chakren bewusst, fällt es uns leichter, die in Träumen und Bildern vorkommenden Farben in Zusammenhang mit dem Entwicklungsprozess zu setzen. Obwohl es bei der Farbwahl vor allem darum geht, auf sein Gefühl zu hören, kann es helfen, andere Quellen zu Rate zu ziehen, um mehr über die Symbolkraft und Bedeutung der Farben zu erfahren.

Wie mehrmals betont, liegt ein wichtiger Aspekt des kreativen Prozesses darin, ein natürliches Gleichgewicht zwischen unseren männlichen und weiblichen Anteilen herzustellen. Die Männer und Frauen, die in unseren Bildern und Träumen erscheinen, stehen symbolisch für diese Beziehung zwischen den verschiedenen Aspekten unseres Selbsts. In unseren Bildern und Träumen können Menschen, die wir kennen, auftauchen. Wir sollten uns stets fragen, welche Aspekte unseres Selbsts sie für uns darstellen. Was zeigen uns die Freunde oder Feinde aus unseren Träumen über uns selbst? Drücken sie sich in unseren Träumen frei aus, oder leiden sie unter Ausdrucksangst? Wenn ja, in wessen Gegenwart und unter welchen Umständen? Was kann uns das über unser inneres Gleichgewicht sagen?

Mitunter träumen wir auch von Männern oder Frauen, die uns im Traum unterstützend zur Seite stehen. Traum-Helferinnen stehen meist für Intuition und inneres Wissen, während Traum-Helfer eher für Stärke und die Möglichkeit zur Bewegung nach außen stehen. Ein erfolgreicher Freund, der eine Ausstellung für uns organisiert, kann uns darauf hinweisen, dass wir mit unserer Arbeit nach außen treten sollten. Träumen oder malen wir Inhalte mit sexuellen Bezügen, deutet dies oftmals darauf, dass wir intensiveren Kontakt zu einem Teil unseres Selbsts, einer neuen Einstellung oder einem existierenden Partner entwickeln.

Träume und Bilder von Geburt und Tod weisen darauf hin, dass sich wichtige Veränderungen in unserem Inneren vollziehen. Träume von Geburten zeigen an, dass in unserem Leben ein Neuanfang ansteht. Sie können auch darauf hindeuten, dass Schockerlebnisse losgelassen werden, die möglicherweise unsere Natürlichkeit unterdrückt haben. Manchmal müssen wir zu einem Zeitpunkt vor unserer Zeugung zurückgehen, um unseren innersten Kern zu entdecken. Der Tod hat in Träumen stets mit dem Loslassen von Strukturen zu tun, die uns nicht mehr dienlich sind. Stirbt jemand oder etwas in unseren Träumen, weist dies darauf hin, dass es eine bestehende Struktur loszulassen und zu transformieren gilt. Was bleibt dann noch? In Zeiten des Todes benötigt man Geduld und Vertrauen, damit etwas Neues nachkommen kann. Kinder spiegeln in Träumen Spontaneität, Lebendigkeit, Kreativität und Natürlichkeit wider. Ist unser inneres Kind glücklich und wohlauf? Wird das Kind vernachlässigt, ist es traurig, oder muss erst aufgeweckt werden? Auch hier geht es darum, herauszufinden, was wir in unserem Leben tun können, um unserem inneren Kind zu helfen – oft benötigt es Zeit und Raum zum Spielen, bevor es seine Weisheit zum Ausdruck bringen kann. Auf jeden Fall ist es wichtig, die Botschaften aus unseren Träumen zu integrieren und zu beherzigen.

Wenn wir mit unserer Kreativität arbeiten und lernen, auf unsere Gefühle zu hören, begegnen wir möglicherweise in unseren Träumen oder Bildern dem Archetypus der Verrückten. Sowohl auf kollektiver als auch auf individueller Ebene symbolisiert sie Gefühlsverleugnung. Nachdem ich begonnen hatte, an mir selbst zu arbeiten, tauchte während mehrerer Jahre eine solche Figur in meinen Träumen auf. Während ich mich zunehmend für meine Gefühle öffnete, konnte ich auch das Verhältnis zu Jean, der Verrückten in meinem Inneren, heilen. Wir begannen, miteinander zu kommunizieren, uns gegenseitig zu betrachten oder miteinander Klavier zu spielen. Nach und nach stießen mich auch ihre verschmutzten Kleider nicht mehr so sehr ab, und eine junge Frau half ihr beim Hausputz. Als ich das letzte Mal von ihr träumte, ging ich erneut zu ihrem Haus, um etwas abzuholen, das ich vergessen hatte. Ich habe den Traum aufgeschrieben, die Schlüsselszene verlief so: *»Als ich die Treppen zu ihrem Haus hinaufstieg, sah ich sie im Freien sitzen, sie war ganz in Schwarz gekleidet und hatte sich ein südländisch anmutendes Kopftuch umgebunden. Sie wirkte nun jünger und sauber und schien wieder bei klarem Verstand zu sein. Sie sah mich mit ihrem durchdringenden Blick an, als ich sagte: ›Jean, wie du dich verändert hast! Du bist nun eine weise Frau, du bist nicht mehr verrückt‹.«*

Der Eindringling oder innere Einbrecher ist ein weiterer Archetypus, der in Verbindung mit dem Ausdruck und kreativen Unterfangen steht und sowohl in Träumen von Männern wie Frauen auftaucht. Diese innere Figur steht in direktem Verhältnis mit Erlebnissen, bei denen unsere Grenzen verletzt oder durch Menschen oder Situationen überschritten wurden, in deren Folge unsere Ausdrucksfähigkeit beeinträchtigt wurde. Dieses Eindringen von außen haben wir häufig verinnerlicht. Wir fahren damit fort, unsere eigenen Gefühle zu unterdrücken und zu untergraben. Träume vom inneren Einbrecher können sich auch auf diesen inneren Kampf zwischen Intellekt und Intuition beziehen. Durch den Traum von dieser Figur werden wir daran erinnert, dass wir uns selbst nicht achten und unsere Ängste und Emotionen möglicherweise unseren Ausdruck behindern. Träume von Eindringlingen können uns auch etwas über unsere derzeitige Lebenssituation mitteilen. Womöglich ist es erforderlich, sich ganz aktuell mit einem Eindringling oder einer respektlosen Person auseinanderzusetzen.

Es gibt viele Versionen des »Einbrecher-Traums«. Vielleicht finden wir in unserem Haus einen Raum vor, der von Einbrechern geplündert worden ist, oder wir verstecken uns im Erdgeschoß eines Hauses und sind voller Angst vor einem Eindringling. Cindy erzählte mir einen besonders bewegenden »Einbrecher-Traum«, den sie hatte, nachdem sie jahrelang mit ihren Ängsten gekämpft hatte. Im Traum war an der Haustür ein Ring angebracht. Sie öffnete die Tür, und vor ihr stand ein Mann, der über seinem Kopf einen Felsbrocken hielt. Aus seinen Augen konnte sie ablesen, dass er schwer geistesgestört war und vorhatte, sie umzubringen. Sie fühlte sich sehr zentriert und mit ihrem Herzen verbunden, blickte dem Mann in die Augen und sagte ihm sanft und liebevoll, er brauche keine Angst zu haben und solle den Felsbrocken zu Boden legen. Langsam kam er ihrer Aufforderung nach, machte kehrt und ging davon. Diesen Traum hatte sie zu einer Zeit, als sie gelernt hatte, zunehmend ihrem Ausdruck zu vertrauen, neue Möglichkeiten zu erforschen und sich selbst mit mehr Sanftheit zu begegnen.

In unseren Träumen begegnen wir gelegentlich auch Tänzern, Sängern, Künstlern oder anderen kreativen Menschen. Sind diese inneren Schöpfer glücklich und wohlauf, sind sie mitteilsam und verleihen sich frei Ausdruck? Wie ist die Stimmung in solchen Träumen, und welche Gefühle lösen sie in Ihnen aus? Was können Sie von dem inneren Schöpfer für den Umgang mit der eigenen Kreativität lernen? Die talentierte Künstlerin Sophie war sehr beunruhigt, da sie von einem außergewöhnlichen Tänzer geträumt hatte, der vor Publikum auftrat. Sie erzählte, er hätte intuitiv und mit so viel Gefühl getanzt, dass sie die Aufführung in ihrem Traum zu Tränen gerührt hätte. Nachdem er den Tanz beendet hatte, bemerkte sie, dass er zu dünn war, einen traurigen Blick hatte und seine Kleider abgetragen waren. Sie beobachtete auch, wie er am Ende der Party von einem verwaisten Tisch zum anderen ging und die Kuchenreste aß. Als wir zusammen mit diesem Traum arbeiteten, sahen wir, dass er Umstände ihres eigenen Lebens widerspiegelte. Sie war in der Familie und bei der Arbeit mit vielen Herausforderungen konfrontiert. Angesichts der vielen anderen Anforderungen, die an sie gestellt wurden, schien ihre Kreativarbeit stets erst an zweiter Stelle zu kommen.

Es wurde offensichtlich, dass sie ihre eigene Kreativität, symbolisiert durch den Tänzer, vernachlässigte und nicht genügend nährte. Sie steckte all ihre Energie in Familie und Erwerbsarbeit, so dass die Kuchenkrumen und alten Kleider symbolisch für das standen, was von ihr übriggeblieben war. Um diese Situation zu verändern, musste sie sich die Überzeugungen genauer ansehen, die sie dazu gebracht hatten, sihr offensichtliches Talent zu vernachlässigen. Während mehrerer Monate arbeitete sie einen Plan aus, der ihr zwei ganze Tage pro Woche für das Malen ließ. Sie brachte ihren Mann und ihre Kinder dazu, im Haushalt mehr mitzuhelfen, und verhinderte so, dass sie weiterhin dem Beispiel ihrer Mutter folgte, die sich im Haushalt um alles gekümmert hatte. Sie ging das Risiko ein, ihr Einkommen und ihre Ausgaben zu reduzieren. Der wichtigste Schritt war aber wohl, dass sie begann, sich selbst ernst zu nehmen und an ihren eigenen Wert und ihre Talente zu glauben. All diese Veränderungen ergaben sich aus der Arbeit mit diesem einen Traum.

Esther träumte, dass das Singen in ihr ein Gefühl von Glück und Lebendigkeit ausgelöst hatte. Ein warmherziger, sanfter, kreativer Mann umarmte sie von hinten, und zusammen spürten sie ihre Sinnlichkeit und Lebendigkeit. Dieser Traum brachte sie dazu, die Klangarbeit fortzuführen, die sie nach einer mehrjährigen Pause gerade wieder aufgenommen hatte. Er bestätigte ihr Gefühl, dass das Singen die Richtung sei, die ihr helfen konnte, ihre Lebendigkeit zu fühlen und sich mit ihrer Stärke zu verbinden. Wir können auch direkt von unseren Kreativprojekten träumen. Sieben Jahre, bevor ich begonnen hatte, eine Ausdrucksmalgruppe für Gefängnisinsassen zu leiten, hatte ich geträumt, dass ich mit einer Gruppe straffälliger Jungendlicher arbeitete, die außergewöhnliche Bilder malten. Träumen Sie vom Singen, Tanzen, Reiten, Gärtnern oder von der Bildhauerei? Diese Träume lassen sich einerseits symbolisch deuten, können jedoch andererseits auch ganz wörtlich genommen werden. Sehen Sie ein Bild in einem Traum, so versuchen Sie, es zu malen. Hören Sie ein Lied, so versuchen Sie, es zu singen. Wie ich bereits in einem früheren Kapitel erwähnte, schöpften die amerikanischen Ureinwohner und die Senoi in Malaysia viel Weisheit aus ihren Träumen. Der Ausdruck dieser intuitiven Weisheit brachte ihrer Kultur eine Erneuerung. Black Elk, ein Medizinmann der Sioux, träumte von rituellen Tänzen und Gesängen, die er später seinen Stamm lehrte. Hören wir im Traum Musik, so weist dies darauf hin, dass gerade ein Harmonisierungsprozess stattfindet. Schreiben wir im Traum, hat dies mit der gemeinsamen Ausrichtung unserer fünf Sinne zu tun.

Manchmal zeigen uns Träume im Voraus, welchen Prozess wir in den folgenden Monaten durchlaufen werden. Arthur träumte, er würde einen alten Mann in den Tod begleiten, und dieser Prozess würde drei Monate dauern. Während dieses Zeitraums machte er viele schmerzvolle Erfahrungen und konnte nichts Neues beginnen. Einige Wochen nach Ablauf der drei Monate war er plötzlich in der Lage, sich auf ein Projekt zu konzentrieren und begab sich in eine gänzlich andere Energie.

Wir verfügen alle über einen inneren Lehrer, der in Träumen und Bildern erscheinen kann, dessen Existenz uns mehr oder weniger bewusst ist und zu dem wir eine mehr oder weniger starke Verbindung unterhalten. Der innere Lehrer kann in unseren Träumen in vielerlei Formen präsent sein und entweder als bekannte oder unbekannte Person in Erscheinung treten. Im Lauf vieler Jahre können wir eine Verbindung zu derselben Traum-Person aufbauen. Unsichtbare Führer oder Lehrer sind auf einer höherschwingenden Energieebene anwesend. Wenn wir unsere eigene Schwingung anheben, können wir in zunehmendem Maß mit ihnen kommunizieren. Führung kann uns in vielerlei Formen zuteil werden. Deshalb ist es hilfreich, darüber nachzudenken, welche Erwartungen wir hegen und dass wir möglicherweise aufgrund dieser Erwartungen nicht in der Lage sind, die Führung wertzuschätzen, die wir bereits erhalten. Erwarten wir einen Engel in wallenden Gewändern, sehen wir vielleicht nicht den Schmetterling, der bereits auf unserem Arm sitzt, oder hören nicht das Kind, das etwas zu uns sagt.

Wir mögen Träume haben oder Bilder malen, die uns die Richtung aufzeigen, in die wir uns bewegen müssen. Dies ist jedoch nur der erste Schritt, denn nun müssen wir den Mut aufbringen, auch nach unserem Gefühl zu handeln, damit die Führung wirken kann. Die Kreativarbeit kann sehr hilfreich sein, uns diese Bewegung von der unsichtbaren Welt der Gefühle in die sichtbare Welt der Formen zu lehren. Ertappen wir uns dabei, mehrmals ein Bild von einem wunderschönen Mosaiktisch zu malen, sollten wir diesen Tisch vielleicht tatsächlich anfertigen. Tanzen wir im Traum in einem herrlichen,meergrünen Kleid, könnte uns das Nähen dieses Kleids helfen, eine tiefere Verbindung zu unseren Gefühlen herzustellen. Sobald wir anfangen, unsere Träume und inneren Bilder zu materialisieren, hilft uns dies, Vertrauen in uns selbst aufzubauen und den Mut zu entwickeln, Entscheidungen in unserem Leben zu treffen. In Kapitel 5 habe ich unter der Überschrift »Kreativblockaden« erläutert, dass es nicht immer einfach ist, unsere Inspiration in eine Form zu übertragen. Die Ängste, denen wir möglicherweise begegnen, wenn wir versuchen, unserer inneren Führung zu folgen, können uns vorübergehend daran hindern, uns wirksam dieser Führung zu unterstellen. Es ist jedoch wichtig, Vertrauen und Glauben zu entwickeln, damit wir unseren Träumen und Wünschen solange folgen, bis wir ihnen Ausdruck verliehen haben.

Je mehr Aufmerksamkeit wir den Botschaften in unseren Träumen und Bildern schenken, desto deutlicher werden sie. Manchmal haben wir Träume, die uns eine Führung offenbaren, die uns während mehrerer Jahre begleiten kann. Ein Beispiel ist ein Traum, den ich hatte, kurz bevor ich England verließ, ungefähr zwei Jahre, bevor ich mit dem Malen begann und mich auf die innere Reise begab: *»Ich träume, dass ich mich zusammen mit einer weisen Freundin in meiner alten Schule befinde. Sie führt mich in die Aula, in deren Mitte nun die Statue eines lachenden Buddhas steht. Wir befinden uns hinter der Statue, vor uns steht eine Gruppe lächelnder tibetischer Lamas. Ihnen gegenüber stehen hinter der Statue viele meiner Freunde aus Meditationskursen. Die Anwesenheit der Lamas stimmt sie freudig und inspiriert sie. Ich durchquere die Aula, geselle mich zu den Tibetern und wende mich wie sie dem Gesicht des lachenden Buddhas zu. Ich bin schockiert, als ich sehe, dass hinter dem lebendigen, lachenden Buddha-Gesicht immer wieder kurz ein grinsender Totenschädel aufblitzt. Alles geschieht sehr schnell, und die Lamas bleiben die Ruhe selbst, lächeln weiterhin und verweilen im Zustand der Freude. Meine Freunde sind beschwingt, da sie die Freude der Tibeter fühlen. Ich stehe bei den Tibetern, und erkenne, dass ihre Freude einer Festigkeit entstammt, die nur zu erlangen ist, indem man sich an einen Ort jenseits der Angst begibt.«*

Obwohl ich die Bedeutung dieses Traums anfangs nicht zur Gänze erfassen konnte, gab er mir während vieler Jahre Inspiration, Erkenntnis und Trost. Er zeigte mir, wohin ich mich zu begeben hatte, um Stabilität in mir selbst zu erlangen. Obwohl ich bereits meditierte und mich mit der Heilkunst beschäftigte, sollte es nach dem Traum noch zwei Jahre dauern, bis ich zu malen begann, wodurch ich zu tieferen Ebenen des Verstehens geführt wurde. Noch immer staune ich voller Ehrfurcht über die tiefe Weisheit und die prophetischen Qualitäten dieses Traums.

Das Gebet

Beten ist etwas zutiefst Persönliches. Es gibt viele Arten, zu beten. Es bringt uns in Kontakt mit einem Gefühl der Unterstützung und kann uns helfen, uns als Teil der »Einheit des Lebens« zu fühlen. Hätten wir diese Verbindung bereits, würden wir uns nicht getrennt fühlen und befänden uns in einem andauernden Zustand der Bewusstheit bzw. des Gebets. Wir befänden uns »im Fluss«. Das Gebet kann uns also eine große Hilfe sein bei unserer Bestrebung, uns wieder mit allem Leben, dem Geist (*Spirit*) und mit unserem innersten Wesen zu verbinden.

Während meiner Kreativarbeit und besonders in Zeiten innerer Reisen hatte ich oft das Bedürfnis, zu beten. Ich fragte mich: Wozu beten? Wohin richte ich mein Gebet? Aus welchem Anlass bete ich? Ich fand es hilfreich, mir nach dem Gebet einige Zeit zum Lauschen zu nehmen. Ich gelangte zu einer Auffassung des Betens als Feiern und Schenken. Dante schrieb die Verszeile »In seinem Willen finden wir den Frieden«. Zentrieren wir uns auf unsere eigenen Gefühle, und richten wir uns dementsprechend aus, so gewinnen wir einen Zustand inneren Friedens.

Es ist erhebend, sich zu vergegenwärtigen, dass wir ein winziger Teil des mächtigen Energiefelds sind, in dem Wildgänse nach Süden ziehen, Spinnen ihre Netze weben, Pflanzen wachsen und Delphine schwimmen. Wir können diese Verbindungen malen, wir können unseren Platz innerhalb des großen Ganzen malen. Heute schlagen die Bäume zum ersten Mal wieder aus. Ich betrachte den Wald und staune darüber, wieviel Schönheit und wieviel Vertrauen es in der Natur gibt. Obwohl während des Winters viele Bäume in Stürmen beschädigt wurden, hat die Natur ihr Vertrauen nicht verloren, aufs Neue entblättern die Bäume ihr Herz aus Laub. Während ich hier sitze, fühle ich mich, als befände ich mich inmitten eines gewaltigen Geburtsprozesses. Indem wir beten und uns daran »erinnern«, eine Verbindung herzustellen, können wir leichter in Kontakt mit dem Fluss bleiben und uns als Teil von allem, was ist, fühlen.

Gefühltes Wissen

Wir können vieles aus Büchern, von anderen Menschen, aus Kursen oder Filmen lernen. Doch dieses Wissen bleibt meist auf den Intellekt und somit die Oberfläche beschränkt, wenn wir es nicht in unser Leben integrieren, indem wir es in der Praxis anwenden. Tun wir dies und sammeln unsere eigenen Erfahrungen in Bezug auf das Wissen, das wir uns erworbenen haben, wird daraus »gefühltes« Wissen. Der kreative Ausdruck ist eine Möglichkeit, Wissen zu verkörpern und zu integrieren, um Zugang zu innerer Weisheit zu erhalten.

Der Atem der Erde

Die Nacht ist mild und ruhig, und ein Rhythmus
verbindet Bäume, Wellen, Sterne.
Bumm, bumm, bumm,
tief in der Erde schlägt der Puls –
es ist der Atem der Erde.
In Australien geht die Sonne auf,
ein Känguru springt durch den Busch.
Die Stimme eines Schreienden
in einer Zelle auf dem Polizeirevier in Bangkok.
Eine Mutter wiegt ihr Kind die Nacht hindurch.
Spanische Fischer fangen Sardinen im Licht ihrer Lampen.
Überall auf der Welt strahlen Leben auf,
Freude und Leid, Geburt und Tod.
Da ist Bewegung, die sich durch den Himmel schwingt,
nur knapp oberhalb der Erdkruste ...
iii, iii, iii – eine Ewigkeit aus Klang und Bildern.
Farben blitzen auf am Himmel, gleich Morsezeichen,
eine Ewigkeit aus Klang in den Schallwellen.
War es das, was Van Gogh in klaren Sternennächten gefühlt hat –
sich öffnen, um aufzugehen im großen Ganzen?

▸ **Der Atem der Erde** (1989)

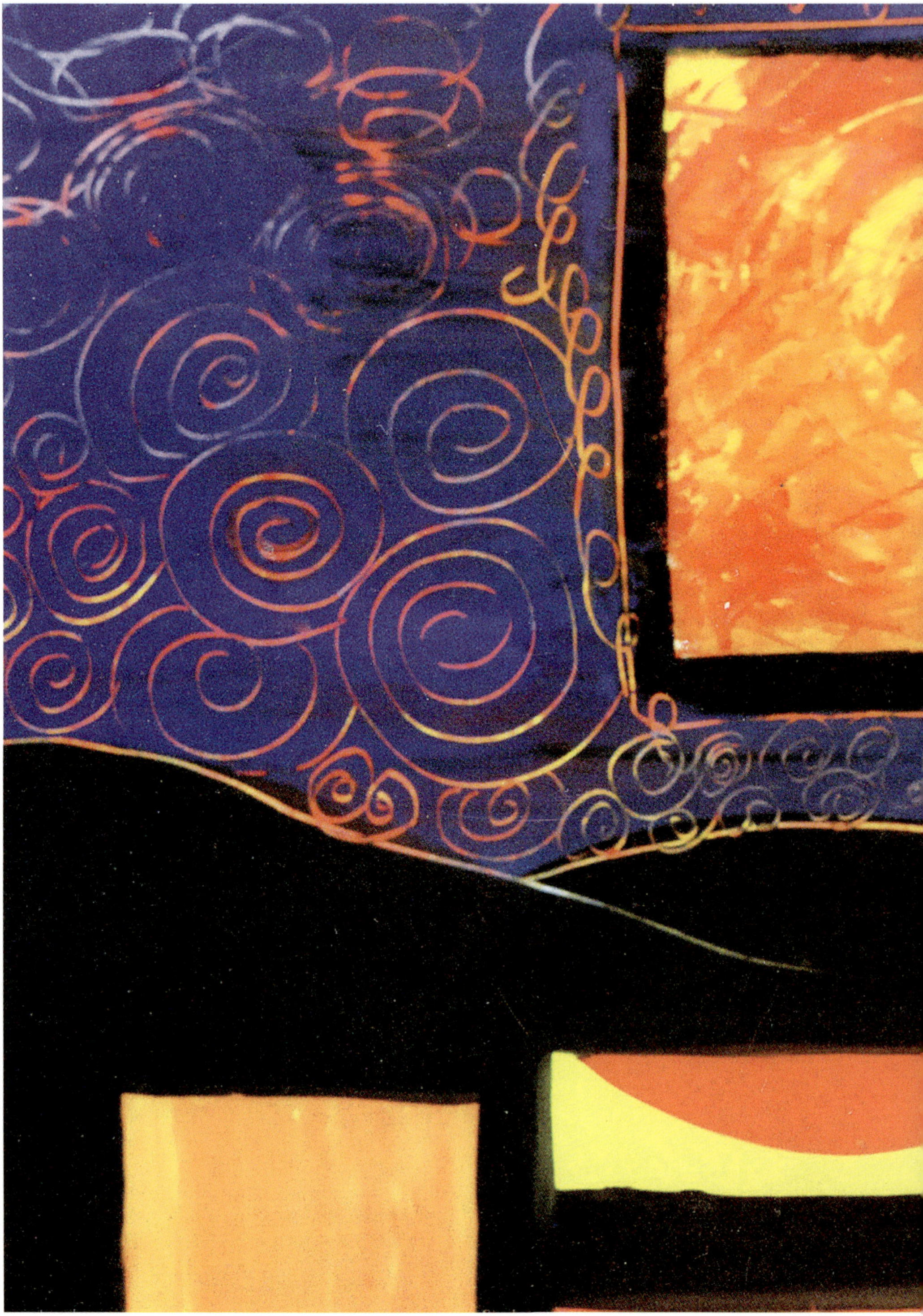

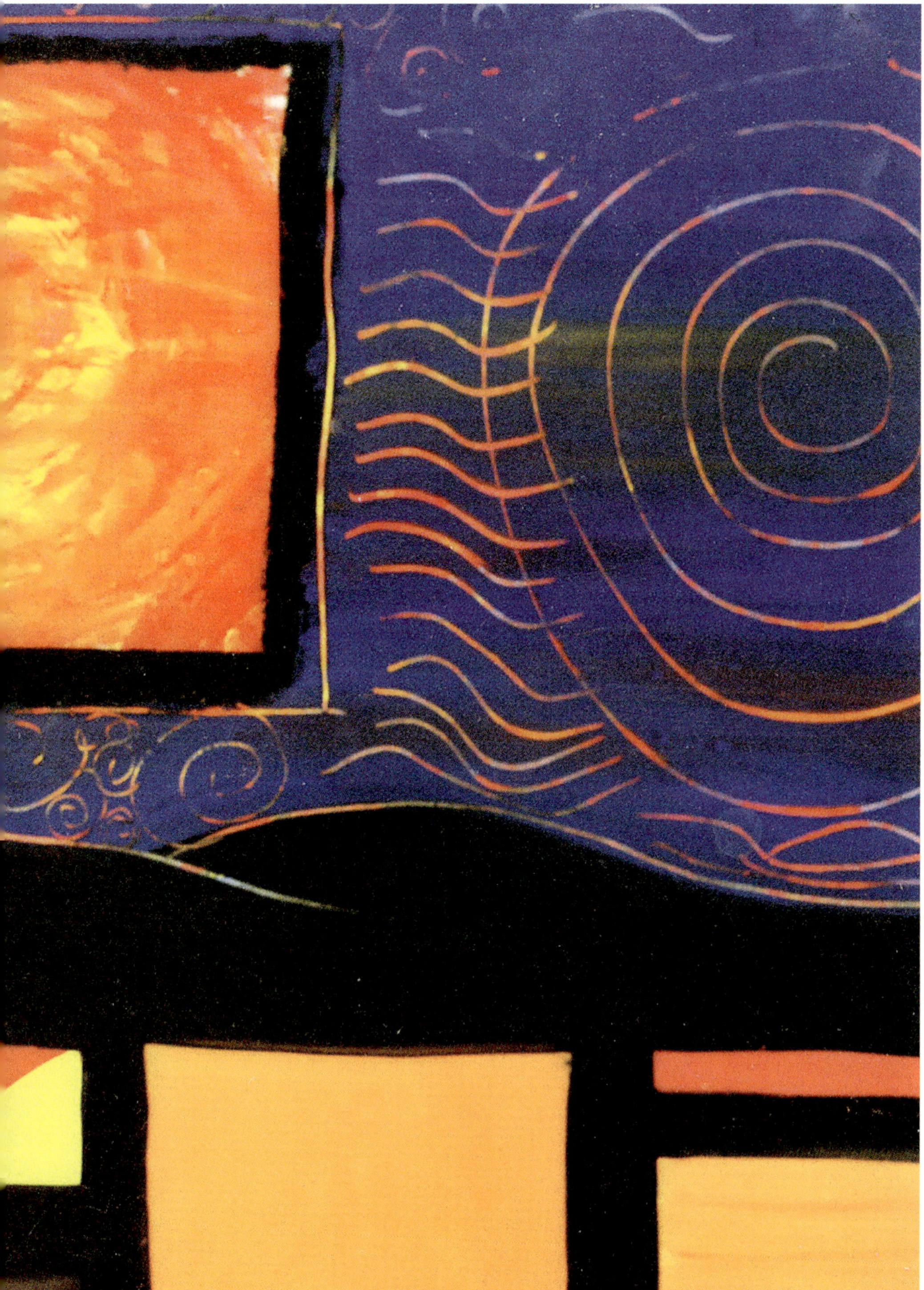

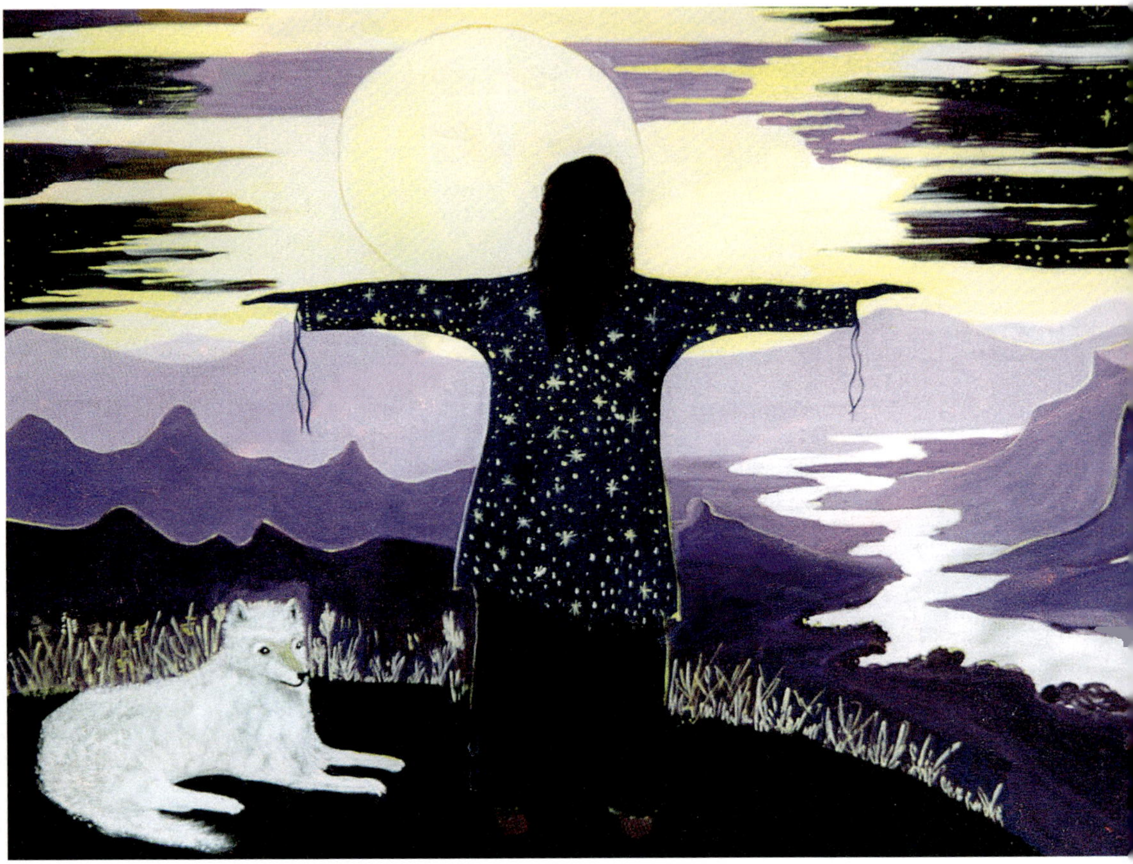

▲ **Mittsommer, Frau und Wolf** (2003)

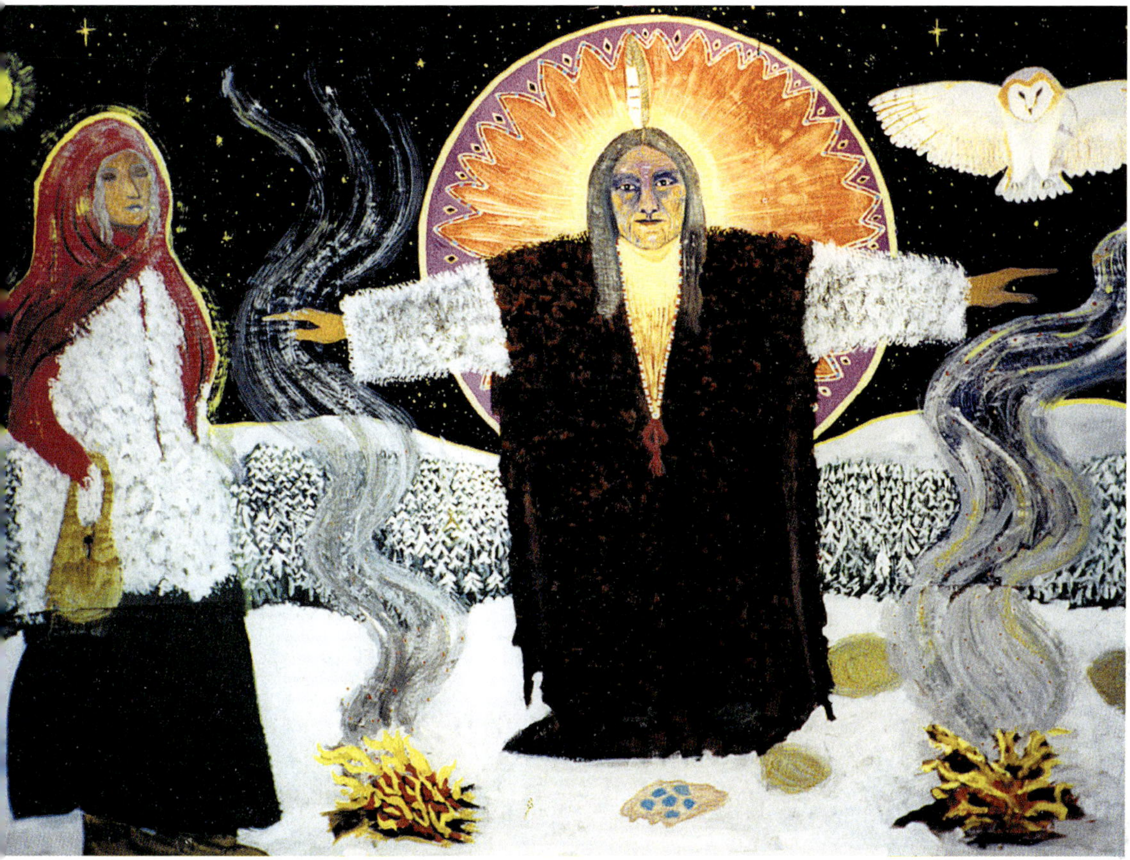

▲ **Wintergesang** (2,5 × 1,4 m, 2004)

7
Meine Reise übers Wasser

Ich bin kein Mechanismus, kein aus diversen Teilen gefertigter Apparat. Und nicht, weil der Mechanismus falsch funktioniert, bin ich krank. Ich bin krank aufgrund von Wunden der Seele, des tiefen emotionalen Selbsts, und bis Wunden der Seele verheilen, muss eine lange, lange Zeit verstreichen. Es helfen allein Zeit, Geduld und schwer erkämpfte Reue – lange, schwer erkämpfte Reue – Erkenntnis des Fehlers im Leben und die Befreiung des Selbsts von der endlosen Wiederholung des von der Allgemeinheit als heilig erklärten Fehlers.
D. H. Lawrence[18]

Je mehr wir versuchen, unsere spontane Kreativität zu entwickeln, unsere Gefühle auszudrücken und zuvor unbekannte Aspekten unseres Selbsts zutage treten zu lassen, desto öfter werden wir auf unbewusste Überzeugungen und Konditionierungen stoßen, die unser Ausdrucksvermögen beschränken. Das ist ein allmählicher Prozess, der uns in eine zunehmend innigere Verbindung zu unserem Selbst führen wird. Dazu sind jedoch Geduld und Durchhaltevermögen vonnöten.

Als ich mit dem spontanen Malen begann, ahnte ich nicht, was mich erwarten würde. Nach einer Weile spürte ich jedoch, dass der Zustand der tiefen Versenkung, in den ich beim Malen eintrat, meinen Erfahrungen bei der Meditation glich, ja noch intensiver war. Ich fühlte mich, als befände sich in meinem Inneren ein breiter Fluss, der aufgestaut worden war, und das regelmäßige Malen war so, als öffnete man ein Schleusentor, das dem Wasser ermöglichte, erneut ungehindert zu fließen. Heute frage ich mich, wie um alles in der Welt ich nur ohne das Malen hatte leben können. Denn das Malen bot mir eine Möglichkeit, zu »sehen«, was sich in meinem Inneren abspielte, in Kontakt mit unterdrückten Emotionen zu treten, diese freizusetzen und einen Zustand von tiefer Inspiration und Freude zu entdecken.

Gleich von Beginn an half mir das Malen, in eine tiefere Verbindung mit meinem Selbst einzutreten. Ich malte energetische Bewegungen, Szenen aus »vergangenen Leben« und den Prozess der inneren Führung, der mich durch diese Erlebnisse hindurchführte. Ich hatte nichts von alldem geplant. Obwohl ich an Reinkarnation glaubte, hatte ich nicht beabsichtigt, dieses Thema zu erforschen. Ich hatte vor allem nicht erwartet, ihm in meinen Bildern zu begegnen. Während ich malte, hatte ich manchmal das Gefühl, in meinem Inneren Klänge oder Musik wahrzunehmen. Mitunter konnte ich die Stimmungen und Szenen in meinen Bildern riechen. Gelegentlich hörte ich einen hellen Klang in meinem Inneren, der mich zu einer inneren Öffnung hinführte, durch die ich eine andere Dimension zu betreten schien. Etwa so, als spiele man eine innere Videoaufnahme ab, sah, fühlte und wusste ich Details über vergangene Leben, die selbständig vor meinem inneren Auge abliefen.

Während meines ganzen Lebens hatte ich das intuitive Gefühl, mit bestimmten Menschen, die ich in meinem gegenwärtigen Leben traf, und mit bestimmten Familienmitgliedern durch frühere Leben verbunden zu sein. Nachdem ich begonnen hatte, regelmäßig zu meditieren und nach und nach begrenzende Überzeugungen losgelassen und meine Einstellung in der Gegenwart geändert hatte, steigerte sich dieses vage Wissen insofern, als sich in mir Bilder einstellten, die ich als Szenen aus vergangenen Leben bezeichnen würde. 1986 wurde diese Verbindung intensiver, erhielt eine physischere Komponente und stand während mehrerer Jahre im Mittelpunkt meines Lebens. Mein Mann, der ebenfalls meditiert und mit gechannelter oder improvisierter Musik arbeitet, hatte in einer Art Parallelerfahrung ganz ähnliche Erlebnisse. Er stellte häufig über Meditationen oder Träume seine eigene fühlende Verbindung zu manchen der früheren Leben her, die ich durch Malerei, Meditation und Träume oftmals deutlicher und detaillierter »sehen« konnte. Rückblickend scheint es, als wäre unsere Rückverbindung zu vergangenen Erlebnissen in dem Maß zum Vorschein gekommen, in dem uns unsere inniger werdende Liebe ermöglichte, uns von den unterdrückten Emotionen zu reinigen, die mit Erinnerungen an Vergangenes zu tun haben und sich zuvor tief in unserem Unbewussten befunden hatten. Das Miteinanderverschmelzen in unserer Beziehung begünstigte unsere individuellen inneren Verschmelzungsprozesse und spiegelte diese wider. Die Tatsache, dass wir beide mit unserer Kreativität arbeiteten, stellte eine enorme Hilfe dar, da uns dadurch ermöglicht wurde, im Fluss zu bleiben und uns vorwärts zu bewegen.

Während dieser Jahre hatte ich manchmal das Gefühl, mich in einer Achterbahn auf dem Jahrmarkt zu befinden. Mitunter bewegte ich mich in einer Geschwindigkeit, die ich als rasend schnell empfand, durch verschiedene Ebenen meines Unbewussten. Wenn sich die Ereignisse einmal überschlugen, fand ich es sehr hilfreich mir zu vergegenwärtigen, weshalb und aus welcher Motivation ich mich auf diese Reise begeben hatte. Jahre zuvor, als ich begonnen hatte, mich mit der Heilkunst zu befassen, war mein größter Wunsch gewesen, mein Selbst zu öffnen, um anderen helfen zu können. Jedesmal, wenn ich mir diese Entscheidung in Erinnerung rief, konnte ich Kraft und Vertrauen schöpfen, um vorwärts zu schreiten. Es gab jedoch

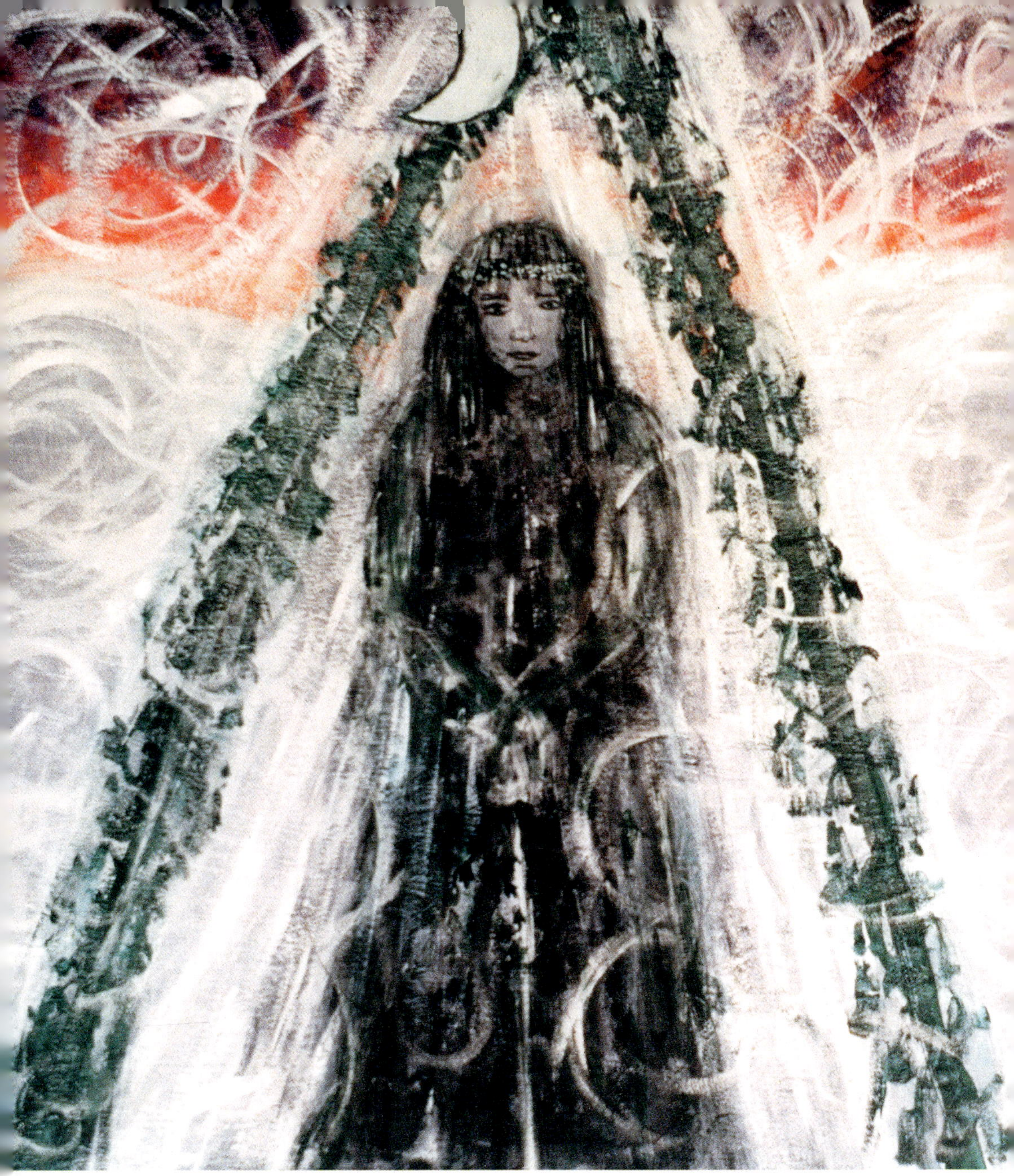

▲ **Druidin** (1992)
Ich kam beim Malen mit einem Raum großer Sanftheit und einem Eindruck silbernen Lichts in Kontakt. Aus diesem Licht trat eine Frau hervor, die vor der Invasion der Römer in Britannien gelebt hatte. Eine Kräuterkundige, die gut bewandert in der Kunst der Kräuter und Heilpflanzen gewesen und alleine von Ort zu Ort gereist war, um ihr Wissen mit anderen zu teilen.

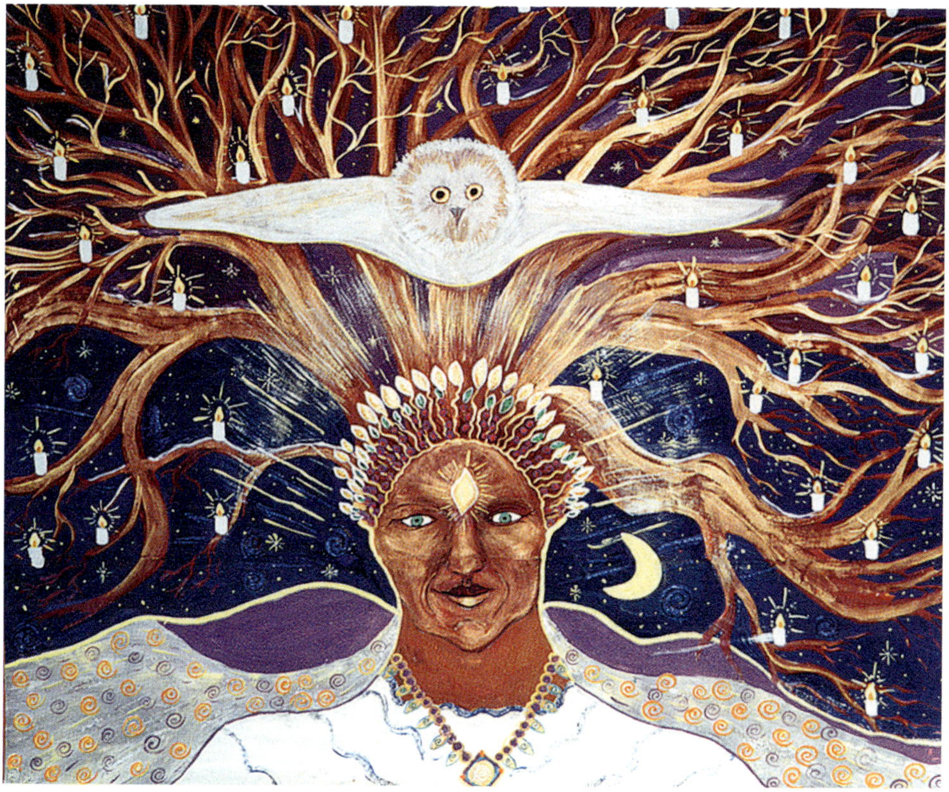

▲ **Mittwinterweisheit** (2000)

In der Natur ist die Wintermitte die dunkelste Jahreszeit, in der die Natur schläft und alles still wird. Es ist eine Zeit, in der wir aus der Tiefe des eigenen Inneren zu schöpfen vermögen. Zur Zeit der größten Dunkelheit können wir in Berührung mit unserem eigenen Licht kommen. Dieses Licht befindet sich in uns allen. Es ist ein Licht, das bestrebt ist, uns seine Anwesenheit ins Bewusstsein zu rufen, das nicht von anderen abhängt und uns beständig leitet. Das Licht liegt im Auge des Betrachters. Was wir im Äußeren und in anderen wahrnehmen, ist lediglich eine Widerspiegelung und ein Wiedererkennen von etwas, das wir bereits aus unserem Inneren kennen. Möglicherweise verwenden wir viele Jahre darauf, dieses Licht im Äußeren zu suchen und bei anderen wahrzunehmen, bis wir in einem nächsten Schritt erkennen, dass wir es in uns selbst tragen und uns ihm zuwenden können. Weisheit kann wachsen und liegt jenseits des Wissens und jenseits aller Äußerlichkeiten. Sie ist ein mit unserer Erfahrung verbundener Entwicklungs- und Reifeprozess.

auch Zeiten, in denen ich mich wie eine Schiffbrüchige fühlte, die orientierungslos in einem kleinen Boot auf dem nebligen Ozean dahin trieb, ohne zu wissen, wo sie sich befand.

Ich hatte das Gefühl, meine spontanen Bilder ermöglichten mir, in der Dunkelheit zu sehen. Sie erschienen mir wie eine Spule goldenen Garns, die ich abwickelte, um so einen Ausweg und eine echte Verbindung zum Licht finden zu können. Wie ich aus meinen Bildern »ersehen« konnte, hatten viele Erlebnisse, die meinen lebenslangen Ausdrucksschwierigkeiten zugrunde lagen, mit starken emotionalen Eindrücken wie Ehrfurcht, Angst, Schockerlebnissen oder einer Art multidimensionalen Wissens zu tun. Erst nachdem ich mein Selbst durch die Malerei ausgedrückt hatte, war ich in der Lage, diesem Gefühl mündlich oder schriftlich Ausdruck zu verleihen. Je mehr ich losließ und diese verschiedenen Erinnerungen in mein Leben integrierte, desto mehr Freude und Ausdrucksfreiheit fand ich in meinem Alltag.

Während eines Zeitraums von ungefähr zehn Jahren gestaltete sich diese innere Reise besonders intensiv: Ich trat in Kontakt mit inneren Visionen, Erinnerungen und Gefühlen aus mindestens vierzig früheren Leben, von denen etwa sechs besonders schwer zu verarbeiten waren, da ich dazu tiefsitzende innere Widerstände überwinden musste. Diese Erfahrungen rollten wie eine Reihe von Wellen aus dem Unbewussten hervor, die sich solange aufbauten, bis ich erkennen und fühlen konnte, welche Teile einer bestimmten Struktur ich festgehalten hatte. Für gewöhnlich tauchten in Bildern oder Träumen Ahnungen der Begebenheit, die ans Licht treten sollte, auf, bevor die »Welle« ihren Scheitelpunkt erreichte. In gewisser Weise wurde ich so auf das, was auf mich zukam, vorbereitet.

Manchmal kündigten Träume von Strand und Meer, herannahenden Flutwellen oder schmelzendem Eis an, dass ein Einfall aus dem Unbewussten bevorstand, und teilten mir relativ präzise mit, was in den folgenden Monaten geschehen würde. In dieser Vorlaufphase verband ich mich in der Meditation oftmals mit Dingen, die mir als unbedeutende Details erschienen (manchmal währte dies über einen Zeitraum von mehren Monaten), wie z. B. der Anblick eines Zimmers, eines Möbelstücks oder einer Landschaft. Es war, als befände sich in meinem Inneren eine Kamera, die solange die Umgebung absuchte, bis ich meinen Widerstand nach und nach aufgab und der Kamera ermöglichte, den Fokus auf die wirklich wichtigen Elemente einer Begebenheit zu richten. Dies fühlte sich an, als ob ich in eine Sackgasse geführt würde, in der ich Zeit fand, genügend Mut und Sanftheit zu entwickeln, um eine Ebene der Verhärtung oder des Widerstands zu durchqueren.

Einem Muster zufolge, das ich häufig bei der Arbeit mit Energie, Meditation und spontaner Kunst beobachten konnte, müssen sich drei Schlüsselelemente zeigen, bevor eine Klärung erfolgen kann. Sobald das dritte Element einer Begebenheit auftritt, findet ein intensiver Augenblick der Erkenntnis statt, in dem die im Ätherfeld gehaltene emotionale Erinnerung in der mentalen Aura auf die Gedankenebene trifft. Ist dies eingetreten, scheint es, als berste ein Damm, und die ganze emotionale Anspannung entlädt sich nach und nach. Es scheint, als öffne sich in unserem Inneren ein Tor, das den Zugang zu einem Pfad freigibt, der uns über die Ebene der Blockade hinausführt. Ein Beispiel hierfür aus meiner eigenen Erfahrung ist die Erinnerung an ein Sklavenschiff, das sich auf der Passage von Afrika nach Amerika befand. Die erste Verbindung, die sich zu dieser Erinnerung einstellte, war das Gefühl, auf einem alten Holzschiff zu sein, das schaukelte und ächzte, als befände es sich auf hoher See. Im Lauf mehrerer Monate intensivierte sich dieser Eindruck zunehmend.

Eines Tages stellte sich während der Meditation eine Verbindung zu dem Gefühl, Beinfesseln zu tragen, ein. Während der folgenden sieben Monate kehrte dieses Motiv regelmäßig in meinen spontanen Bildern wieder. In einem Meditationsretreat wurde mir schließlich die ganze Begebenheit und der emotionale Knoten, den es zu lösen galt, gezeigt. Sobald eine Verbindung zwischen dem Betrachten einer bestimmten Erinnerung und den damit verbunden Emotionen bestand, ermöglichte dies, die gefangene Energie zu transformieren und freizusetzen. Die gesamte Anspannung, die sich während des Aufbauprozesses angestaut hatte, löste sich binnen kurzer Zeit, und selbst wenn ich danach noch an die Erinnerung dachte, war die Intensität verschwunden.

Den schwierigsten Teil dieses Prozesses stellte meist die Aufbauphase dar, in der ich auf großen Widerstand traf. Manchmal glich dies einem inneren Kampf zwischen einem Teil meiner selbst, der bereit war, ins Unbekannte aufzubrechen, und einem anderen Teil, der so schnell wie möglich in die entgegengesetzte Richtung davonlaufen wollte. Während solcher Zeiten stellte ich fest, dass ich wiederholt dieselben Motive malte. So hatte ich beispielsweise mehrere Phasen, in denen ich immer wieder dieselben Porträts malte oder wieder und wieder dieselben Farben benutzte.

Entschloss ich mich, das Porträt zugunsten eines anderen Bilds abzubrechen, geschah es manchmal, dass sich dasselbe Gesicht neben einem Haus oder auf einem Baum erneut in das Bild einschlich. Letztlich erkannte ich also, dass in mir eine innere Intelligenz wirkte, die weiser als mein Intellekt war und die ich zu achten hatte. Alles, was ich dabei tat, war, diesen Bildern zu gestatten, aus mir hervorzukommen und sich gelegentlich zu wiederholen. Hatten sie ihren Zweck erfüllt, stellte sich ganz von selbst eine Veränderung ein.

Die sich manifestierenden Emotionen waren gelegentlich so intensiv und überraschend, dass ich meine ganze Stärke aufwenden musste, um mit den Füßen auf dem Boden zu bleiben und in der Gegenwart zu leben. Manchmal kam ich mir vor, als lebte ich in zwei Realitäten, in der Gegenwart und in einer weiteren, die wie ein Film in meinem Inneren ablief und so intensiv war, dass sie zuweilen in die Gegenwart wogte. Ich war überrascht, im Zusammenhang mit einer Begebenheit, die sich vor 700 Jahren ereignet hatte, intensive Trauer oder Freude zu verspüren und Bilder zu sehen, während ich im Zürich des 20. Jahrhunderts in einem Supermarkt

Ausschau nach einem Waschmittel hielt. »Es gibt keinen Grund, Angst zu haben, hier werden sie mich bestimmt nicht erwischen«, sagte ich mir. Manchmal musste ich über diese groteske Situation lauthals lachen. Ich war dankbar, wenn ich einfache, alltägliche Hausarbeiten, wie Putzen und Kochen verrichten, mich um meinen Sohn kümmern oder meiner Arbeit nachgehen konnte, durch die ich in der Gegenwart verankert war.

Die Arbeit mit solchen Strukturen lehrte mich, in der Gegenwart zu leben, denn alles, was wir verarbeiten und weiterverfolgen müssen, liegt in der Gegenwart. Es ist nicht sinnvoll, sich zu sehr in Details aus der Vergangenheit zu verfangen, wie positiv oder negativ sie auch sein mögen. Treten Erinnerungen an vergangene Leben spontan auf, liegt dies an dem natürlichen Reinigungsprozess, den wir durchlaufen. Diese Erinnerungen werden am Rand der mentalen Aura auf der Kausalebene festgehalten und sind durch gespeicherte Erinnerungen im Ätherfeld mit dem physischen Körper verbunden. Viele meiner Bekannten, die oftmals jahrelang intensiv an sich arbeiteten, sind nie mit früheren Leben in Kontakt gekommen; sie arbeiteten ausschließlich mit Erfahrungen aus diesem Leben. Stellen sich Erinnerungen an frühere Leben nicht auf spontane Weise ein, so sollten wir diese nicht provozieren.

Unser gegenwärtiges Leben bietet uns sämtliche Gelegenheiten, die wir benötigen, um die Vergangenheit zu klären, wenn wir nur bereit sind, unserer Intuition zu folgen. Meist können wir die Vergangenheit am besten verarbeiten, indem wir in der Gegenwart bleiben. In jedem echten Entwicklungsprozess herrscht eine Art ausgleichender Weisheit. Oft konnte ich den Charakter von Problemen in meinem eigenen Leben klar und deutlich erkennen, fand jedoch erst Jahre später eine fühlende Antwort darauf. Die Antworten ereilten mich nie auf direktem Weg, sondern stets auf Umwegen. Ein beträchtlicher Teil der Problemlösung besteht wohl darin, dafür zu sorgen, dass man im Hier und Jetzt über ein ausreichendes Maß an Freude, Unterstützung, Vertrauen und Wohlbefinden verfügt, um genügend Stärke zu finden, die einen über den Problemen stehen lässt und somit den »Kern« der Aufgabe lösen zu können. Nur indem ich Stabilität, Kraft und Vertrauen aufbrachte, verfügte ich über die erforderliche Geistesgegenwart und Standfestigkeit, einige der komplexeren Strukturen zu betrachten, die mir entgegenkamen, und in der Gegenwart verwurzelt zu bleiben.

Ich lernte, diesen sich zunehmend vertiefenden Prozess in meinem Inneren zu achten, ohne ihn jedoch zu forcieren. Angesichts der vielen verschiedenen Heiltechniken, die heutzutage verfügbar sind, vergisst man allzu leicht, dass unser Leben Tag für Tag einen natürlichen Prozess der Weiterentwicklung und des Heilens darstellt. Wir können diesem Prozess mit Vertrauen begegnen, im Gegenzug wird er uns nähren, wenn wir nur den Kontakt mit unseren Gefühlen aufrechterhalten. Wir bekommen viele einfache Gelegenheiten geschenkt, die Vergangenheit zu transformieren, ob wir fünf Jahre lang tagtäglich mit voller Bewusstheit den Küchenboden fegen, uns um die Kindererziehung oder liebevoll um Tiere kümmern, einen Garten bestellen oder uns in einer Beziehung befinden. So wie steter Tropfen den Stein höhlt, können wir alte und unausgeglichene Gewohnheiten überwinden, indem wir tagtägliche Handlungen mit Liebe und voller Bewusstheit ausführen. Wenn wir Disziplin erlangen und so ein Gleichgewicht in unserem Alltag herstellen, helfen wir dem Geist, zur Ruhe zu kommen und sich zu entspannen. Auf diese Weise finden wir Zugang zu immer tieferen Ebenen in unserem Inneren.

In meinen vielen Bildern fand ich eine Fülle an Begebenheiten vor, an denen ich in früheren Leben direkt beteiligt gewesen war. Ich sah Lebenszyklen, in denen das Lernen und die Wahrheitssuche vorherrschten, und Leben, in denen ich in engem Kontakt zur Erde gestanden hatte. Es gab Leben, in denen mir durch andere Leid zugefügt worden war, und Leben, in denen ich für das Leid anderer verantwortlich gewesen war. Ich sah verschiedene Geburts- und Todeserlebnisse und verband mich auch mit den nicht-physischen Dimensionen, die zwischen zwei Leben existieren. Ich erkannte, dass in Leben, in denen intensives Leid erfahren wurde und keine Möglichkeit bestand, das Trauma durch Therapie oder Vergebung loszulassen, der Wunsch nach Rache dieselben Wesen in nachfolgenden Leben wieder zusammenführte. Ich lernte auch, dass sich hinter dem Aufruhr und den »emotionalen Dramen« verschiedener Leben eine Dimension der Liebe befand, die bestrebt ist, uns nach Hause, hin zu unserem höheren Bewusstsein und hin zu zunehmender Bewusstheit und innerem Frieden zu führen.

Durch diese Erfahrungen erhielt ich ein Gefühl für die Komplexität und Tiefe des menschlichen Geistes, das Ausmaß der menschlichen Seele und die Kontinuität allen Lebens. Vor allem halfen sie mir dabei, mir selbst und anderen mehr Mitgefühl, Toleranz und Geduld entgegenzubringen. Das Malen war dabei eine große Hilfe, da es mir eine Möglichkeit bot, mich auszudrücken. Es erlaubte mir, Szenen aus diesen inneren Filmen zu »sehen«, so dass ich den Prozess, den ich durchlief, besser verstehen und somit besser steuern konnte. Ich spürte, dass in mir eine Art ausgleichender Mechanismus wirkte, so dass mich das, was aus dem Unbewussten empor kam, nie über meine Kräfte hinaus belastete. An manchen Abenden traf ich glücklich und voller Energie in der Malgruppe ein, doch das, was in meinen Bildern zum Vorschein gelangte, war schwer zu verarbeiten. Traf ich jedoch geknickt ein, so erschienen oftmals aufheiternde oder unterstützende Bilder. Da durch das Loslassen von Strukturen, die meinen Ausdruck blockiert hatten, ein innerer Raum freigesetzt wurde, durchlief ich viele Phasen, in denen ich unpersönliche Bilder malte, die mit heilerischen, energetischen oder ökologischen Einsichten in Verbindung standen. Während einer solchen Phase malte ich Raumschiffe und schrieb Gedichte, die sich auf das große Netzwerk von Wesenheiten bezogen, die an der Heilung der Erde beteiligt sind.

Eine Analyse der in den Bildern auftretenden Farben, Symbole, Gestalten und Formen half mir, die tiefe Bedeutung dieser Elemente für mein Leben besser zu verstehen. Im Lauf der Jahre konnte ich aus meinen Bildern erkennen, dass der Kreativprozess mir ermöglichte, unterdrückte Energie freizusetzen, die im unteren Bereich meines Körpers blockiert gewesen war. Dieser Prozess des Freisetzens unterdrückter Energie wird in Gang gesetzt, wenn die Polaritätsstruktur unserer männlichen und weiblichen Aspekte im Begriff ist, sich zu harmonisieren. Im Rahmen des Transformationsprozesses strömt die freigesetzte Energie sodann nach oben und bewegt sich durch den Solarplexus, um im Herz-Chakra umgewandelt zu werden. Erinnerungsstrukturen werden im Ätherfeld freigesetzt. Die betreffenden Erinnerungen werden während dieses Prozesses auf natürliche Weise in der Kreativarbeit ausgedrückt.

Im Gespräch sagte mir einst ein tibetischer Lama, all diese Bilder seien lediglich ein Ausdruck der Reinigung des Geistes. Ich solle sie herauslassen, ohne ihnen jedoch allzu viel Bedeutung beizumessen. Denn alles, was wir bräuchten, um vergangene Leben aufzuarbeiten, fänden wir in der Gegenwart. Er meinte, seiner Ansicht nach befänden sich diese Erinnerungen in den Adern. Ich solle einfach zulassen, dass sich diese Erinnerungsspuren wie Schlamm am Grunde eines Teichs setzten, ohne mich zu sehr damit zu beschäftigen und den Schlamm aufzuwühlen. Ich wusste, was ich finden wollte, lag jenseits vergangener Leben und der »karmischen Spuren« meines Geistes. Ich glaube, dass die Realität unseres wahren Seins jenseits der Form zu finden ist, und vertraue darauf, dass wir alle die Möglichkeit haben, uns jenseits von Angst und Emotionen in einen Zustand der inneren Ruhe und des Friedens zu versetzen.

Jahre zuvor, in einem buddhistischen Meditationsretreat, hörte ich jemanden aus dem »Herz-Sutra« lesen, auch bekannt als »Das Sutra über die Essenz des erhabenen Hinübergelangens ans jenseitige Ufer der Weisheit«, und ich fühlte mich, als wären mir bestimmte Zeilen dieses Sutras durch Mark und Bein gegangen. Insbesondere berührten mich folgende Worte: *»Form ist Leere, Leere ist Form. Was Leere ist, das ist Form. Genauso sind Gefühl, Wahrnehmung, formende Kräfte und Bewusstsein Leere.«*[19]

Oft, wenn ich malte oder die Wellen der aufsteigenden Emotionen wirken ließ, fühlte ich, wie diese Worte in mir widerhallten. Ich sagte mir selbst wieder und wieder: »Diese Formen sind leere Erscheinungen, bloße Manifestationen, die kommen und gehen. Das Ziel ist, sich nicht mit diesen Phänomenen zu identifizieren, sondern sich für die Weite der wahren Natur des Geistes zu öffnen«.

Meine Erlebnisse und diese Worte, die in meinem Kopf nachhallten, erschienen mir eine Unterweisung über die Vergänglichkeit des menschlichen Lebens zu sein, die mich lehrte, zwischen dem Permanenten und Unveränderlichen und dem Flüchtigen und Veränderlichen zu unterscheiden. Das Leid, das einem Menschen in der Vergangenheit widerfahren ist – selbst wenn ich es gewesen sein sollte –, ist für die Gegenwart nicht mehr relevant, es sei denn, es dient als Erklärung einer gegenwärtigen Einstellung oder wird als Wurzel gegenwärtiger Umstände erkannt.

Viel später erkannte ich, dass Erinnerungen an frühere Leben Teil des geschäftigen Geistes sind, und dass es darum geht, solche Erfahrungen zu beobachten, anstatt sich mit ihnen zu identifizieren oder gar darin steckenzubleiben. Jede Energieart will überleben, und die Energie der Emotionalebene, die mit dem Ego verbunden ist, kämpft mit doppelter Anstrengung darum, uns gefangen zu halten, insbesondere, wenn wir dabei sind, uns aus seiner Knechtschaft zu befreien. Vielleicht erinnern Sie sich an Bernardo Bertoluccis Film »Little Buddha« über das Leben Gautama Buddhas. Kurz vor der Erleuchtung sitzt Buddha unter dem berühmten Baum in Bodhigaya, als *Mara*, die Kräfte der Illusion und Dunkelheit, seinen Geist mit Hinterlist anzugreifen versuchen. Zuerst sah er eine schöne Frau, die ihn verführen wollte. Als er darauf nicht einging, versuchten Dämonen, ihm durch ein stürmisches Unwetter Angst einzujagen und ihn so zum Aufgeben zu bewegen. Dies symbolisiert, welchen Widerstand das Ego aufbietet, wenn wir versuchen, uns von ihm zu befreien. Wenn wir mit tiefen Emotionen arbeiten, versucht das Ego, uns zu ängstigen, so dass wir in der gegenwärtigen Situation verharren. Es bedarf Mut und Stärke, um weiterhin nach vorne zu schreiten und zu sehen, was jenseits der emotionalen Wirren liegt.

Mein Gefühl, das sich auch durch spontane Bilder bestätigte, sagt mir, dass unsere tiefsten emotionalen Muster oftmals von nicht-physischen Wesenheiten aufrechterhalten werden, mit denen wir möglicherweise durch frühere Leben verbunden sind. Möglicherweise handelt es sich dabei auch um nicht-physische Wesen, die nicht mit uns persönlich verbunden sind, sondern sich auf einer Ebene befinden, die schwingungsmäßig unserem emotionalen Muster entspricht. Befreien wir uns aus einem festgefahrenen Muster, so werden gleichzeitig auch diese nicht-physischen Wesenheiten befreit und können sich weiterentwickeln. Ich habe das Gefühl, dass es schmerzhaft für sie sein kann, eine bestimmte Ebene der Anhaftung loszulassen, weshalb sie sich zur Wehr setzen.

In meinen Bildern und Meditationen kamen auch oftmals Geistführer, Engel und Lichtwesen zum Vorschein, durch die ich mich auf meiner inneren Reise in höchstem Maß unterstützt fühlte. Diese Erfahrungen halfen mir, Vertrauen zu fassen, und überzeugten mich, dass wir in dieser Welt nicht alleine sind und wir in unserem Streben nach Wachstum, nach positiver Veränderung stets Unterstützung erhalten. Vielleicht geschehen Ereignisse nicht so, wie wir zu meinen glauben, oder vielleicht hätten wir gerne, dass die Dinge anders verlaufen. Doch wie beim Malen zieht es uns zu genau der Erfahrung, die wir gerade machen müssen.

Natürlich verfing ich mich während mehr oder weniger langer Zeiträume in verschiedenen Emotionen und Zweifeln, die in mir aufstiegen. Dennoch trieb ich diesen Prozess voran, indem ich mir vergegenwärtigte, dass ich ein Leben lang das Ziel, mit meinem inneren Kern in Kontakt zu treten, vor Augen gehabt hatte und daran glaubte, dass auf der anderen Seite Liebe, Mitgefühl und Frieden herrschten. Höchst hilfreich fand ich hierbei auch positives Denken und das Gebet. So konnte ich schließlich Emotionen loslassen, in denen ich mich verfangen hatte, und rückblickend kann ich den gesamten Prozess als Prozess des Verzeihens betrachten, in dem es darum geht, anderen und letztlich auch sich selbst zu vergeben.

Als Jesus am Kreuz hing, sagte er *»Vergib ihnen, Vater, denn sie wissen nicht, was sie tun«*. Er identifizierte sich mit seiner spirituellen Essenz und nicht mit seinem physischen Körper. Halten wir Vorwürfe, Hass oder Wut fest, sind auch wir an die Dimension, auf der sich unser Problem befindet, gebunden. Damit wir vorwärts gehen und weiter in die Tiefe vordringen können, müssen wir unser Herz öffnen und alles annehmen und auflösen, was Unliebe ist. Es ist äußerst wichtig, nicht bei der Erfahrung, entweder Opfer oder Täter zu sein, stehenzubleiben und einem einzelnen Leben nicht allzu viel Bedeutung beizumessen, denn wir alle haben bereits viele Leben hinter uns. Ich möchte an dieser Stelle gerne ein paar Zeilen zitieren, die mir während der Meditation kamen: *»Du warst in einen Lernprozess eingebunden, einen Prozess, der sich über mehrere Leben erstreckte und sich nun seinem Ende zuneigt. Identifiziere dich nicht zu sehr mit einem bestimmten Leben. Es ist erforderlich, zurückzutreten und einen Überblick zu erhalten, nicht nur über dieses Leben, sondern über alle Leben, mit denen du in Kontakt gewesen bist. Verbinde dich mit der Freude, die entsteht, wenn du dich jenseits von Gegensätzen bewegst, der Freude, die mit dem Öffnen des Herzens verbunden ist.«*

Es ist nicht relevant, sich auf ein bestimmtes Leben zu fixieren, vielmehr sollte man den über verschiedene Leben hinweg erzielten Fortschritt, die wiederkehrenden Themen und die gelernten Lektionen betrachten – jedes Leben muss im Kontext der vorhergehenden Leben und oftmals als Reaktion auf Ereignisse, die sich über mehrere Inkarnationen erstreckten, gesehen werden. Können wir anderen und letztlich auch uns selbst vergeben, so werden wir aus der Identifikation mit Gut und Böse und dem Gefängnis der Gegensätze herausgeführt und nehmen eine Warte ein, von der aus wir beide Aspekte beobachten und in der Stille zentriert bleiben können. Durch die Stille oder die Warte des Nicht-Urteilens werden wir in einen Zustand geführt, in dem wir uns in der »Realität« des eigenen Selbsts zentrieren. Diese »Realität« ist der Teil unseres Selbsts, der unsterblich und unvergänglich ist.

Für mich fühlt sich diese Warte des Nicht-Urteilens an, als wäre mein Geist in einer Dimension der Weite verwurzelt. Was auch immer auf der Bühne unseres Lebens gespielt werden mag, was auch immer in der Vergangenheit geschehen sein mag, wir können lernen, im Rhythmus des Lebens zu bleiben, der stets im Hintergrund pulsiert und unabhängig von Religion oder äußeren Autoritäten ist. In dieser Dimension der Freude und Ausdehnung wird es möglich, das Aufwallen und Abebben der Gefühlswellen zu beobachten, die nun nicht mehr die Kraft haben, uns wegzuspülen und in Aufruhr zu versetzen.

Diese Erfahrungen zeigten mir, dass ein Teil unseres Selbsts unsterblich ist, auch wenn unser physischer Körper stirbt und als Leichnam zurückbleibt. Es gibt eine Energie, die von Leben zu Leben fortlebt, es gibt einen Verbindungsfaden, der für Beständigkeit sorgt und all diese Leben zusammenhält. Wenn wir sterben, existieren die energetischen Körper – d. h. die emotionelle, mentale und spirituelle Aura – weiter, und wir nehmen Spuren aller Erfahrungen, die wir jemals gemacht haben, mit uns. Ich erkannte, dass die Realität des Lebens in dem zu finden ist, was nichtphysisch und folglich unvergänglich ist, da sich die physische Ebene unablässig wandelt und vergänglich ist. Ich verstand, dass sich die Realität unseres Selbsts in unseren Eigenschaften begründet und in der Verbindung zu unserer Seele, die sich in der physischen Form Ausdruck verleihen muss, um wachsen zu können. Wenn wir sterben, wird unsere Seele bereichert, indem sie die Summe dessen aufnimmt, was wir gelernt haben.

Sonnenaufgang bei den Felsen

Nachdem ich etwa acht Jahre lang mit der spontanen Malerei gearbeitet hatte, fühlte ich das Bedürfnis, vor dem Malen zu singen, zu tanzen und zu trommeln. Für gewöhnlich sang ich mit geschlossenen Augen. Durch die Klänge stellten sich häufig visuelle Erlebnisse ein, die ich später in Bildern oder Tonskulpturen ausdrückte. Bei vielen der Lieder, die ich sang, schien es sich um Gebete zu handeln, bei denen ich mich bei Sonnenaufgang oder Sonnuntergang in einem aus flachen Steinen geformten Kreis wiederfand, der sich im Freien, meist auf einer Ebene vor einer Höhle oder am Waldrand befand. Die Lieder verbanden mich mit der natürlichen Umgebung, mit den Vögeln, dem Mond, dem Nachthimmel und erschienen mir wie ein Tor, das mich in einen Zustand der Einheit mit allem, was mich umgab, führte. Manchmal fühlte ich mich, als würde ich sehr groß, so dass meine Hände den Himmel berührten und die Bäume sich weit unter mir befanden, als ich die Landschaft durchschritt. Oft verfiel ich in Gesänge und Bewegungen, bei denen es sich um Rituale zu handeln schien, die meinem Körper offenbar vertraut waren, da er sie ganz von alleine ausführte. Ich sang in einer Sprache, in der ich über keine mir bewussten Kenntnisse verfügte. Manchmal war ich mir der Anwesenheit anderer Menschen bewusst und manchmal der Tatsache, dass diese Rituale zu einem bestimmten Zweck ausgeführt wurden.

Immer wieder führte mich der Klang in einen Zustand der inneren Weite, gefolgt von Stille. Durch solche Klangerfahrungen erkannte ich, dass durch das Ausdrücken von Gefühlen der Freude, Liebe oder Rührung der Natur etwas zurückgegeben wird und das Aktivwerden eine Art der Verbundenheit ist. Man wird ein Teil der Aktivität, der man gerade nachgeht. Dies erzeugt einen Kreislauf, ein Gefühl der Einheit, in dem sich die Trennung zwischen Objekt und Subjekt aufhebt. Diese Erfahrungen erzeugten in mir ein Gefühl von Unbegrenztheit und Freude und davon, dass alles eins ist. Die Bilder, die ich während dieser Zeit malte, spiegelten meine Erfahrungen mit Klang und Bewegung wider, die mir wiederum ermöglichten, weiter in die Tiefe zu gehen. Ich bin überzeugt, dass eine Verbindung zwischen diesen verschiedenen Ausdrucksformen (Klang, Farbe, Bewegung) besteht und sie uns in eine Dimension der Bewusstheit versetzen, die viel tiefer ist als Worte ist und in mir ein Gefühl der Heiligkeit und der Einheit allen Lebens erzeugte. Der australische Bildhauer William Ricketts formulierte dies so: *»Jenseits aller organisierten Religionen und menschlichen Institutionen hat alles in der Natur seine individuelle Form. Trotz des Unterschieds der Form, wohnt einem jeden ein und dieselbe Essenz inne. Du bist jenes, Tat Tuam Asi.«*

Das Unbekannte kann nur mit dem Herzen, nicht mit dem Intellekt erfahren werden. In vielen Kulturen werden Klang, Bewegung und Farbe rituell verknüpft. Als Beispiele dienen mir die Kulturen der Tibeter und der nordamerikanischen Ureinwohner. Solche Rituale scheinen eine »aktive Verbindung« mit einer heiligen Ordnung, mit der natürlichen Harmonie, die im Hintergrund unseres Lebens stets präsent ist, herzustellen. Durch die Verbindung von Klang und Farbe können Menschen einen beschwingten Zustand der Bewusstheit erreichen. Dies kann ihnen dabei helfen, sich an eine unsichtbare, spirituelle Dimension zu erinnern oder sich für diese zu öffnen.

In diesem Sommer beobachtete ich, wie zwei Medizinmänner vom Stamm der Navajo-Indianer eine Sandmalerei als Teil einer Zeremonie anfertigten. Bevor sie das Sandmandala begannen, sprachen sie Gebete und segneten die Anwesenden. Die Verbindung von Klang, Farbe und der tiefen Konzentration der Maler wirkte sich höchst zentrierend und erhebend auf die Zuschauer aus. Es fühlte sich ähnlich einer »Übertragung« nach der buddhistischen Lehre an, bei der der Lehrer in einen Zustand der tiefen Meditation eintritt, sich mit einer archetypischen Energie verbindet und diesen Bewusstseinszustand auf die Anwesenden überträgt. Die Teilnehmenden fühlen sich sodann zutiefst gestärkt durch diese fühlende Verbindung zum Unsichtbaren, die ihnen sowohl auf individueller als auch kollektiver Ebene hilft, sich der heiligen Dimension des Alltags zu erinnern. Um erneut William Ricketts zu zitieren: *»Gott, die Liebe, pulsiert in einem Rhythmus, der uns bewegt, uns geschwind durch unser Leben lotst. Erst wenn du diesen Rhythmus lebst, wirst du dein höchstes Selbst verstehen.«*

1987, kurz nachdem ich mit der Malerei begonnen hatte, vernahm ich einmal innere Klänge und hatte ein höchst ungewöhnliches Erlebnis, während ich an einem Bild arbeitete. Beim Malen spürte ich, dass ich von Menschen umgeben war, die wie in Trance tanzten, torkelten und sich unter Stöhnen und Schreien auf dem Boden wälzten. Die Menschen strahlten Verzweiflung aus, als wäre dieser Tanz ihr letzter Hoffnungsschimmer. Während ich weitermalte, erkannte ich, dass ich mich an amerikanische Ureinwohner erinnerte, die in einem verzweifelten Versuch, den weißen Mann von ihrem Land zu vertreiben und ihre Kultur und Lebensweise zu bewahren, den Geistertanz aufführten. Dieses Bild hatte eine dramatische Wirkung auf mich. Während mehrerer Wochen fühlte ich große Wellen von Trauer und Depression in mir aufstiegen, so als steckten mir diese Emotionen seit hundert Jahren in den Knochen.

Erst nachdem ich 1995 begonnen hatte, vor dem Malen zu singen und mich zu bewegen, kam mir der Gedanke, dass möglicherweise die Liebe, Weisheit und Wahrheit, die Menschen in ihren vielen Leben erfahren, niemals verlorengeht. Im Lauf der Geschichte wurden viele Menschen, die nach einfachen Wahrheiten lebten, verfolgt und umgebracht von denen, die über Herrschaftsgewalt und Waffen verfügten. Obwohl oft Gewalt, Angst und materielle Überlegungen obsiegten, glaube ich, dass letzten Endes Liebe und Sanftheit überdauern werden.

Die Arbeit mit dem spontanen kreativen Ausdruck bot mir eine Möglichkeit, Ängste zu erkennen und loszulassen und einschränkende Überzeugungen zu transformieren, die mein Ausdrucksvermögen eingeschränkt hatten und mich davon abhielten, in mir selbst zentriert zu sein. In den Berichten über »schamanische« Ausbildung und Initiationsriten stieß ich auf Erlebnisse, die Ähnlichkeit mit meinen Erfahrungen beim spontanen Malen, Singen und Tanzen hatten. Meine Reise führte mich aus dem Leiden heraus, hin zu Verständnis, Gleichgewicht und zunehmender Ganzheit. Aus eigenen persönlichen und beruflichen Erfahrungen weiß ich, dass wir, indem wir Mitgefühl entwickeln und im Hier und Jetzt eine Herzensverbindung zu unserem Selbst herstellen, wieder auf unsere Qualitäten zurückgreifen können. Sowohl die persönliche als auch die kollektive Weisheit, die wir in uns tragen, lag zuvor unter emotionalen Schichten, wie Schockerlebnissen oder Verzweiflung, begraben. Die Meditation und die spontane kreative Arbeit bieten uns hochwirksame Mittel, unsere emotionalen und mentalen Blockaden zu klären. Auf diese Weise können wir die innere Weisheit, über die jeder Mensch verfügt, zutage zu fördern und unser eigenes Leben und die Gesellschaft, in der wir leben, bereichern.

Und in der alten Kirche jubiliert die Erde

Wir stehen kurz vor dem Ziel, nahe dem Altar
heben wir den Boden der alten Kirche aus.
Es herrscht Stille, lange nach Mitternacht,
wir graben schon seit Stunden.
Drei Gestalten mit Kapuzen helfen mir.
Ich kenne sie nicht, wir arbeiten in Stille,
vereint durch unser gemeinsames Ziel.

Rückkehr zu meinen Wurzeln, zum Erdreich,
zum ursprünglichen Heilsein, das über lange
Jahrhunderte unter Dogmen und Angst verschüttet war.
Plötzlich der Durchbruch – es ist geschafft.
Ich berühre die Erde unter den Fliesen.
Erdreich, das über Jahrhunderte hinweg
weder atmete, noch Regen oder Sonne spürte.
Ich bin zu den Schichten unter den kalten Bodenplatten
vorgedrungen, die mich von meinem Erdengrund trennten und
mir so lange das Gefühl gaben,
das Leben einer Sünderin zu führen.
Ein Gefühl der Wärme durchstrahlt meinen Körper,
während ich die kühle Erde ans Herz drücke.

Ich bin jenseits von Gut und Böse, Gott und Teufel,
Himmel und Hölle, Urteilen und Hierarchien.
Wieder verwurzelt, öffne ich meine Erde, auf dass die Sterne,
die Erdwürmer, die Maulwürfe sich daran ergötzen mögen,
auf dass das sanfte Mondlicht sie bescheine.
Diese heilige Erde ist ein goldener Schatz,
den ich vielen Gefahren zum Trotz zu bergen wagte.

Mein Atem beschleunigt sich freudig, weil ich wieder Vertrauen
gefasst habe in die Verbundenheit, das Lachen meines Herzens,
das Singen, das Sich-Weiten, das innere Explodieren
hoch hinauf zum Himmel.
Ich fühle, wie mich die Kraft durchströmt,
die aus den gewaltigen Wurzeln
unter meinen Füßen kommt,
den Boden bersten lässt und die alte Kirche
in ihren Grundfesten erschüttert, so,
als jubiliere die Erde mit mir
über ihre Freiheit.

Stundenlang zittert und bebt mein Körper
von innen heraus in seinem eigenen Rhythmus.
Rhythmus und Sinnenkraft des Inneren,

die aus dem reinen, flirrenden Licht bestehen,
das der Geist-Hochzeit in meinem Inneren entströmt.
Ein Tanz des Lebens und der reinen Freude, dort,
wo man Jahrhunderte lang den Körper negierte.
Ich tanze aus Liebe zu meinem Sein,
entfalte mich in sanften Bewegungen, um
den Schmerz der Negierung zu heilen.

Meine Arme recken sich hoch, als ob meine Freude
wachse, wie starke Äste, die das Dach durchbrechen
und sich in die Nacht hinaus strecken,
wie der Gesang von Sommerlaub.
Ich bin meine Weisheit und habe
kräftige Wurzeln und starke Arme,
die alles, was ist, umfassen mit der Sanftheit
der Liebe zwischen Körper und Geist.

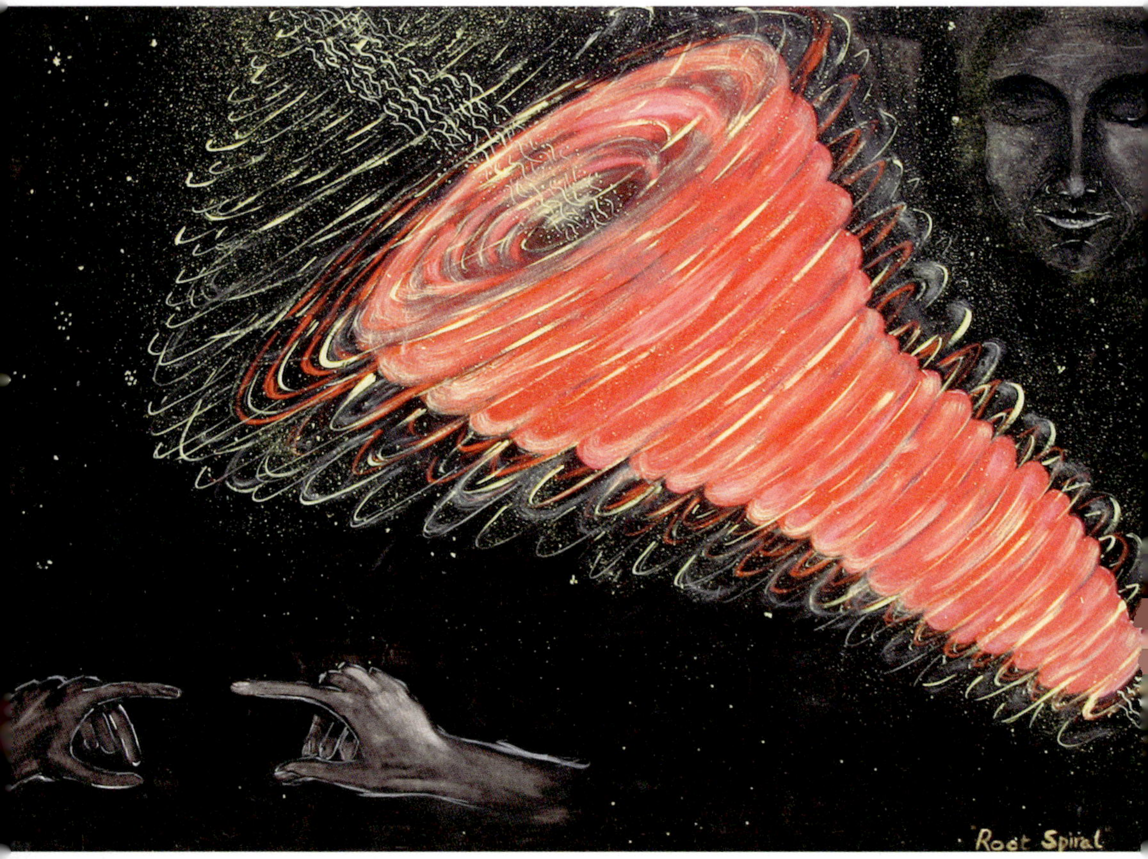

▲ **Wurzel-Spirale** (1998)
Spiralförmig strömt Licht in die rote Wurzelblume
und ein Pulsieren entfaltet sich vor dem stillen Hintergrund
einer Sternennacht, die sich in die Ewigkeit erstreckt.
Zurückfallen in Schutz und Sanftheit.

► **Tänzerin**

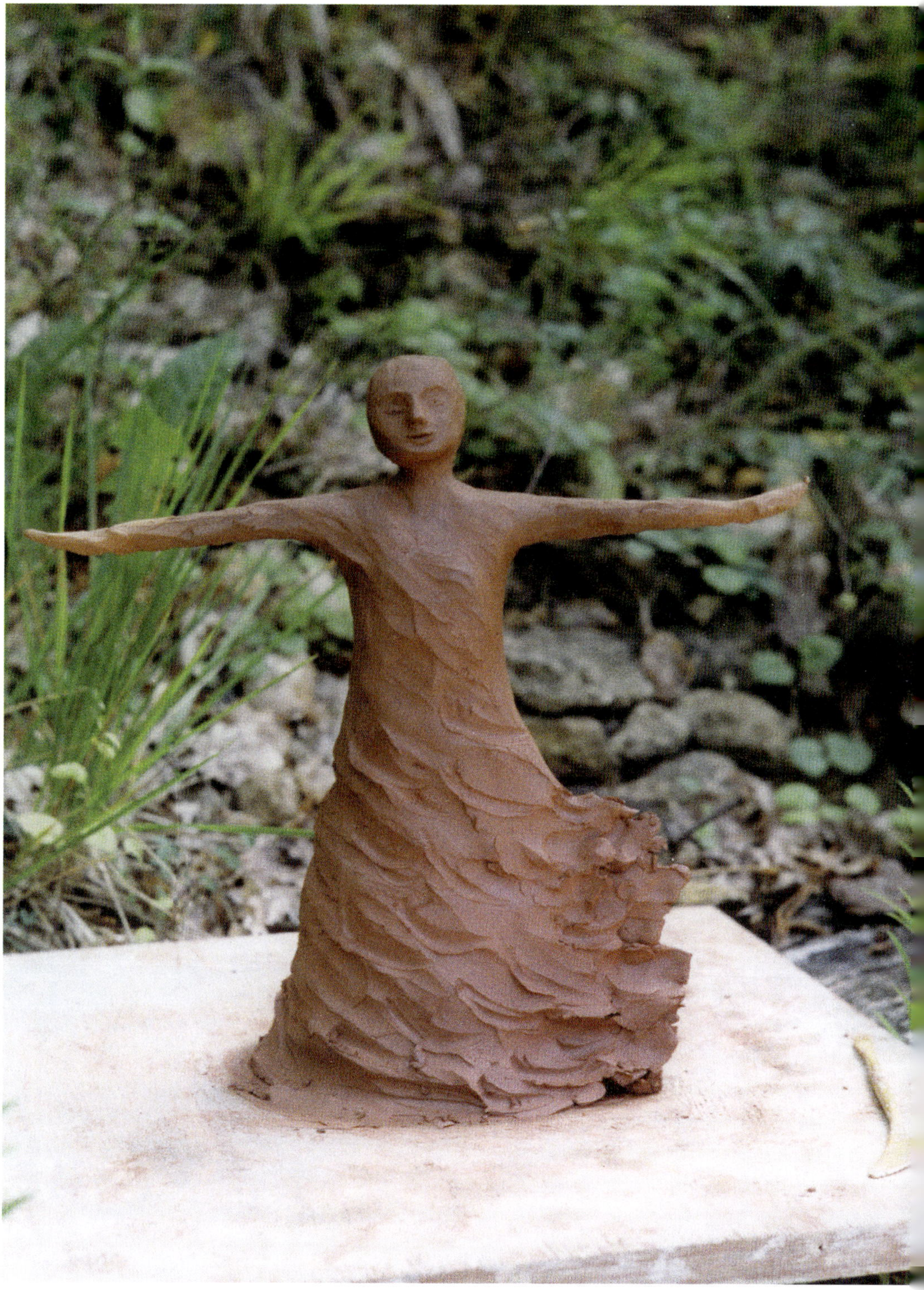

Sophia im Tanz mit dem Bären

Lass uns im silbernen Mondschein tanzen
und im Wald umschlungen schlafen,
weich gebettet auf Farn und Laub.
Lass uns die Sterne beobachten in einer stillen Sommernacht
und den Freudengesängen der Vögel im Morgengrau lauschen.
Lass uns innig, zärtlich umschlungen sein,
auf dass der Schmerz zurückgehaltenen Lebens
allmählich schmelze, wie ein vereister Strom
in der Wärme der Spätwintersonne.

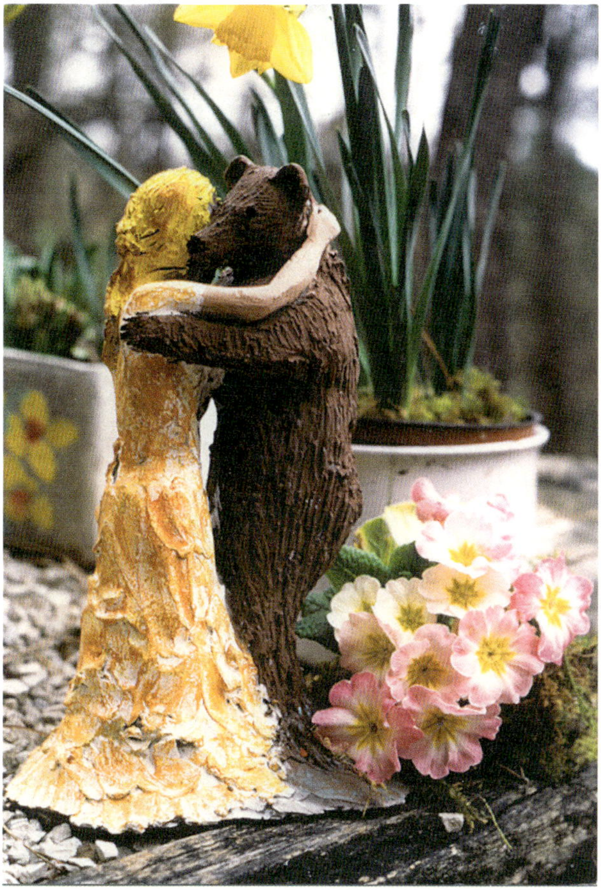

▲ **Sophia im Tanz mit dem Bären** (1996)

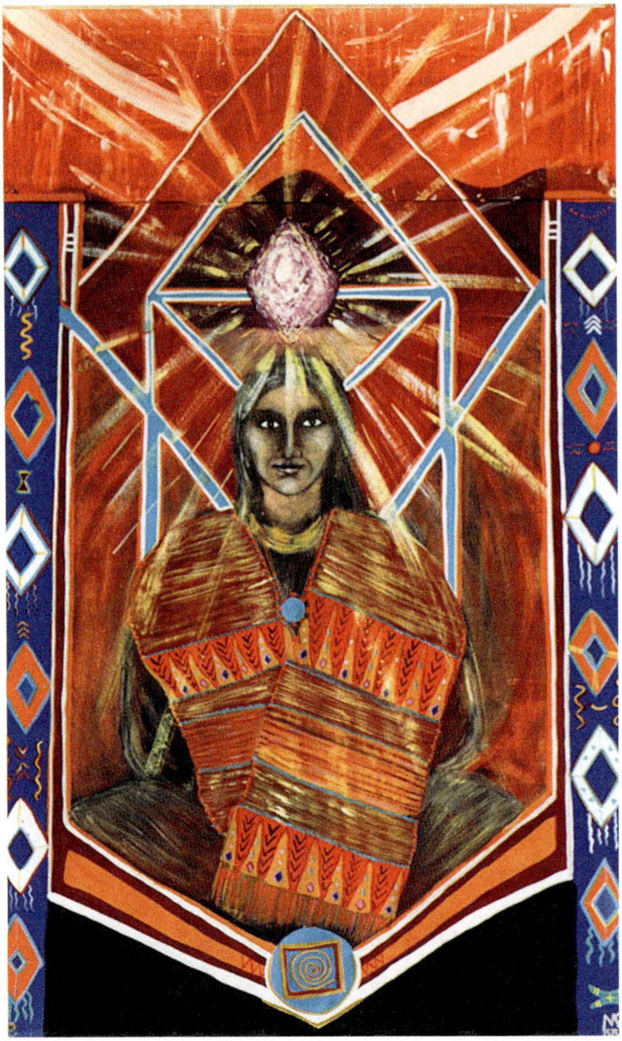

▲ **Weisheit der Großväter** (1996)
Als ich dieses Bild zu malen begann, hatte ich den Eindruck, als ob es am oberen Rand des Blatts donnerte und regnete, als ob sich ein Sturm zusammenbraute, jene Art von Sommersturm, der sich nach einem langen, heißen Tag entlädt und willkommene Abkühlung bringt. Hinter der sitzenden Figur liegt ein weiter Raum, eine sich in die Ferne erstreckende Ebene. Die Figur in der Mitte ist mir wohlbekannt, es handelt sich um einen alten Freund, den ich schon seit langem treffen wollte. Das dazugehörige Gedicht rechts oben schrieb ich direkt nach dem Malen. Wenn Ihnen dabei wohler ist, können Sie den Begriff Gott durch Essenz, Quelle, Leben oder Liebe ersetzen.

Weisheit der Grossväter

Gott ist Donner, Gott ist Regen,
Gott ist Ildas Augen und ihr Schwanzwedeln
Gott ist die Kühe, die mich beobachten,
wie ich singe und ums Feuer tanze.
Gott ist die Eidechse,
die zuckend in der Sonne verharrt.
Gott ist die Äpfel und das Korn
und der liebliche Vogellaut.
All dies und dazu alles andere.

Gott ist mein Gesang, Gott ist mein Tanz,
Gott wohnt in meinem Herzen,
sich bewegend, seiend, verwurzelt in der Stille.
Gott ist im Zentrum, tief im Inneren,
Gott ist außen und bewegt sich im Dazwischen,
Gott ist Rhythmus, Gott ist Fluss, ist Leben, all-überall.

Wie Donner bringt die Weisheit der Großväter Regen.
Er fällt auf die dankbare, betend wartende Erde.

▸ **Vollmondgesang – Alleine auf der Ebene** (1996)
Das Bild ist stark mit dem Klang verbunden, mit dem Gesang, den die Frau gerade beendet hat. Er hat eine Dimension der inneren Stille geöffnet. Über ihrem Kopf breitet sich die Weite und Stille der Sternennacht aus. Sie wendet sich nach Süden, der Himmelsrichtung, die mit der Unschuld, Fülle, Offenheit verbunden sind. Der Mond und das Quadrat über ihrem Kopf befinden sich im Norden, der Himmelsrichtung der Stärke, der Weisheit und der Verantwortung. Der Gesang und die Bewegung, die diese Öffnung herbeiführten, haben wiederum eine heilende Wirkung auf die Frau, die von einer aus dieser Dimension der Stille herabströmenden, türkisen Energie umgeben ist. Dieser Selbstheilungsprozess entsteht durch das Streben, tief ins Innere vorzudringen, um die eigene Verbindung zur Quelle zu finden. Ich bin nicht getrennt, und doch bin ich nur ein winziger Teil all dessen, was ist. Und indem ich dies fühle, bin ich in der Lage, mit der Freude über die Zugehörigkeit zum Rhythmus und der Schönheit des Lebens, die ich in meinem Inneren trage, in Kontakt zu treten.

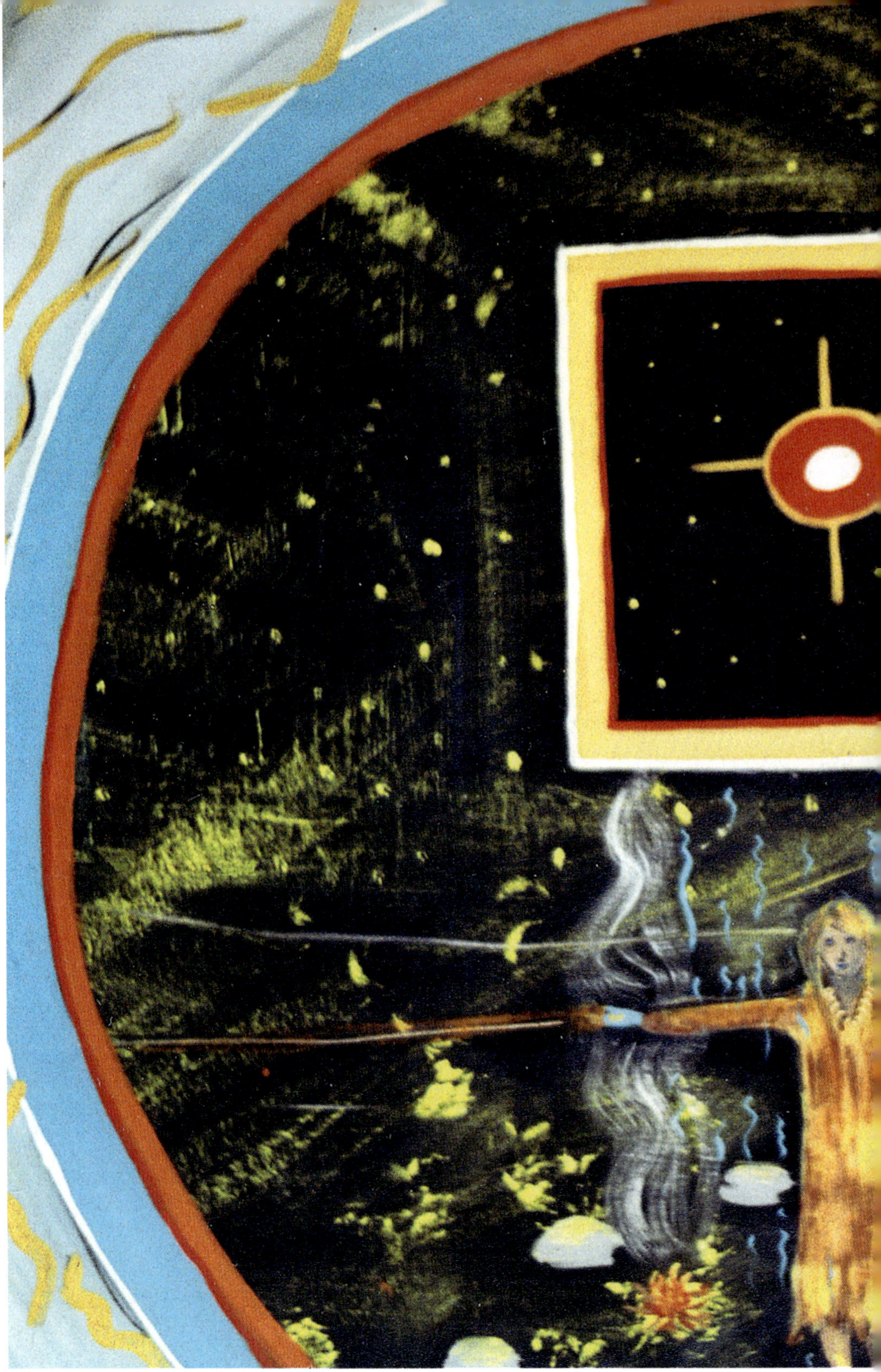

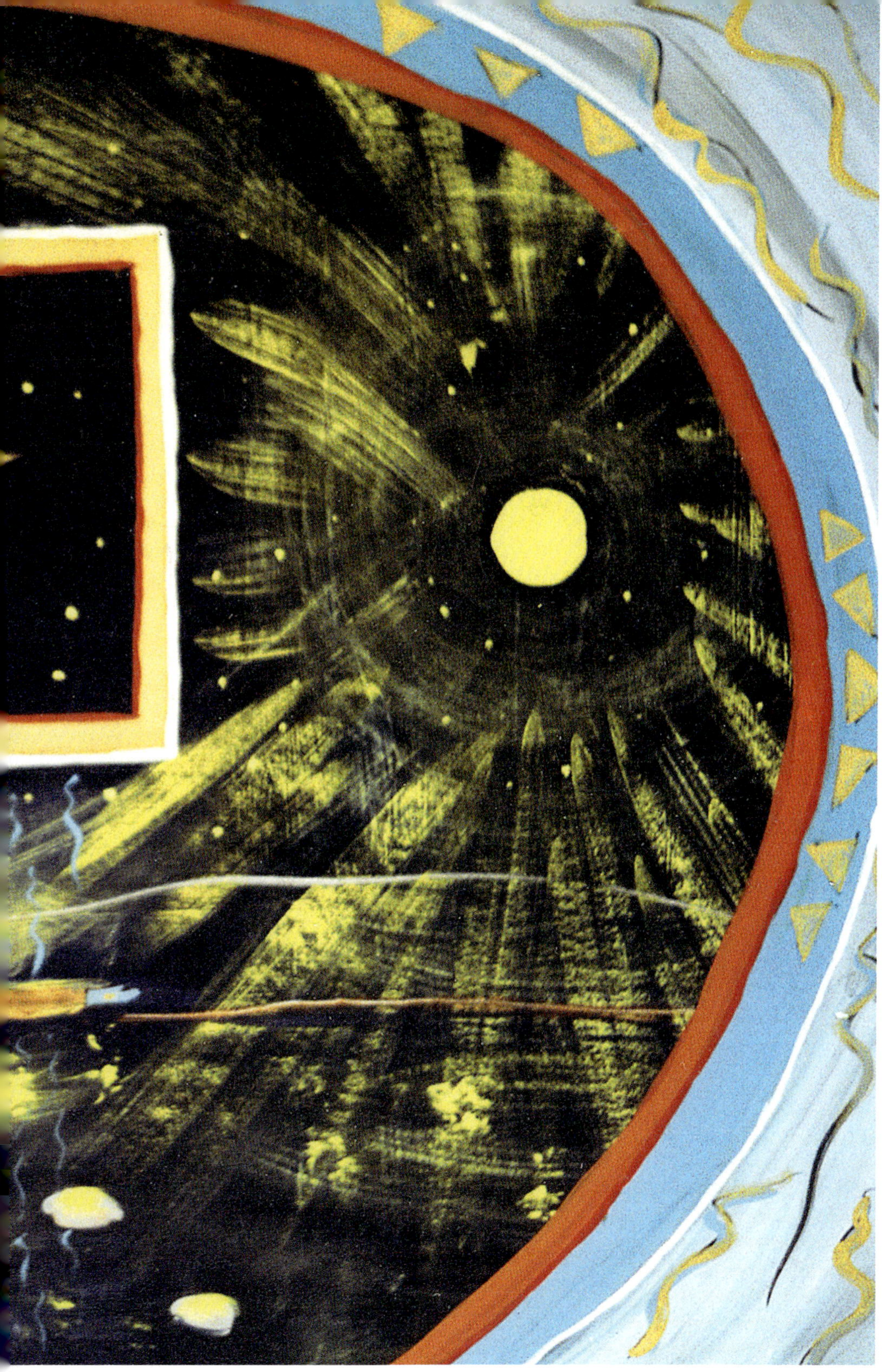

Anhang

Anmerkungen

1 Bob Moore, Mitschrift eines Vortrags, Psykisk Centre, Ringkøbing, DK, 1978–1992
2 Genesis 1,2–3, zitiert nach: Arenhoevel et al., Freiburg, 1968
3 Das Thomas-Evangelium, leicht abgeändert zitiert nach: Die Verbotenen Evangelien. Apokryphe Schriften, hrsg. von Katharina Ceming & Jürgen Werlitz, Wiesbaden, 2004
4 Matthew Fox, Freundschaft mit dem Leben, Frankfurt a. M., 2001
5 siehe S. Crossmann & J.-P. Barou, Peintures de sable des Indiens Navajo, Arles, 1996
6 Ceming/Werlitz, 2004
7 Fox, 2001
8 George Dibbern, Quest, New York, 1941
9 Rudolf Höß, Kommandant des KZ Auschwitz; zitiert nach: Alice Miller, Am Anfang war Erziehung, Frankfurt a. M., 1980
10 Shirley MacLaine, Zwischenleben, München, 1984 (Gemeint ist hier wohl nicht das Konzil von Nicäa, sondern vielmehr das zweite Konzil von Konstantinopel, auch als fünftes Ökumenisches Konzil bekannt.)
11 Hildgeard von Bingen, Scivias, hrsg. und übersetzt von Walburga Storch, Augsburg, 1991
12 I Ging. Buch der Wandlungen, übersetzt von Richard Wilhelm, Köln, 1987, Die große Abhandlung
13 Bob Moore, 1978–1992
14 Fox, 2001
15 Hermann Hesse, Der Steppenwolf, Frankfurt a. M., 1927
16 Kenji Miyazawa, Life as Art, 1926, leicht abgeändert zitiert nach einer unveröffentlichten Übersetzung in: Fox 2001
17 Sôsan, Shinjinmei, hrsg. von Rôshi Taisen Deshimaru, Berlin, 1979
18 »Healing« in D. H. Lawrence, Complete Poems of D. H. Lawrence, London, 1994 (Das Gedicht wurde für das vorliegende Werk neu übersetzt.)
19 zitiert nach: Peter Gäng, Buddhismus, Frankfurt a. M., 2002

Die vier Schichten des Ätherfelds

Das Ätherfeld durchdringt den physischen Körper und strahlt etwa 12 bis 15 Zentimeter von der Hautoberfläche ab. Es besteht aus vier Schichten. Die tiefste Schicht des Ätherfelds im physischen Körper heißt chemischer Äther. Diese Ebene des Ätherfelds nährt sich von Farbe und Klang. Jede Energie ist Schwingung, jede Farbe hat ihre eigene Frequenz, und diese Frequenzen beeinflussen den gesamten physischen Körper. Dieser Äther ist dafür verantwortlich, Zellen, Blut und Knochen zu nähren und ist davon abhängig, dass die anderen drei Schichten einwandfrei funktionieren. Der chemische Äther ist in den unteren Körperbereichen vorherrschend und spielt eine wichtige Rolle bei der Ausleitung nicht mehr benötigter Energie aus dem Körper, der Ausscheidung unnützer Stoffe in der Verdauung und bei der Menstruation. Der chemische Äther hat eine starke Verbindung zu Wasser, Zahlen und Klang und wird durch einen Halbkreis symbolisiert.

Der Lichtäther ist die äußerste der im Inneren des physischen Körpers gelegenen Schichten des Ätherfelds. Er steht mit universalen Strukturen in Verbindung und hält unseren physischen Körper am Leben. Er wird auch Wahrheitsäther genannt. Diese Ebene des Ätherfelds steht mit dem Element Feuer in Verbindung und wird durch ein Dreieck symbolisiert.

Der Lebensäther, der die erste Ebene außerhalb des physischen Körpers darstellt, wird durch ein Quadrat symbolisiert. Er steht mit dem Element Erde in Verbindung und ist für Struktur, Grenzen und Gleichgewicht zuständig. Ich habe das Gefühl, dass er damit beschäftigt ist, den lebendigen Körper zu definieren und auszusortieren, was in den Körper hineingelassen und was herausgehalten wird. Er scheint eine starke Verbindung zum Immunsystem zu haben.

Die zweite Ebene des außerhalb des physischen Körpers gelegenen Ätherfelds wird reflektierender Äther oder Wärmeäther genannt. Sein Symbol ist der Kreis. Alles, was in unserem Inneren abläuft, z. B. Emotionen wie Wut oder Neid bzw. Projektionen, können wir mit Hilfe des reflektierenden Äthers im Äußeren widerspiegeln. Es besteht eine starke Verbindung zwischen dieser Ebene des Ätherfelds und dem Wurzel- und Hals-Chakra, die beide eng mit dem Ausdruck verbunden sind.

Die Chakren

Das Wurzel-Chakra ist für unsere Verbindung zur Erde zuständig und bezieht sich auf die physische Seite unseres Lebens – auf die Beziehung zu unserem Körper, unserer Arbeit, unserer Wohnumgebung und sonstigen physischen Bedürfnissen. Das Wurzel-Chakra spiegelt unseren Lebenswillen wider. Dieser drückt sich entweder als Gefühl von Sicherheit oder Unsicherheit aus und als Verantwortungsgefühl gegenüber sich selbst, den eigenen Qualitäten sowie gegenüber anderen. Die Aktivität dieses Chakras hängt damit zusammen, ob wir unsere Ideen erden und unsere Träume auf realistische Weise ausleben. Die »Wurzelsituation« einer Person – die Atmosphäre und Umstände ihrer Geburt und frühen Kindheit – ist eng mit diesem Chakra verknüpft. In Kapitel 1 erwähnte ich bereits, dass es Menschen, die als Baby geliebt und willkommen waren und einen respektvollen und bewussten Umgang erfuhren, viel leichter fällt, ihre Qualitäten auszudrücken und ein erfolgreiches Leben zu führen. Schwierigkeiten in der frühkindlichen Lebensphase können ein unterschwelliges Gefühl von Lebensverneinung und Unsicherheit hervorrufen, wodurch es erschwert wird, anhaltende Anstrengung, Beharrlichkeit und Vertrauen zu entwickeln und sich selbst Ausdruck zu verleihen. Es erfordert Mut, sich Problemen, die mit der Wurzelsituation in Verbindung stehen, zu stellen. Wollen wir jedoch ein freies Ausdrucksvermögen entwickeln und einen natürlichen Fluss der kreativen Energie entdecken, so werden wir oftmals zurück an unsere Anfänge geführt. Versucht eine Person den eigenen Ausdruck zu forcieren – d. h. Ausdruck ohne Gefühl –, so ist dies ein Indiz dafür, dass Probleme des Wurzel-Chakras überspielt werden sollen.

Das Hara-Chakra steht mit dem Element Wasser in Verbindung und spielt eine besonders wichtige Rolle in der Beziehung zur eigenen Kreativität. Hier nimmt der kreative Fluss seinen Ausgang. Befindet sich dieses Chakra im Gleichgewicht, so sprudeln unsere inneren Gewässer vor Aktivität. Wir verfügen über einen guten Kontakt zu Vitalität, Ruhe und Kreativität sowie einer ausgeglichenen Sexualität. Eine Frau berichtete mir einmal von einem Meditationserlebnis, in dem ein Fluss von Farben und eine Vielzahl von Bildern aus ihrem Hara-Chakra herausströmten. Wird diese natürliche, instinktive Energie unterdrückt, kann sich unser innerer Fluss in ein dunkles, stehendes Gewässer verwandeln, das jeden Augenblick geflutet werden kann. Dieses Ungleichgewicht führt dazu, dass wir unglücklich werden und sich diese unterdrückte Energie durch Wut, Gewalt, Machtausübung, Grausamkeit, Destruktivität und Selbstzerstörung auszudrücken versucht.

Das Solarplexus-Chakra ist das Energiezentrum, das einerseits Emotionen wie Angst, Stolz oder Neid hervorbringen kann, andererseits jedoch auch die Möglichkeit birgt, diese Energien in Liebe umzuwandeln. Dieser Bereich steht mit dem Element Feuer in Verbindung und spielt bei jedem kreativen Unterfangen eine wichtige Rolle. Bob Moore nannte den Solarplexus häufig »den Friedhof der guten Absichten«, da unsere Eingebungen aufgrund diverser Ausdrucksängste, mit denen wir in unserem Inneren konfrontiert werden, vielfach gar nicht das Licht der Welt erblicken. Ich habe die Erfahrung gemacht, dass Gefühle von Liebe oder Angst in erster Linie mit uns selbst zu tun haben. Bringen wir also uns selbst genügend Akzeptanz und Liebe entgegen, um unsere Eingebung wirklich wertzuschätzen und alles Notwendige zu tun, um unseren Gefühlen Ausdruck zu verleihen? Folgen wir dem Muster, unsere Gefühle zu verleugnen, bei dem es sich häufig um einen unbewussten verinnerlichten Schutzmechanismus aus der Kindheit handelt, und verstecken uns hinter einer Maske?

Das Herz-Chakra befindet sich etwa auf halber Höhe des Brustbeins, leicht rechts über dem physischen Herzen. Dieses Chakra steht mit dem Element Luft in Verbindung. Hier empfinden wir Gefühle von Freude und bedingungsloser Liebe, die entstehen, wenn Ängste auf der Solarplexus-Ebene transformiert werden. Jede Form von Depression und Selbstmitleid, d. h. das mit dem Herzen verbundene Negativmuster des Festhaltens, muss transformiert werden, damit wir Freude empfinden können. Grün und Rosa sind die mit dem Herz-Chakra verbundenen Farben. Grün ist die Farbe von Energien, die eng mit dem Körper verbunden sind, und Rosa ist die Farbe des Mitgefühls, das entsteht, wenn eine Person ihre Gefühle selbstlos für ihre Mitmenschen einsetzt.

Das Hals-Chakra befindet sich in Höhe des Kehlkopfs. Es steht in Verbindung mit dem Ausdrücken bzw. Unterdrücken von Gefühlen. Es spiegelt wider, was sich in den unteren Chakren ereignet, und ist eng mit dem Wurzel-Chakra verbunden. Befindet sich das Wurzel-Chakra im Ungleichgewicht, befindet sich auch unser Ausdruck nicht im freien Fluss. Wir müssen in sämtlichen Lebensbereichen freien Ausdruck erlangen und können unser Selbst nicht in verschiedene Abteilungen unterteilen, von denen manche über freien Ausdruck verfügen und andere nicht.

Das Stirn-Chakra befindet sich zwischen den Augenbrauen in der Stirnmitte. Hier gehen wir schwermütigen oder unbeschwerten Gedanken nach. Zudem verfügt das Stirn-Chakra über eine enge Verbindung mit dem Hara-Zentrum. Haben wir Mittel gefunden, um die Emotionen im unteren Teil des Körpers zu kontrollieren, anstatt zu unterdrücken, so befindet sich das Stirn-Chakra im Gleichgewicht, und wir entwickeln »Hellsichtigkeit«, worunter ich vor allem die Fähigkeit verstehe, unseren Weg »klar sehen« und auf unsere Bedürfnisse eingehen zu können. Die Arbeit mit dem kreativen Ausdruck wirkt sich auf sämtliche Chakren vorteilhaft aus und ist insbesondere der Verbindung zwischen Stirn-Chakra und Hara-Chakra dienlich. Die Farbe Indigo ist diesem Chakra zugeordnet.

Das Kronen-Chakra befindet sich auf dem Kopf. Es spiegelt den Entwicklungsstand wider, den eine Person bei der Arbeit mit den unteren Chakren erlangt hat und kann nicht direkt entwickelt werden. Die vorherrschende Farbe diese Chakras ist Violett.

Die beiden Gehirnhälften

linke Gehirnhemisphäre	**rechte Gehirnhemisphäre**
entspricht der rechten Körperseite	entspricht der linken Körperseite
männliches Prinzip	weibliches Prinzip
Ausdruck, Darbietung	Aufnahmefähigkeit
intellektuelle und lineare Analyse	Innovation, Intuition, Inspiration
Beziehung von Ursache und Wirkung	Sinnsuche
sequenzielle Verarbeitung, schrittweiser Wechsel des Fokus von Detail zu Detail	parallele Verarbeitung, gleichzeitige Wahrnehmung ganzer Atmosphären
Sinn für Quantität	Sinn für Qualität
Materielle Ebene	energetische und spirituelle Ebene
Grammatik, Wortschatz	poetischer Stellenwert eines Worts oder Satzes
Satzbau	Wahrnehmung von Formen
ordnende Aufgaben	visuell-konstruktive Aufgaben
Durchführung von Routinen zur Befriedigung von Bedürfnissen	Wahrnehmung des eigenen Körpers, der Emotionen und Gefühle
Selbstkritik in Hinblick auf Lernziele	Selbstwahrnehmung und Imagination
Zeit als gerichteter Fluss	Sein als Zustand
Beim Malen	**Beim Malen**
Technik	spontanes Malen
Farbtheorien	Gefühl für Farben und Formen
Kunstgeschichte	
Kommerzialisierung, Marktwert	
In der Musik:	
Notenlesen, Musiktheorie	Freie Improvisation, Klanggemälde
instrumentale Technik	Klangfarbe, Musikalität
lexikalisches Wissen	Qualität des Klangs
logische Seite der musikalischen Strukturen wie Modi, Tonfolge im Aufbau einer Melodie oder rhythmischen Folge	Atmosphäre eines musikalischen Modus oder einer Tonskala
nach außen gewendete Seite der Musik Showseite, Vermarktung etc.	Nach innen gewendete Seite der Musik, Musikempfinden

(nach Daniel Perret, »Die Wurzeln unserer Musikalität«, Drachen Verlag 2005)

Literaturverzeichnis

DIE BIBEL. Die Heilige Schrift des alten und neuen Bundes, hrsg. von Diego Arenhoevel et al., Freiburg, 1968.

CASE, CAROLINE/DALLEY, TESSA: Art Therapy, London, 1992.

CEMING, KATHARINA/WERLITZ, JÜRGEN (Hrsg.): Die Verbotenen Evangelien. Apokryphe Schriften, Wiesbaden, 2004.

CROSSMANN, S./BAROU, J.-P: Peintures de sable des Indiens Navajo, Arles, 1996.

DANTE ALIGHIERI: Die Göttliche Komödie (übers. v. Hermann Gmelin), Stuttgart, 1951.

DIBBERN, GEORGE: Quest, New York, 1941.

ESTÉS, CLARISSA PINKOLA: Die Wolfsfrau. Die Kraft der weiblichen Urinstinkte, München, 1993.

FOX, MATTHEW: Freundschaft mit dem Leben. Die vier Pfade der Schöpfungsspiritualität, Frankfurt a. M., 2001.

GÄNG, PETER: Buddhismus. Frankfurt a. M., 2002.

HAFFNER, SEBASTIAN: Geschichte eines Deutschen, die Erinnerungen 1914–1933, München, 2002.

HERZ-SUTRA (zitiert nach Gäng 2002).

HESSE, HERMANN: Der Steppenwolf, Frankfurt a. M., 1927.

HILDEGARD VON BINGEN: Scivias (übers. und hrsg. von Walburga Storch), Augsburg 1991.

I GING. Buch der Wandlungen (übers. von Richard Wilhelm), Köln, 1987.

LAWRENCE, D. H.: Complete Poems of D. H. Lawrence, London, 1994.

MACLAINE, SHIRLEY: Zwischenleben, München, 1984.

MILLER, ALICE: Am Anfang war Erziehung, Frankfurt a. M., 1980.

MIYAZAWA, KENJI: Life as Art (unveröffentlichte Übersetzung, in leicht abgeänderter Fassung zitiert nach Fox, 2001), 1926.

MOORE, ROBERT S.: Mitschrift eines Vortrags, Psykisk Centre, Ringkøbing, DK, 1978–1999.

PERRET, DANIEL: Die Wurzeln unserer Musikalität. Musiktherapie und die Entfaltung der Persönlichkeit, Klein Jasedow, 2005.

PERRET, DANIEL: Heilklänge der fünf Elemente, Havelte, NL, 2005.

ROBERTS, BERNADETTE: Jenseits von Ego und Selbst. Erfahrungsbericht einer spirituellen Reise, Freiamt, 1997.

SÔSAN: Shinjinmei, hrsg. von Rôshi Taisen Deshimaru, Berlin, 1979.

STERN, Arno: Das Malspiel und die natürliche Spur. Malort, Malspiel und die Formulation, Klein Jasedow, 2005.

STERN, Arno: Initiation à l'éducation créatrice, Montréal, 1970.

Verzeichnis der Bilder und Plastiken

Verzeichnis der Gedichte

Marie Perret lehrt Kreativität, Heilung und Meditation und setzt in ihren Gruppen Elemente des Ausdrucksmalens ein. Als Künstlerin und Psychotherapeutin mit langjähriger Erfahrung in Geistheilung und Meditation leitet sie Ausbildungsgruppen für Maltherapie in Irland und Frankreich. Über Jahre hinweg hat sie ihre Methode der Kunst-Synthese (*Art Synthesis*) entwickelt, einen innovativen Ansatz, um das schöpferische Potenzial und die Lebenskraft eines Menschen zu entfalten. Zusammen mit ihrem Partner Daniel Perret lebt sie im Südwesten Frankreichs.

Centre du Vallon
Marie & Daniel Perret
Le Vallon, Berboules
24290 Sergeac
Frankreich

vallonperret@wanadoo.fr
Telefon +33 (553) 508038
Telefon in Irland +353 (56) 27004

▸ **Die Befreiung der Frau** (Women's Liberation, 2007)
Den ganzen Sommer lang habe ich im See gebadet und stellte mir vor, wie die Fische ganz nah bei bir mitschwammen. Das Gefühl von Wasser und Fischen schwappte auf das Papier, als ich zu malen begann. Später tauchte das Kind auf, eine junge Frau, stolz, ernst, voll Freude. Sie führt all diese Frauen in das Wasser, in den Fluss des Lebens, in ihre Kraft und ihre Freude. Sie haben Barrieren überwunden, Schmerz und Leid transformiert. Sie sind im Besitz ihrer Leidenschaft und Macht. Das Bild zeigt den Selbstheilungsprozess, der mit dem Hara-Chakra verbunden ist und der sich im Fortschreiten stetigen spontanen Ausdrucks einstellen kann. Es geht darum, zu lernen, dem Lebensstrom zu vertrauen, der durch die ganze Schöpfung fließt.

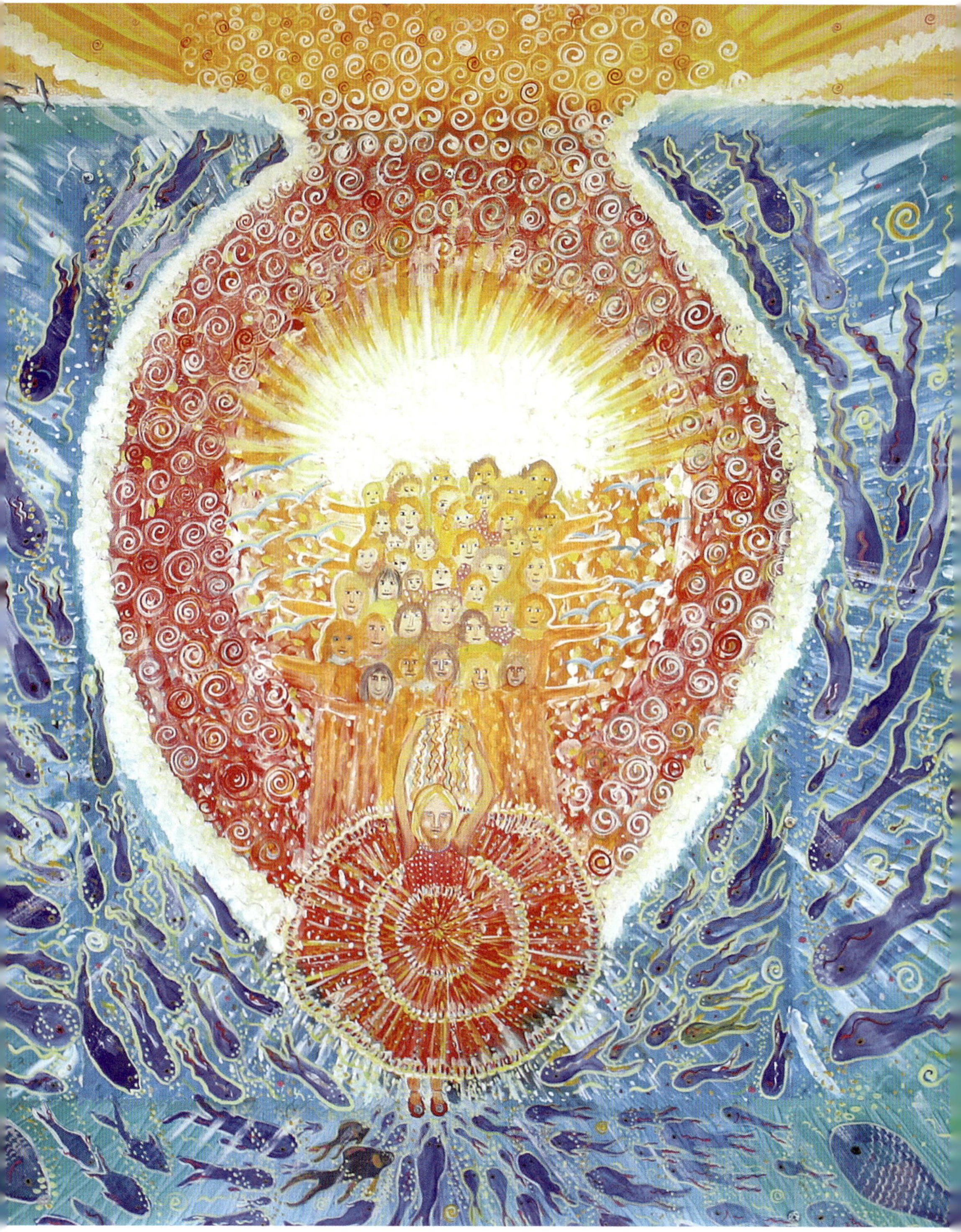

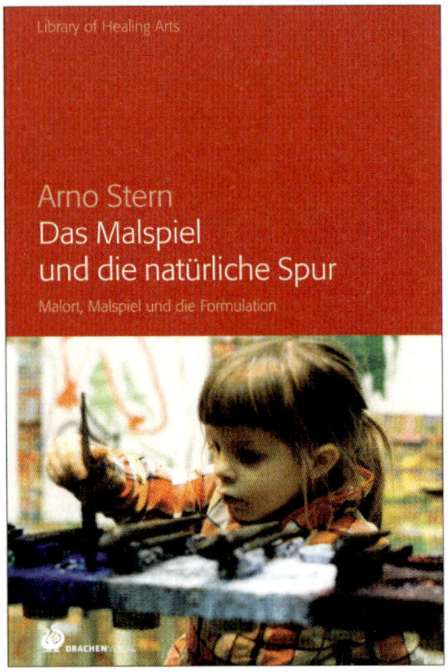

Library of Healing Arts
Band 1

Arno Stern
Das Malspiel und die natürliche Spur
Malort, Malspiel und die Formulation
136 Seiten, 17 farbige Abbildungen,
Paperback, 22,50 Euro
ISBN 978-3927369-14-6

Arno Stern
Das Malspiel und die natürliche Spur

Malort, Malspiel und die Formulation

Die Lust zu malen ruht in jedem Menschen. Die traditionelle Erziehung, vor allem in der Schule, versucht, dieses natürliche Bedürfnis zur Kunst hinzuleiten. Wird dies jedoch vermieden, so kann sich daraus eine vollkommen andere Äußerung entwickeln: Arno Stern spricht von der Spur. Anders als ein Kunstwerk ist die Spur für keinen Empfänger bestimmt. Sie entsteht aus dem ureigenen Bedürfnis des Menschen, sich schöpferisch auszudrücken, und wendet sich ausschließlich an den malenden Menschen selbst. Kann sich die Spur von äußeren Faktoren unbeeinflusst entfalten, wird sich der Mensch des vollen Potenzials seiner Fähigkeiten und seiner Unabhängigkeit vom Urteil anderer bewusst.

Die farbige Spur auf dem Blatt ist bisher fast immer als Kunst betrachtet und gefördert worden. Praktisch nirgends konnte in der Spur Unsagbares formuliert werden, das für keinen Fremden bestimmt ist. Erst seit es den Malort gibt, mit dem Arno Stern die Voraussetzungen geschaffen hat, die eine derartige Äußerung ermöglichen, konnte sich jene unerprobte Fähigkeit entwickeln, aus der die »Formulation« entsteht.

Arno Stern sieht sich als Dienenden im Malspiel, der weder die Malenden belehrt, noch ihre Bilder interpretiert. Sein Forschungsbereich, die Ausdruckssemiologie, ergründet Eigenart, Bestandteile und Abläufe der Formulation. Während seiner zahlreichen Aufenthalte bei Urwald- und Wüstenbewohnern (unter anderem in Peru, Afghanistan, Mexiko, Guatemala, Äthiopien, Nigeria und Neuguinea) konnte Arno Stern seine Erkenntnisse aus der täglichen Praxis des Malorts vertiefen und zu einem Universalgefüge erweitern. Das Buch sei allen ans Herz gelegt, die dem zeichnenden Kind begegnen – Eltern, Erziehern, Pädagogen – oder die dem erwachsenen Menschen zum Wiederfinden seiner spielerischen Mal-Lust verhelfen wollen.

Als **Arno Stern** 1946 als damals 22-Jähriger die Betreuung von Kriegswaisen in einem Pariser Kinderheim übernahm, ahnte er nicht, dass damit eine außergewöhnliche Karriere beginnen sollte. Ohne Vorstellung von seiner Aufgabe ließ er die Kinder malen. Bald wurde ihm bewusst, dass es dafür geeigneter Bedingungen bedarf. So erfand er eine besondere Einrichtung, den Palettentisch und die schützenden Wände: Der Malort war geboren, ein Raum mit einer unvergleichlichen Stimmung, der bis heute Kinder wie Erwachsene zum Malspiel anregt und sie ihrer Spontaneität begegnen lässt.

DRACHENVERLAG

Drachen Verlag GmbH
Am See 1, D-17440 Klein Jasedow
Telefon (03 83 74) 752 18
Telefax (03 83 74) 752 23
mail@drachenverlag.de
www.drachenverlag.de

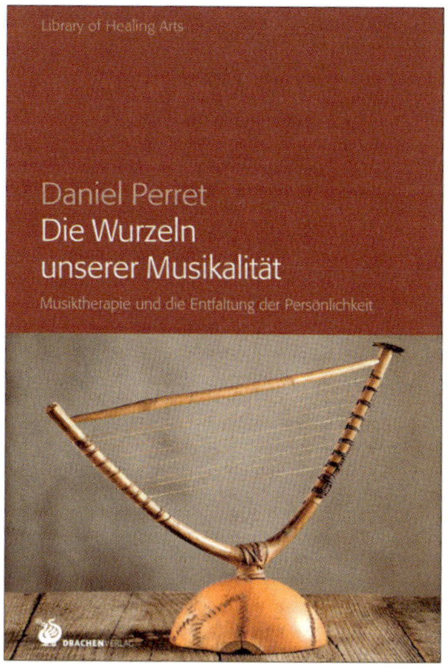

Library of Healing Arts
Band 2

Daniel Perret
Die Wurzeln unserer Musikalität
Musiktherapie und die Entfaltung
der Persönlichkeit
168 Seiten, 8 farbige Abbildungen,
Paperback, 24,80 Euro
ISBN 978-3927369-15-3

Daniel Perret
Die Wurzeln unserer Musikalität

Musiktherapie und die Entfaltung der Persönlichkeit

Der spontane musikalische Ausdruck eines Menschen zeigt, wer er ist. Wie ein Fingerabdruck gibt die Art und Weise, wie wir singen oder auf einem Instrument spielen, unsere einzigartige Individualität wieder – wir spielen, was wir sind. Unsere Stimme und die Melodie unserer Sprache, unsere Bewegungen und die Musik, die wir hervorbringen – all dies spiegelt auch unbewusste Anteile unserer Persönlichkeit nach außen. Die Gehirnforschung bestätigt: Die Qualität unseres musikalischen Ausdrucks – unsere Musikalität – ist der direkte Ausdruck unseres tiefsten Inneren.
Daniel Perrets musiktherapeutische Arbeit basiert auf dem metaphorischen System der fünf Elemente. Dieses Buch handelt davon, wie die fünf Elemente Erde, Wasser, Feuer, Luft und Raum ins Gleichgewicht gebracht werden können. Perrets System ist leicht verständlich; schließlich zählen die fünf Elemente zum ältesten Symbolwissen der Menschheit. Die Beobachtung musikalischer Äußerungen zeigt, welches Element unterrepäsentiert ist und welches dominiert, wo es jemandem an Wärme oder am Kontakt mit der Erde fehlt oder ob ein Mensch wirklich im Fluss lebt. Das Modell der fünf Elemente hilft, Innen und Außen, Individuum und Umwelt in Einklang zu bringen. Es stellt Ausdruck, Emotionen, Körperzonen, Gedankenstrukturen und Spiritualität in einen sinnvollen Zusammenhang.
Um Klänge und Musik heilend einsetzen zu können, muss man weder Noten lesen können, noch gelernter Musiker sein. Das Modell der fünf Elemente eröffnet einen innovativen Weg zu den Wurzeln unserer Musikalität. Das Buch schildert Wendepunkte im musiktherapeutischen Prozess und gibt allen, die sich mit Musikerziehung, Musik- und Klangtherapie oder Persönlichkeitsentfaltung beschäftigen, eine Fülle von ermutigenden Anregungen.

Daniel Perret, geb. 1950, arbeitet als Musiktherapeut an Kinderkliniken in Frankreich. Ausgehend von seinem Studium der transpersonalen Psychologie bilden Spiritual Healing und die Wirkungen von Musik auf die »feinstofflichen« Ebenen des Menschen seine wesentlichen Forschungsschwerpunkte. Als Musiker hat er über ein Dutzend Alben veröffentlicht. Er gibt Kurse und Ausbildungen in der therapeutischen Anwendung von Klängen und Musik. In mehreren Büchern und wissenschaftlichen Fachbeiträgen vermittelt er seinen aus intensiver Praxis hervorgegangenen Weg, Menschen bei der Entfaltung ihrer angeborenen Qualitäten mit den Mitteln der Musik zu unterstützen.

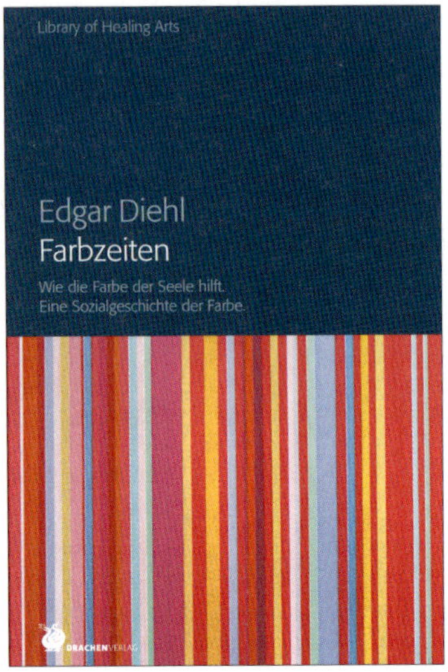

Library of Healing Arts
Band 3

Edgar Diehl
Farbzeiten
Wie die Farbe der Seele hilft.
Eine Sozialgeschichte der Farbe.
296 Seiten, 55 farbige Abbildungen,
Paperback, 29,80 Euro
ISBN 978-3927369-13-9

Edgar Diehl
Farbzeiten

Wie die Farbe der Seele hilft. Eine Sozialgeschichte der Farbe.

Unsere Welt ist bunt. Alles Sichtbare teilt sich dem Auge mit einer Farbe mit, und auch das Schaffen des Menschen drückt sich in Farben aus. Wenn die Frequenzen der Farben entsprechende Resonanzen in unserem Denkapparat, dem Gehirn und den mit ihm verbundenen Gefühlszentren im Körper auslösen, so leuchet ein, dass in der Farbigkeit der vom Menschen geschaffenen Welt auch etwas Kollektives – der Zeitgeist – abgelesen werden kann.
Edgar Diehl erkennt in der farbigen Gestaltung unserer Umwelt Phasen, die mit dem Wandel des Zeitgeists einhergehen. Sein sozialgeschichtlicher Diskurs führt uns die Entwicklung der deutschen Nachkriegsgesellschaft vor Augen, indem er die dominierenden Farben der Dekaden einer farbpsychologischen Betrachtung unterzieht. Er tut dies, indem er seine eigene Biografie als Künstler analysiert und sich als Mensch erkennbar macht, der in gesteigerter Intensität von, in und mit der Farbe lebt.
»Farbzeiten« zeigt einen Künstler, der Farbe als heilsame Brücke im Dialog mit den Menschen versteht. Parallel zur Schilderung seiner künstlerischen Entwicklung setzt sich Edgar Diehl mit Fragen der künstlerischen Ausbildung und der Praxis und Ethik der bildenden Kunst auseinander. Im Mittelpunkt steht die Frage, welche Wirkung und Bedeutung Farbe und Kunst auf die Entfaltung eines humanistischen Welt- und Menschenbilds haben. Anhand exemplarischer Werke aus der eigenen Werkstatt lässt Diehl den Leser an einer spannenden Erkenntnisreise teilhaben, die ihn, den Künstler, zum Lebensbegleiter der Persönlichkeiten gemacht hat, für die er seine Bildwerke schafft.
Edgar Diehls spirituelles, auf den Menschen bezogenes Kunstkonzept macht »Farbzeiten« zu einem inspirierenden Lese-, Schau- und Nachfühlbuch nicht nur für alle, die sich mit dem Thema Farbe als Künstler und Therapeuten beruflich befassen. Die lebensnahe Wegleitung durch das Reich der Farbe macht das Buch für jeden Menschen wertvoll, der wünscht, die Welt mit neuen Augen zu sehen.

Edgar Diehl, geb. 1950, studierte Architektur an der TU Berlin und Malerei und Kunsttheorie am Städel in Frankfurt. Seit den 80er-Jahren arbeitet er theoretisch und praktisch am Thema Farbe. Er hat Farbreliefs entwickelt, die er mit Hilfe eines farbpsychologischen Tests auf den Empfänger abstimmt. Seit den 70er-Jahren arbeitet er mit der Farbe an der Architektur, hält Vorträge und publiziert. Sein Studium der Farbe begleitet die Erforschung und Übung spiritueller Praktiken, die er auf seine künstlerische Arbeit bezieht.

DRACHENVERLAG

Drachen Verlag GmbH
Am See 1, D-17440 Klein Jasedow
Telefon (03 83 74) 752 18
Telefax (03 83 74) 752 23
mail@drachenverlag.de
www.drachenverlag.de